David A. Jobes

Suizidalität im Fokus

Der CAMS-Ansatz
für eine Behandlung auf Augenhöhe

Übersetzt von Miriam Santel, Michaela Berg
und Kristina Hennig-Fast

Psychiatrie
Verlag

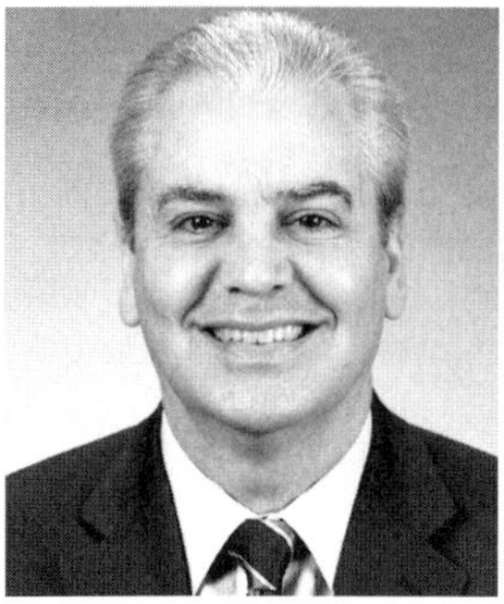

Dr. David A. Jobes ist Professor für Psychologie, stellvertretender Direktor an der Catholic University of America (CUA) und zuständig für die Psychotherapieausbildung. Er ist Lehrbeauftragter für Psychiatrie an der medizinischen Fakultät der Uniformed Services University of the Health Sciences. Seit über dreißig Jahren beschäftigt er sich mit Suizidforschung, hat zahlreiche Aufsätze und Bücher veröffentlicht und gibt regelmäßig Fortbildungen zum Thema Suizid. Er unterhält eine Praxis in Washington, DC. Weitere Informationen finden Sie unter www.cams-care.com.

Die Übersetzerinnen

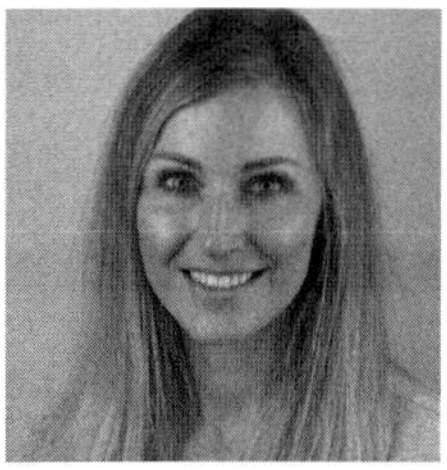

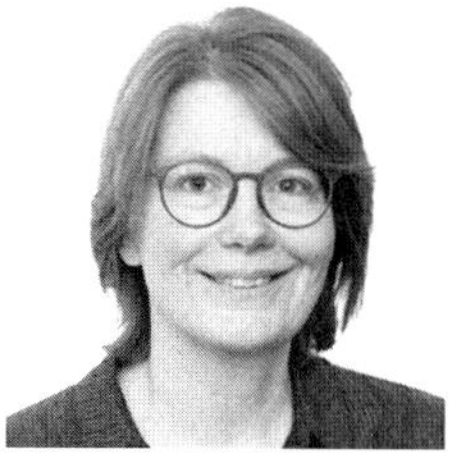

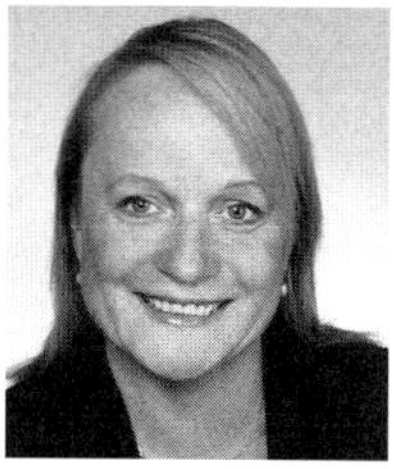

Miriam Santel, Psychologische Psychotherapeutin,

Dr. Michaela Berg, Psychiaterin und Oberärztin,

PD Dr. Kristina Hennig-Fast, Psychologische Psychotherapeutin,

arbeiten am Evangelischen Klinikum Bethel, Klinik für Psychiatrie und Psychotherapie seit einigen Jahren mit dem CAMS-Ansatz.

David A. Jobes

Suizidalität im Fokus

Der CAMS-Ansatz für eine Behandlung auf Augenhöhe

Übersetzt von Miriam Santel, Michaela Berg, Kristina Hennig-Fast

Psychiatrie Verlag

Einmal mehr für Colleen, Connor und Dillon und in Erinnerung an Frank Jobes, Helen Jobes und Steve Jobes

David A. Jobes
Suizidalität im Fokus
Der CAMS-Ansatz für eine Behandlung auf Augenhöhe
Übersetzt von Miriam Santel, Michaela Berg, Kristina Hennig-Fast
Psychosoziale Arbeitshilfen
1. Auflage 2021
ISBN Print: 978-3-88414-929-4
ISBN eBook (PDF): 978-3-96605-128-6

Bibliografische Information der Deutschen Nationalbibliothek
Die Deutsche Nationalbibliothek verzeichnet diese Publikation in der Deutschen Nationalbibliografie; detaillierte bibliografische Daten sind im Internet über http://dnb.d-nb.de abrufbar.

Bei den in diesem Buch angegebenen therapeutischen Verfahren und bei den einzelnen Übungen und praktischen Anwendungsmöglichkeiten hat der Autor den aktuellen wissenschaftlichen Stand berücksichtigt. Autoren und Verlag können aber keine Garantie für die Vollständigkeit und Wirksamkeit der Inhalte geben.

Lektorat und Umschlagfoto: Sandra Kieser, Berlin
Umschlagkonzeption: GRAFIKSCHMITZ, Köln
Umschlaglayout: Iga Bielejec, Nierstein,
unter Verwendung eines Fotos von Sandra Kieser, Berlin
Illustrationen, Typografiekonzeption und Satz: Iga Bielejec, Nierstein
Druck und Bindung: Plump Druck & Medien, Rheinbreitbach

Die Materialien des Anhangs sowie die Kodierungen für die qualitativen Antworten im SSF, FAQs zu CAMS, die CAMS-Rating-Skala und ein komplettes Fallbeispiel (Herr B.) finden Sie zusätzlich auf: https://psychiatrie-verlag.de/product/suizidalitaet-im-fokus/

Vorwort für die deutsche Ausgabe

Studien zufolge erleben etwa 50 % der Psychiater und Psychiaterinnen und etwa 20 bis 30 % der Psychologen und Psychologinnen mindestens einen Patientensuizid in ihrer Berufslaufbahn. Die Angst davor, einen Patienten, eine Patientin durch einen Suizid zu verlieren, sowie vor juristischen Konsequenzen werden von Therapeuten und Therapeutinnen als größte berufliche Ängste beschrieben. Viele Therapeuten und Therapeutinnen sind angesichts der Brisanz des Themas nachvollziehbar zurückhaltend und zögern, suizidale Patienten und Patientinnen zu behandeln. Groß ist die Sorge vor der eigenen emotionalen Belastung und Verantwortung sowie vor Fehleinschätzungen und Fehlhandlungen und damit einhergehenden berufsrechtlichen Folgen. Wenn es wortwörtlich um Leben und Tod geht, dann müssen häufig schnelle Entscheidungen getroffen und möglichst rasch wirksame Hilfe angeboten werden. Erschwerend kommt hinzu, dass Patienten und Patientinnen, die einen Suizid in Erwägung ziehen, oft nur bedingt behandlungsmotiviert sind und gelegentlich Maßnahmen zur Absicherung des Patienten, der Patientin, unter Umständen auch gegen seinen/ihren erklärten Willen, erforderlich werden. Die Behandlung von suizidalen Patienten und Patientinnen gehört somit sicherlich zu den schwierigsten und gleichzeitig verantwortungsvollsten Aufgaben und Herausforderungen für psychotherapeutische Behandelnde.

In Deutschland werden Patienten und Patientinnen, die einen Suizidversuch unternommen haben oder im Rahmen einer ambulanten Behandlung als akut suizidgefährdet eingeschätzt werden, üblicherweise zur Krisenbehandlung in eine psychiatrische Klinik eingewiesen. Dort soll, möglichst innerhalb von wenigen Tagen, eine Lösung für die suizidale Krise gefunden werden, damit eine weitere Behandlung im ambulanten Rahmen möglich ist – aber wie kann das eigentlich gelingen? Wie kann man einem Menschen, der sich entschieden hat oder ernsthaft erwägt, sein Leben zu beenden, eigentlich helfen?

Mit dieser Frage war und bin ich gemeinsam mit meinen Kolleginnen und Kollegen im Rahmen meiner Arbeit auf einer psychiatrischen Akutstation tagtäglich beschäftigt. Viele unserer Patienten und Patientinnen können sich gut auf eine Behandlung einlassen und entwickeln wieder neuen

Lebenswillen und Lebensmut. Die meisten von ihnen sind dankbar und erleichtert über die Unterstützung bei der Verbesserung ihrer derzeitigen Symptome und Lebensumstände. Immer wieder erleben wir im Rahmen unserer Arbeit jedoch auch Situationen, in denen wir Behandelnden uns unsicher, besorgt und manchmal auch hilflos fühlen, zum Beispiel, wenn wir den Eindruck haben, Patienten und Patientinnen nicht gut erreichen zu können oder diese trotz all unserer Bemühungen an ihrem Wunsch zu sterben festhalten.

Um auch diesen Patienten und Patientinnen angemessen und besser als bisher helfen zu können, recherchierte ich 2015 nach wissenschaftlich fundierten Interventionsmöglichkeiten bei Suizidalität. Obwohl das Thema Suizidalität im psychiatrischen Setting allgegenwärtig ist, fanden sich bis vor wenigen Jahren in der Fachliteratur noch so gut wie keine Nachweise für wirksame Behandlungsmethoden für suizidale Menschen. Es gab zwar Studien, die zeigen konnten, dass psychotherapeutische Interventionen im Allgemeinen bei Suizidalität hilfreich sind, es mangelte und mangelt jedoch weiterhin an Daten zu konkreten wirksamen Behandlungsmethoden, wenngleich hier aktuell eine positive Entwicklung zu verzeichnen ist. Bei meinen Recherchen bin ich auf CAMS (Collaborative Assessment and Management of Suicidality) aufmerksam geworden, einen vor einigen Jahren noch relativ unbekannten Ansatz mit jedoch einer soliden theoretischen Fundierung und damals bereits vielversprechenden ersten klinischen Forschungsstudien. So entstand der Kontakt zu David Jobes, einem enthusiastischen Suizidforscher, Therapeuten und dem Begründer von CAMS, der unsere Arbeit mit dem CAMS in Deutschland von Beginn an begeistert unterstützte.

Ich bin überzeugt, dass das CAMS ein großartiges Werkzeug ist, das vielen Behandelnden sowohl im stationären als auch im ambulanten Setting helfen kann, Unsicherheiten in der Behandlung von suizidalen Menschen zu verringern und den Patienten und Patientinnen eine ausgezeichnete Behandlung anzubieten. Mittlerweile wird die Wirksamkeit von CAMS durch zahleiche Studien bestätigt.

Zwei wesentlichen Dinge sind es, die CAMS ausmachen:

- Die Philosophie, dass man suizidalen Patienten und Patientinnen auf Augenhöhe begegnen und mit dem Thema Suizidalität offen umgehen muss, damit Reaktanz verhindert wird und die Patienten und Patientinnen sich ernsthaft auf eine Behandlung einlassen können, sodass Veränderungen möglich werden. Es geht darum, die individuellen Gründe der betroffenen Person für einen Suizid zu verstehen, und auf der Veränderung dieser ganz individuellen Gründe liegt der Fokus in der Behandlung. Zudem werden Suizidgedanken, anders als in herkömmlichen Behandlungen, nicht nur als ein Symptom unter vielen anderen im Rahmen einer psychischen Erkrankung angesehen. Dahinter steht die Grundannahme, dass suizidale Gedanken und Handlungen in der Erlebenswelt des Patienten, der Patientin immer Sinn machen und nachvollziehbar sind.

- Die Suizidstatusform (SSF), das wesentliche Instrument von CAMS, ist nicht nur ein Erhebungsinstrument, um das aktuelle Suizidrisiko zu erfassen und zu verstehen, sondern navigiert Therapeuten und Therapeutinnen sowie Patienten und Patientinnen auch durch alle Behandlungssitzungen und beinhaltet wichtige Therapiebausteine, wie den Behandlungsplan und einen Notfallplan für Krisensituationen. Durch die gemeinsame Bearbeitung der SSF ergibt sich für jede Sitzung automatisch eine gründliche und umfangreiche Dokumentation des Suizidrisikos, sodass die Behandelnden auch im tatsächlichen Fall eines Suizides über eine juristisch belastbare Grundlage verfügen.

In unserer psychiatrischen Klinik haben wir die Implementierung von CAMS im Rahmen einer Therapiestudie untersucht. Unsere Erfahrungen mit CAMS waren überaus positiv. Durch die beidseitige Vereinbarung zur Zusammenarbeit gab es eine große Offenheit und eine hohe Bereitschaft der Patienten und Patientinnen, sich auf eine konstruktive Mitarbeit in der Behandlung einzulassen. Die ausführliche gemeinsame Betrachtung und das »Verstehenwollen« der Suizidalität wurde von Patienten und Patientinnen als sehr wertschätzend erlebt, wodurch eine vertrauensvolle und gute therapeutische Beziehung gefördert wurde. Zudem hatten wir Therapeutinnen den Eindruck, die Gründe für die Suizidalität der Patienten und Patientinnen durch die Anwendung von CAMS noch besser verstanden zu haben, wodurch wir uns sicherer fühlten, die Suizidgefährdung bzw. Distanzierungsfähigkeit richtig einzuschätzen.

Erstaunlicherweise funktionierte CAMS auch bei interaktionell herausfordernden Patientinnen und Patienten sehr gut, denn es bietet sowohl dem Therapeuten, der Therapeutin als auch der Patientin, dem Patienten eine gute Struktur und einen Fokus, zu dem immer wieder zurückgekehrt wird. Durch die beidseitige Zustimmung zur Zusammenarbeit und die ausführliche und gründliche Erhebung und Würdigung der individuellen Schwierigkeiten entfiel zudem die Tendenz mancher Patienten und Patientinnen, das Ausmaß ihrer suizidalen Gedanken zu unter- bzw. übertreiben.

Ein großer Vorteil von CAMS ist zudem, dass es relativ leicht erlernbar ist und somit – vorausgesetzt es wird korrekt angewendet – ein großartiges Werkzeug für alle therapeutischen Berufsanfängerinnen und -anfänger ist, da es ihnen und den Patienten und Patientinnen Sicherheit und Struktur bietet.

Unsere Motivation, das CAMS-Manual »Managing Suicidal Risk: A Collaborative Approach« von David Jobes ins Deutsche zu übersetzen, resultierte aus dem Wunsch, auch anderen therapeutischen Kolleginnen und Kollegen zu ermöglichen, ebensolche positiven Erfahrungen mit CAMS machen zu können wie wir. Wenn wir durch unsere deutsche Übersetzung des Manuals einen kleinen Teil dazu beitragen können, dass Therapeuten und Therapeutinnen durch die Anwendung von CAMS ihre Berührungsängste in der Behandlung von suizidalen Patientinnen und Patienten etwas reduzieren können und suizidale Patienten und Patientinnen hierdurch bessere Behandlungen erhalten, ist unser Hauptanliegen durch die Übersetzung dieses Buches erfüllt. Ich bin zuversichtlich, dass wir so die Behandlungen von Menschen in suizidalen Krisen verbessern, Menschen in größter Not helfen und hoffentlich Leben retten können.

Das Buch richtet sich in erster Linie an ambulant und stationär arbeitende Therapeutinnen und Therapeuten unterschiedlicher Professionen und Fachrichtungen, die regelmäßig mit dem Thema Suizidalität konfrontiert sind, darüber hinaus jedoch auch an jeden, der sich aus einem persönlichen Interesse eingehender mit der Thematik befassen möchte.

Da es sich um eine Übersetzung handelt sind wir nah am Original geblieben, weshalb das amerikanische Gesundheits- und Rechtssystem dargestellt wird. Lediglich Fallbeispiele wurden leicht verändert, um die Arbeit mit unserem Manual zu erleichtern.

Ich danke meinen Mitübersetzerinnen Dr. Michaela Berg und Dr. Kristina Hennig-Fast sowie dem Psychiatrie Verlag und insbesondere Sandra Kieser für ihre große Geduld und ihre stete Unterstützung bei der Übersetzung dieses Buches. Ich danke meinen Kollegen und Kolleginnen, die mich bei der Implementierung von CAMS auf unserer Krisenstation unterstützt haben, insbesondere Isabel Milch und Dr. Jan Leygraf, und ich danke all den Patientinnen und Patienten, von denen ich lernen durfte.

Miriam Santel
Initiatorin der Arbeit mit CAMS in Deutschland

Vorwort

von Marsha M. Linehan

Als ich gebeten wurde, das Vorwort zur zweiten Auflage von »Suizidalität im Fokus« zu schreiben, habe ich sofort zugesagt. Mit David Jobes verbindet mich eine lange Geschichte. An der Catholic University of America, an der ich meine eigene akademische Karriere als Assistenzprofessorin begann, bevor ich an die University of Washington wechselte, war Dave vor etwa dreißig Jahren Doktorand. Allen Leventhal, sein Supervisor im ersten Jahr der Psychotherapieausbildung, hatte auch auf mein Leben und meine frühe Karriere großen Einfluss. Damals schrieb Dave mir einen Brief mit Fragen zu meiner Forschung. Wir trafen uns einige Jahre später persönlich auf einer Konferenz der American Association of Suicidology und ich begann, jene frühen Forschungsarbeiten zu fördern, die schließlich zur Entwicklung der Suizidstatusform (Suicide Status Form, SSF) führten, welche in diesem Buch ausführlich beschrieben wird.

Ein Meilenstein unserer gemeinsamen Geschichte war die Einladung zu einem Vortrag auf der Aeschi-Konferenz in der Schweiz, einer fantastischen Tagungsreihe von Forscherinnen und Forschern, die sich bemühten, einfühlsame und verständnisvolle Methoden für die Arbeit mit suizidgefährdeten Patientinnen und Patienten zu finden. Bei einem der Treffen diskutierten Dave und ich, ob er seinen Forschungsschwerpunkt auf die Behandlung von suizidalen Patientinnen und Patienten legen sollte. Ich ermutigte ihn, seine wissenschaftliche Arbeit zu intensivieren und sich für die Untersuchung des Collaborative Assessment and Management of Suicidality-Ansatzes (CAMS; der Schwerpunkt dieses Buches) um eine Finanzierung zu bemühen. Dave bewarb sich um ein Stipendium des National Institutes of Mental Health R-34. Ich war dort als Beraterin tätig. Zwar hat er das Stipendium nicht bekommen, aber unsere Beziehung festigte sich und ich unterstützte ihn fortan bei der Beantragung von Fördermitteln und dabei, sich als Suizidforscher zu etablieren.

Menschen, die mich kennen, wissen um meine Leidenschaft für die Wissenschaft, für empirische Daten und die Notwendigkeit, über randomisierte, kontrollierte Studien (RCT) wirksame Behandlungsansätze zu entwickeln. Noch vor einem Jahrzehnt gab es neben meinen eigenen Arbeiten zur

Dialektisch Behavioralen Therapie nur wenig kontrollierte Forschung zum Thema Suizidalität. Ich nahm mir vor, das zu ändern, initiierte und organisierte mit einigen erfahrenen Kolleginnen und Kollegen und mit Nachwuchsforschern in Seattle eine Reihe von Treffen zur Unterstützung von Fördermittelanträgen. Die Meetings sollten in finanzierte Forschung bzw. in randomisierte, kontrollierte Studien zum Thema Suizidalität münden. Ich freue mich, heute sagen zu können, dass diese Treffen wesentlich dazu beigetragen haben, dass eine ganze Generation von Forschenden Fördermittel für Studien erhalten haben, die nun die Suizidprävention verändern. Dave gehörte zu denen aus der Arbeitsgruppe, die die Finanzierung mehrerer RCT-Studien nutzen konnten, um Daten zur Wirksamkeit von CAMS zu veröffentlichen. Durch seine Arbeit wissen wir, dass CAMS Suizidgedanken und die allgemeine Symptombelastung von Patientinnen und Patienten drastisch reduziert und gleichzeitig die Hoffnung und die Zufriedenheit der Betroffenen sowie deren Bindung an die therapeutische Behandlung erhöht. Darüber hinaus sind derzeit weltweit *vier* RCTs zum CAMS im Gange, um die früheren Studienergebnisse zu replizieren, zu erweitern und die Wirkung von CAMS auf suizidales Verhalten besser zu verstehen.

Viele glauben, dass ich hauptsächlich zur Borderline-Persönlichkeitsstörung forsche. In Wahrheit war ich im Herzen immer in erster Linie Forscherin zur Behandlung von Suizidalität. Suizide sind die großen Unglücke im Kontext von psychiatrischen Behandlungen und offen gesagt glaube ich, wir sollten viel mehr über die Behandlung suizidaler Patientinnen und Patienten wissen, als wir es derzeit tun. Dave teilt meine lebenslange Leidenschaft dafür, Menschen zu helfen auf ihrem Weg raus aus der suizidalen Verzweiflung. Mittlerweile liegt Evidenz dafür vor, dass CAMS mit seinem Fokus auf Mitgefühl, Ehrlichkeit und Zusammenarbeit dazu beiträgt, suizidale Menschen so zu stabilisieren, dass die »Triebfedern« ihrer Suizidalität mit evidenzbasierten Interventionen behandelt werden können. Die SSF ist ein nützlicher Leitfaden zur Stabilisierung suizidaler Patientinnen und Patienten und fördert eine enge Zusammenarbeit zwischen Patient und Therapeut. Ich bin der Meinung, dass CAMS in der Fachliteratur einzigartig ist.

Die Entwicklung von CAMS in den letzten zwanzig Jahren unterstützen zu können, war mir eine große Freude, und ich freue mich auch darüber, dass Dave meinen Einfluss auf seine Entwicklung als Wissenschaftler als wesentlich erachtet. Es ist schön zu sehen, dass die RCT-Forschung in der klinischen Suizidprävention mittlerweile stark und erfolgreich ist – Daves Forschung zu CAMS ist ein großer Teil davon. Wir Suizidforscherinnen und

-forscher glauben, dass suizidale Menschen ernsthaft verstanden, gewertschätzt und mit besonderen Fertigkeiten ausgestattet werden müssen, um ihren Weg im Leben zu finden. Dieses Buch ist dazu ein wichtiger Beitrag. Der CAMS-Ansatz zur Verringerung des Suizidrisikos ist ein wertvolles Mittel gegen die allgegenwärtige »Shame-and-blame-Kultur«, die in der psychiatrischen Versorgung angesichts von suizidalen Patientinnen und Patienten nur allzu häufig anzutreffen ist. Ich glaube, dass dieses Buch sowohl Behandelnden als auch Patienten und Patientinnen dabei helfen wird, einen Weg im Kampf gegen die Suizidalität zu finden, jene Kräfte zu bezwingen, die in die Selbsttötung führen, um eines Tages einen Weg aus der Hölle zu finden und dann ein wirklich lebenswertes Leben zu leben.

Einleitung

Meine berufliche Identität bestand schon immer gleichermaßen aus der eines Therapeuten und der eines Wissenschaftlers. Meiner Meinung nach führt dies zu einer völlig anderen Sicht der Dinge als von jemandem, der ausschließlich forscht. In all den Jahren, in denen ich das *Collaborative Assessment and Management of Suicidality* (CAMS) entwickelt habe, hörte ich immer wieder von Praktikerinnen und Praktikern in der psychiatrischen Versorgung, dass CAMS »Sinn ergibt«. CAMS ist explizit kein Ansatz aus dem »Elfenbeinturm«. Ich war immer überzeugt, dass die beste klinische Forschung jene ist, die direkt in die therapeutische Praxis einfließt. Aber ich glaube auch fest an die Wissenschaft und daran, dass es wichtig ist, empirisch zu untersuchen, ob etwas, was intuitiv therapeutisch sinnvoll erscheint, auch tatsächlich wirksam ist (und keinen Schaden anrichtet).

Als Therapeut und Forscher beschäftige ich mich seit mehr als dreißig Jahren mit der Erforschung der suizidalen Psyche. Was bei diesen eingehenden Untersuchungen herausgekommen ist, wird in diesem Buch beschrieben. Am wichtigsten ist mir vielleicht folgende Überzeugung: Die meisten suizidalen Patientinnen und Patienten, die mit einem Profi für seelische Gesundheit sprechen, *wollen* in Wirklichkeit *nicht sterben*. Stattdessen ringen sie existenziell mit sich, weil sie einfach nicht wissen, was sie sonst tun sollen. Wenn wir diesen einfachen Grundsatz verstehen – und wenn der Patient bzw. die Patientin sieht und fühlt, dass wir ihn oder sie tatsächlich »kapiert haben« – sind wir auf dem besten Weg zu einer möglicherweise lebensrettenden Behandlung.

In der ersten Auflage dieses Buches war ich davon getrieben, überzeugende Argumente für den Einsatz von CAMS zu liefern. Ich wollte die Leserinnen und Leser davon überzeugen, dass dieser Ansatz, obgleich neuartig, hilfreich und eine Überlegung wert ist. Ich musste Argumente für einige (umstrittene) zentrale Merkmale von CAMS liefern:

- Suizidalität ist ein wichtiger Fokus in der Behandlung (vs. sich ausschließlich auf die psychische Erkrankung zu konzentrieren).
- Es hat Vorteile, wenn eine suizidale Person nicht stationär behandelt wird.

- Verschiedene Formen der Stabilisierungsplanung sind Non-Suizid-Verträgen (oder Versprechen der Patientinnen und Patienten, sich nichts anzutun) überlegen.
- Die enge Zusammenarbeit und das Mitgefühl mit dem suizidalen Menschen sind wesentlich für eine erfolgreiche Behandlung.
- Patienten sind wichtige Partner in der Therapie, da sie die Probleme definieren, die sie suizidal machen.

Seit der ersten Auflage von 2006 haben viele dieser Ideen an Bedeutung gewonnen. Dennoch treffe ich immer noch regelmäßig auf erstaunte Behandelnde, die den Ideen ein wenig misstrauisch gegenüberstehen oder sie geradezu ablehnen. Ich musste erkennen, dass es extrem schwierig ist, etablierte therapeutische Praktiken zu verändern.

CAMS ist grundsätzlich darauf ausgelegt, Therapeuten darin zu stärken, ihre Patienten zu stärken. Während meines ganzen Berufslebens wollte ich einen wirksamen Ansatz entwickeln, um meinen suizidalen Patientinnen und Patienten dabei zu helfen, um ihr Leben zu kämpfen, anstatt sich gezwungen zu fühlen, sich dieses zu nehmen. Um dieses Ziel zu erreichen, musste ich einen Weg finden, die bestmögliche therapeutische Beziehung aufzubauen und die Motivation meiner Patienten und Patientinnen zu wecken. Alle zentralen Elemente in CAMS sollen die Kraft des therapeutischen Arbeitsbündnisses maximieren und gleichzeitig die Motivation und Autonomie der Patientinnen und Patienten steigern.

Obwohl CAMS und die Suizidstatusform, SSF, in den letzten 25 Jahren dazu beigetragen haben, den Umgang mit suizidalen Menschen in der Praxis zu verändern, liegt noch ein langer Weg vor uns, wenn wir wirklich mehr Leben retten wollen. Für mich bleibt alarmierend, wie selten suizidspezifische therapeutische Techniken, deren Wirksamkeit belegt ist, tatsächlich angewendet werden. Wenn wir durch therapeutisches Tun Leben retten wollen, dann ist dieser Status quo nicht akzeptabel. Wir brauchen Akteure, die den Wandel vorantreiben, damit Verfahren angewendet werden, die nachweislich bei der Behandlung der Ursachen der Suizidalität helfen.

Das bloße Verstehen der suizidalen Schwierigkeiten eines Patienten oder einer Patientin mag nicht ausreichen, um einen Suizid zu verhindern, aber es ist ein hervorragender Ausgangspunkt für eine Behandlung. Über das Verständnis hinaus ist es unbedingt erforderlich, mit dem Suizidrisiko wirkungsvoll *umzugehen*, sowohl therapeutisch mit dem Patienten als auch damit, was die Suizidalität in uns selbst als Behandelnde auslöst. Suizide sind gleichermaßen komplex, umstritten, geheimnisvoll, furchterregend, anziehend, verführerisch und entsetzlich – quer durch alle Kulturen und auf der ganzen Welt. Keine soziale Schicht, keine Religion, keine Bevölkerungsgruppe ist immun oder »gefeit« vor Suiziden. Außerdem kann niemand für sich selbst ausschließen, dass Suizidgedanken entstehen, wenn die Lebensumstände nur schlecht genug sind. Und als Behandelnde können wir letztendlich nicht davon ausgehen, dass wir im Rahmen unserer Arbeit niemals auf Suizidrisiken stoßen oder niemals gefordert sind, sie zu behandeln. Suizide sind allgegenwärtig; sie existieren in unseren Nachrichten, in unserer Kultur, in Filmen, in der Literatur und für viele von uns im persönlichen und beruflichen Leben. Der Suizid scheint ein Teil des menschlichen Daseins zu sein und das kann nicht einfach geleugnet oder vermieden werden.

Die Allgegenwart der Suizidoption bringt immer Angst und Furcht mit sich, nicht nur für suizidale Menschen und ihre Lieben, sondern auch für Therapeutinnen und Therapeuten. Angesichts dieser Angst habe ich gelernt, dass wir uns auf unsere *Bedürfnisse* konzentrieren müssen: In Bezug auf die therapeutische Arbeit mit Suizidrisiken wird unser *Bedürfnis* darauf hinauslaufen, die bestmögliche Behandlung anbieten zu können: eine Behandlung, die vielleicht nicht alle retten, aber bei den meisten Menschen etwas bewegen kann.

Wir müssen uns daher beharrlich darauf konzentrieren, kompetent einzuschätzen, zu verstehen, im Auge zu behalten und mit den Dingen umzugehen, die einen Menschen dazu bringen, nach einem der tiefsten menschlichen Abgründe zu streben – die eigene Existenz zu beenden.

Ich hoffe, dass dieses Buch und der darin beschriebene Ansatz Therapeutinnen und Therapeuten dabei helfen kann, mit dieser angstmachenden therapeutischen Herausforderung effektiv umzugehen. Unsere suizidalen Patientinnen und Patienten sind typischerweise verzweifelte Menschen, die unter schrecklichen Umständen leben, Umständen, die mit Unsicherheit, Angst, Schmerz und Hoffnungslosigkeit einhergehen. Doch wenn sie bei uns sitzen, gibt es Hoffnung. Wie wir diesen Funken Hoffnung weiter anfachen können, darum geht es in diesem Buch und dies ist das Herz der therapeutischen Arbeit.

Danksagungen

Kein Autor kann die Anerkennung für ein Buch allein für sich beanspruchen; da sind so viele Helferinnen und Helfer, die ein Buch erst möglich machen. In der ersten Auflage wurden alle Mitwirkenden der »ersten Generation« dieses Buches gewürdigt. Viele davon waren meine Studierenden an der Catholic University of America und ihre Arbeit ist für die zweite Auflage genauso relevant. Aber mittlerweile gibt es noch eine neue Generation, die die zweite Auflage möglich gemacht hat.

Ich betrachte meine Tätigkeit als Betreuer von Studierenden und Doktoranden im Suicide Prevention Laboratory (SPL) an der Catholic University of America (CUA-SPL) als ungeheures Glück und bin sehr stolz darauf. Bei jeder Gelegenheit gehe ich im Versuchslabor vorbei und finde dort Studierende, die Fragebögen codieren, im Team zusammenarbeiten und unendliche Datenmengen in den Computer eingeben. Ich liebe diese Besuche, weil ich dann Zeuge von wissenschaftlicher Forschung und wissenschaftlichem Lernen in Reinform werde. Ohne diese Studierenden würde es vieles, was Sie hier lesen, einfach nicht geben, und ich bin ihnen für ihre Energie und Leidenschaft dankbar. Zu dieser nächsten Generation von SPL-Absolventen bzw. Studierenden gehören Gary Stone, Elicia Nademin, Ellen Kahn-Greene, Mira Brancu, Melinda Moore, Stephen O'Connor, Matt Fitzgerald, M.K. Jahrgang, Vivian Rodriguez, Tara Kraft, Elizabeth Ballard, Andrea Kulish, Julian Lantry, Keith Jennings, Kevin Crowley, Rachel Martin, Liz Hirschhorn, Emma Cardeli, Katie Brazaitis, Rene Lento, Blaire Schembari, Chris Corona, Molly Bowers, Abby Anderson, Asher Siegelman. Ein besonderer Dank geht an John Drozd, Aaron Jacoby, Jason Luoma, Rachel Mann, Steve Wong und Amy Conrad, die alle maßgeblich an der frühen Entwicklung der SSF und der Entstehung des CAMS beteiligt waren.

Unzählige Kolleginnen und Kollegen verdienen ebenfalls Anerkennung, darunter Peter Cimbolic, Barry Wagner, Diane Arnkoff, George Bonanno, Carol Glass, Sandra Barreuco, Brendan Rich, Claire Spears, Marcie Goeke-Morey, Marc Sebrechts, Ralph Albano, Rick Campise, Michael Mond, Larry David, Steve Stein, Bruce Crow, Debra Archuleta, Lynette Pujol, Julie Landry Poole, John Bradley, Aaron Werbel, Brett Schneider, Reggie Russell, Russ Carr, Lisa Horowitz, Liz Marshall, Jon Allen, Katrina Rufino, Roar

Fosse, Elaine Franks, Kelly Koerner, Linda Dimeff, J.J. Rasimus, Leticia Duvivier, Jeff Sung, David Huh, Sara Landes, Karin Hendricks, Jan Kemp, Marc DeSantis, Eve Carlson, Caitlin Thompson, Gretchen Ruhe, Grace Keyes, Denise Pazur und Empathos Resources. Auch den Mitgliedern des CAMS-Care Teams bin ich zu Dank verpflichtet: meiner Frau Colleen Kelly, Andrew Evans und Devon Evans sowie unseren Beraterinnen und Beratern Jennifer Crumlish, Keith Jennings, Stephen O'Connor, Melinda Moore, Amy Brausch, Jan York, Brad Singer, Amber Miracle, Eoin Galavan, Christian Pedersen, Kevin Crowley, Natalie Burns, Steve Wong und Tom Ellis.

Im Bereich der Suizidprävention verdanke ich Israel Orbach, Konrad Michel, Michael Bostwick, Tim Lineberry, Rory O'Connor, Keith Hawton, Mark Williams, Bent Rosenbaum, Thomas Joiner, Craig Bryan, Marjan Holloway, Matt Nock, Mort Silverman, Jim Overholser, Greg Carter, David Klonsky, Skip Simpson, Susan Stefan, Amy Kulp, Lars Mehlum, Merete Nordentoft, Kate Andreasson, Ellen Townsend, Diego Deleo, Marianne Goodman, Maria Oquendo, Shawn Shea, Jacque Pistorello, Jane Pearson, Barbara Stanley, Cheryl King, Keith Harris, John Draper, Julie Goldstein-Grumet, Mike Hogan, David Covington, Ursula Whiteside, Steve Vannoy, Peter Britton, Jerry Reid, Dan Reidenberg, Richard McKeon, Maddy Gould, Barry Walsh, Christine Moutier, Bob Gebbia, John Madigan, Anja Gysin-Maillart, Dave Adkins und Amanda Kerbrat eine ganze Menge. Ein besonderer Dank für ihren Einfluss auf meinen beruflichen Werdegang gebührt meinem akademischen Mentor Lanny Berman, wie auch Bob Litman, Norman Farberow, Jerome Motto, Terry Maltsberger, Aaron Beck und natürlich dem verstorbenen Ed Shneidman, der eine der einflussreichsten Stimmen in meiner Karriere war (und der freundlicherweise das Vorwort zur ersten Ausgabe dieses Buches geschrieben hat). Meine Kollegen David Rudd, Greg Brown, Tom Ellis und die »CAMS Expertengruppe« von Kate Comtois, Stephen O'Connor, Lisa Brenner und Peter Gutierrez verdienen ebenfalls besonderen Dank. Sie sind die besten Mitarbeiterinnen und Mitarbeiter, die man sich vorstellen kann. Jennifer Crumlish, stellvertretende Direktorin des CUA-SPL, und Keith Jennings, wissenschaftlicher Assistenzprofessor der CUA, schätze ich als Freundin und Freund sowie als CAMS-Kollegin bzw. -Kollege. Sie stärken mir den Rücken und halten all unsere Forschungsprojekte auf Kurs. Ein herzliches Dankeschön geht an Marsha Linehan für ihr umsichtiges Vorwort und dafür, dass sie mich dazu gebracht hat, Psychotherapieforscher zu werden! Marsha war immer Inspiration, treibende Kraft und eine liebe Freundin.

Ich danke meinem Verlag, The Guilford Press, und dem Cheflektor Seymour Weingarten für ihre anhaltende Unterstützung. Mein Lektor bei Guilford, Jim Nageotte, hat besonders viel zur Formgebung beider Auflagen dieses Buches beigetragen. Ich bewundere Jims ruhige und klare Art, seine fachliche Kompetenz und danke ihm für seine Freundschaft. Vielen Dank auch an Jane Keislar, Kathy Kuehl und Laura Patchkofsky von Guilford für ihre kostbaren Beiträge über die Jahre. Diese Ausgabe wurde redigiert und unterstützt von meinem ausgezeichneten Doktoranden René Lento, der mir geholfen hat, eine Sprache zu finden und außerdem gründlich recherchiert hat, um die Literatur dieser Auflage vollständig zu aktualisieren.

Ich war mein ganzes Leben lang mit einer liebevollen und unterstützenden Familie gesegnet; meine Brüder Steve und Bill und meine Eltern Frank und Helen haben immer an mich geglaubt und meine Erfolge gefeiert. Ich hatte das Glück zu heiraten, und meine Frau Colleen ist eine unerschöpfliche Quelle der Liebe, der Unterstützung, des Humors, an guten Entscheidungen und Toleranz. Colleen war während unserer 25-jährigen Ehe eng in die Entwicklung von CAMS involviert und immer eine unerschütterliche Quelle der Weitsicht und Weisheit. Unsere Jungen Connor und Dillon, sind in einem Haus aufgewachsen, in dem das Thema Suizidprävention allgegenwärtig war, und sie haben unser Zuhause unzählige Male mit meinen Studierenden oder Kolleginnen und Kollegen aus dem Ausland geteilt. Auch die Jungsenhaben sich für Suizidprävention eingesetzt und meine Leidenschaft für mein Lebensthema immer verstanden und unterstützt. Während ich auf meiner persönlichen Reise viel Gutes erfahre, ist meine Familie das Zentrum meines Glücks und gibt meinem Leben Sinn und Bedeutung.

Und schließlich sind da noch die Patientinnen und Patienten (und ich möchte darauf hinweisen, dass es in diesem Buch viele Beispiele gibt, die auf gut getarnten echten Fällen beruhen, um die Anonymität der einzelnen Personen zu wahren). Ich habe in den letzten dreißig Jahren wahrscheinlich mit Hunderten suizidaler Patientinnen und Patienten zusammengesessen, und *sie* sind diejenigen, die mich am meisten über dieses Thema gelehrt haben. Angesichts ihres Muts und ihrer Verzweiflung bin ich demütig. Ihre Fähigkeit, sich zu sammeln und scheinbar unüberwindbare Widrigkeiten zu bewältigen, inspiriert mich. Obwohl ich ganz nüchtern sehen kann, dass wir nicht jedes Leben retten können, sollte das Streben danach dennoch der unablässige Fokus unserer Arbeit bleiben.

KAPITEL 1:
Collaborative Assessment and Management of Suicidality
Therapeutische Intervention mit Fokus auf Suizidalität

Herr B. ist ein Mann mittleren Alters, es ist seine erste Sitzung bei mir in der Praxis. Er ist ein erfolgreicher Architekt und leitet eine große Firma. Seit dreißig Jahren ist Herr B. mit seiner Frau verheiratet. Sie haben vier Kinder, die mittlerweile erwachsen sind und mitten im Leben stehen. Trotz der vielen Erfolge berichtet Herr B. von einer langen Vorgeschichte mit Depressionen, Angstzuständen, Phasen von Schlaflosigkeit und Phasen von exzessivem Alkoholkonsum. Er erzählt mir außerdem, dass er aktuell Eheprobleme habe und gibt an, dass sein Leben »im Ganzen aus dem Ruder läuft«. Herr B. hat sich früher schon zwei Mal um therapeutische Unterstützung bemüht, die Behandlung aber beide Male nach wenigen Sitzungen abgebrochen. In einem Screening-Fragebogen, den er vor dem Termin im Wartezimmer ausgefüllt hat, bejaht er verschiedene Stresssymptome sowie depressive und Angstsymptome. Beim Item zu Suizidgedanken gibt Herr B. an, er denke »häufig« an das Ende seines Lebens. Was der Therapeut nicht weiß, ist, dass Herr B. Sportschütze ist, einige Schusswaffen im Haus hat und dass er bereits eine Pistole für seinen Suizid ausgesucht hat. Zudem hat Herr B. all seine Angelegenheiten geregelt und schon Entwürfe für Abschiedsbriefe an seine Frau und seine Kinder geschrieben.

Der Fall von Herrn B. birgt viele Herausforderungen für Behandelnde. Sowohl statistisch als auch diagnostisch gesehen besteht in den USA ein mittelhohes Risiko, dass Herr B. einen Suizid vollendet (CDC 2014). Angesichts seiner Symptome, der geringen Bereitschaft in der Vorgeschichte, sich in therapeutische Behandlung zu begeben, und der gewählten Suizidmethode ist das tatsächliche Risiko von Herrn B. erschreckend hoch. Darüber hinaus ist nicht unwichtig, dass die Frau von Herrn B. Anwältin ist, und Behandelnde sich zu Recht vor einer Klage aufgrund eines Behandlungsfehlers fürchten könnten, für den Fall, dass er sein Leben beenden sollte.

Angesichts all dessen kann man gut und gerne sagen, dass die meisten Behandelnden bei einem Patienten wie Herrn B. – über alle Disziplinen und theoretische Orientierungen hinweg – einige Bauchschmerzen hätten. Für manche ist solch ein therapeutisch herausfordernder Fall sogar eine erschreckende Vorstellung, weil sie sich nicht gut gewappnet fühlen, jemanden zu behandeln, der so sehr gefährdet ist. Als ich das erste Mal mit Herrn B. zusammensaß, war ich ebenfalls besorgt und hatte Angst um ihn. Mir war schnell klar, dass hier ein ernst zu nehmendes Risiko bestand. Aber meine Sorgen und Ängste wurden gemildert, da mir ein therapeutischer Ansatz zur Verfügung stand, der passen könnte, um sein Leben zu retten.

Als ich vor mehr als dreißig Jahren in der Psychiatrie zu arbeiten begann, hätte eine Konstellation wie die von Herrn B. die sofortige stationäre Aufnahme zur Folge gehabt, auch wenn Herr B. nicht unbedingt als »eindeutig und akut« gefährdet gegolten hätte. Der stationäre Aufenthalt hätte Anfang der 1980er-Jahre wahrscheinlich viele Wochen gedauert, vielleicht sogar Monate. Damals dauerten stationäre Aufenthalte manchmal jahrelang. Dreißig Jahre später liegt die durchschnittliche Dauer eines stationären psychiatrischen Aufenthaltes in den USA etwa sieben bis acht Tagen (Stranges u. a. 2011)[1], viele Aufenthalte dauern nur ein oder zwei Tage. Hinzu kommt, dass die typische »Behandlung« in den meisten stationären Einrichtungen überwiegend darin besteht, Psychopharmaka zu verschreiben und eventuell kurze psychoedukative Gruppen anzubieten (NAMI 2014). Wir sind weit davon entfernt, dass stationäre psychiatrische Behandlung routinemäßig individuelle Psychotherapie, Gruppentherapie, weitere Therapieformen, psychologische Tests und eine vollständige psychiatrische Abklärung in der Standardversorgung umfasst.

Also, wie macht man am besten mit Herrn B. weiter? Bei genauer Betrachtung gibt es in seinem Fall zwei wichtige Aspekte. Erstens ist Herr B. trotz seines beträchtlichen Leids und der objektiv vorhandenen Risikofaktoren für einen Suizid immer noch *am Leben*. Zweitens ist Herr B., trotz seiner eher schlechten Vorerfahrungen, offenbar immer noch auf der Suche nach einer Behandlung.

1 In Deutschland waren es 2019 laut dem Statistischen Bundesamt 29 Tage, allerdings sind hier sychosomatische Einrichtungen mit einbezogen, die es in den USA so nicht gibt.

Und Herr B. sitzt mit einem Therapeuten zusammen, der in der Anwendung einer innovativen, auf Suizidalität fokussierten Intervention geschult ist: CAMS – um die es in diesem Buch gehen soll.

In diesem Kapitel wird CAMS hinsichtlich dreier wichtiger Elemente betrachtet, die sich unmittelbar auf die Anwendung auswirken. Wir werden zunächst auf die CAMS-Philosophie eingehen, dann den therapeutischen Rahmen ausloten und schließen mit einer Einordnung von CAMS in den Kontext der heutigen psychiatrischen Versorgung.

Philosophie von CAMS

CAMS ist zuallererst eine bestimmte *Philosophie* für eine therapeutische Behandlung (Jobes u. a. 2011; Jobes u. a. 2016). Der Erfolg von CAMS beruht auf einer bestimmten therapeutischen Haltung im Umgang mit Suizidrisiken. In vielerlei Hinsicht schlägt dieser Ansatz ein paar wesentliche Änderungen im Vergleich zur herkömmlichen therapeutischen Vorgehensweise vor; dies betrifft die Art und Weise, wie man eine Person mit Suizidrisiko sowohl am besten verstehen und klinisch beurteilen kann als auch die Behandlung. Im Folgenden finden Sie die Hauptmerkmale der CAMS-Philosophie in der Behandlung von suizidalen Patientinnen und Patienten.

Mitgefühl für suizidale Zustände

Der israelische Psychologe und Suizidalitätsforscher Israel Orbach veröffentlichte 2001 einen einflussreichen Artikel, in dem er sich der *Empathie mit dem suizidalen Wunsch* widmete. Orbach und ich waren beide Mitglieder der Aeschi-Gruppe, einem Netzwerk von Therapeutinnen, Therapeuten bzw. Forschenden, die das herkömmliche therapeutische Vorgehen bei einem Suizidrisiko leid waren, nämlich den Vorrang der psychischen Störung vor der Phänomenologie von suizidalen Zuständen (Michel u. a. 2002). In dem Bestreben, einen neuen Kurs einzuschlagen, setzten sich die Mitglieder der Aeschi-Gruppe für ein empathisches, narratives Vorgehen ohne Zwang in der Arbeit mit suizidgefährdeten Menschen ein. Herzstück ist dabei der Gedanke, dass die Behandelnden die Geschichte des Patienten bzw. der Patientin zur Suizidalität auf empathische und nicht verurteilende Art wirklich *hören* müssen. Über viele Jahre habe ich beschrieben, dass die therapeutische Arbeit mit suizidalen Menschen oft in eine gegnerische Beziehungsdynamik, »Patient vs. Behandler«, mündet (JOBES 1995a, 2000, 2012). In der Aeschi-Gruppe sahen wir uns aufgefordert, Alternativen für eine therapeutische Allianz trotz vorhandenen Suizidrisikos vorzuschlagen; ein ganzes Buch haben wir dem gewidmet (MICHEL & JOBES 2010). Marsha Linehan hat mir einmal gesagt, dass in den meisten psychiatrischen Behandlungssettings die standardmäßige professionelle Reaktion auf einen suizidalen Menschen ist, den Patienten oder die Patientin zu *beschuldigen* und zu *beschämen*. Meiner Erfahrung nach ist das, vor allem in Notaufnahmen, nur allzu wahr. Einmal saß ich dort mit einer meiner Patientinnen, die eine Überdosis Medikamente genommen hatte, bis in die frühen Morgenstunden. Sie war auf einer Trage fixiert und wartete auf eine Behandlung mit Aktivkohle. Wir waren beide entsetzt, als wir hörten, wie die Pflegekraft in der Rettungsstelle zu einer Kollegin sagte: »Ja, wir haben noch eine Medikamentenintoxikation. Ich würde lieber mit *echten* Patienten arbeiten.« Im Rahmen von CAMS beschämen oder beschuldigen wir Patienten und Patientinnen nie, wir bemühen uns, uns respektvoll in das Empfinden der suizidalen Person hineinzuversetzen und ihr Leiden aus einer empathischen, unvoreingenommenen und intrasubjektiven Perspektive zu verstehen.

Zusammenarbeit

Zusammenarbeit auf Augenhöhe ist vielleicht der wichtigste Bestandteil einer gelingenden CAMS-Behandlung. In dieser Zusammenarbeit lassen wir uns auf einen hoch interaktiven diagnostischen Prozess ein und bitten Patienten und Patientinnen sehr direkt um eigene Beiträge zu ihrem Behandlungsplan. In jeder CAMS-Sitzung werden zudem all ihre Rückmeldungen, was innerhalb der Behandlung funktioniert und was nicht, aktiv mit einbezogen. Alle Einschätzungen und die gesamte Therapie im Rahmen von CAMS erfolgen in Zusammenarbeit. Bei der Beurteilung unterbrechen wir den Patienten nicht und wir sprechen nicht über ihn. Stattdessen bemühen wir uns, ihn aus der Reserve zu locken und bei jeder Gelegenheit nach seiner Meinung zu fragen. Auch bei der Behandlungsplanung werden Patientinnen und Patienten aktiv einbezogen und somit zum Co-Autor bzw. zur Co-Autorin des eigenen Behandlungsplans, was ihre Suizidalität angeht. Aus der Therapieforschung wissen wir, dass alle guten klinischen Ergebnisse durch die Qualität der therapeutischen Beziehung bestimmt werden (Horvath & Symonds 1991). Im Rahmen von CAMS stärken wir diese Allianz durch eine konsequente Betonung der Zusammenarbeit und der Interaktion im Verlauf der Behandlung. Von Anfang bis zum Ende der Behandlung ist die Zusammenarbeit von zentraler Bedeutung.

Ehrlichkeit

Schließlich sind Ehrlichkeit und Offenheit für die CAMS-Philosophie von wesentlicher Bedeutung. Für Patientinnen und Patienten, die zwischen Leben und Tod schwanken, kann es keinen wichtigeren Bestandteil in der Therapie geben als die unmittelbare und respektvolle Aufrichtigkeit bezüglich der gesamten Situation, die entsteht, wenn ein Suizidrisiko vorliegt. Das beginnt mit einer sorgfältigen und gründlichen Aufklärung und der informierten Einwilligung in die Behandlung (Jobes u. a. 2008; Rudd u. a. 2009). Suizidale Patientinnen und Patienten kämpfen gewöhnlich mit Themen wie Kontrolle, Vertrauen, Verrat, Zwang, Bürgerrechten, Scham und Schuld und erniedrigender Bevormundung. Hier ein Gesprächsbeispiel für eine bewusste Einwilligung zur Behandlung:

»Lassen Sie uns zu Beginn unserer Gespräche eines klarstellen: Sie können sich natürlich das Leben nehmen, und im Großen und Ganzen gibt es ziemlich wenig, was ich oder jemand anderes dagegen tun kann. Und um ehrlich zu sein, es ist Ihr Leben und letztendlich liegt es an Ihnen, ob Sie sich entscheiden, zu leben. Aus meiner Perspektive, als ihr Behandler, gibt es jedoch ein Dilemma. Die Gesetzgebung und die klinischen Leitlinien verlangen von mir, dass ich Ihnen nicht gestatte, sich das Leben zu nehmen, wenn Sie eine eindeutige und akute Gefahr für sich selbst darstellen. Diese Verpflichtung kann zu einer ernsthaften Zerreißprobe zwischen Ihrer persönlichen Freiheit und meinem beruflichen Auftrag werden und kann dazu führen, dass ich Sie unter Umständen auch gegen Ihren Willen in eine Klinik einweisen muss. Obwohl ich nicht will, dass einer meiner Patienten durch einen Suizid stirbt, verstehe ich dennoch, dass es für manche Menschen keine andere Möglichkeit gibt, mit ihrer Situation fertigzuwerden. Jeden Tag sterben im Schnitt mehr als 100 Amerikaner durch einen Suizid[2] und etwa 30 Prozent von ihnen befinden sich in psychiatrischer Behandlung. Ich mache mir daher keine Illusionen,

2 Laut Statistischem Bundesamt liegt die Zahl in Deutschland seit 2007 relativ stabil bei 10.000 Suiziden pro Jahr, das sind über 25 Personen pro Tag. In Österreich sind es laut Sozialministerium 3 bis 4, in der Schweiz 2 bis 3 Personen pro Tag. (Anmerkung der Übersetzerinnen)

dass eine psychiatrische Behandlung Ihr Leben zwangsläufig retten wird. Das heißt, ich würde lieber nicht mit Ihnen darüber diskutieren, ob Sie sich umbringen können, sondern möchte Ihnen eine Behandlung vorschlagen, die entwickelt wurde, um Ihr Leben zu retten. Die Forschung dazu zeigt, dass diese Behandlung den meisten suizidalen Patienten innerhalb von drei Monaten hilft. Warum probieren Sie es nicht aus? Sie haben alles zu gewinnen und wirklich nichts zu verlieren. Natürlich können Sie sich auch später noch umbringen, wenn Sie sich nicht mehr in Behandlung befinden. Es ist ihr Leben, das Sie leben oder nicht, wie Sie es für richtig halten. Aber warum die Eile? Eines Tages sterben wir alle. Und letztlich, wenn ein Suizid der beste Weg ist, mit Ihrer Situation fertigzuwerden, was machen Sie dann hier bei mir? Vielleicht ist es für Sie noch nicht an der Zeit zu sterben?«

Ist das vielleicht zu provokant? Manche psychiatrischen Profis denken das. Wenn ich diese Form der suizidspezifischen informierten Einwilligung Fachleuten vorstelle, sehe ich normalerweise einige hochgezogene Augenbrauen und treffe manchmal sogar auf offene Einwände aus dem Publikum. Manche glauben, dass ich den Patienten oder die Patientin provoziere, sich das Leben zu nehmen. Andere fühlen sich mit dem offenen Eingeständnis der Grenzen meines Einflusses und meiner Kontrolle unwohl. Wieder andere erheben Einsprüche gegen die Aussage, dass ein Patient sich später umbringen kann, wenn er nicht mehr behandelt wird. Bei solchen Einwänden ermuntere ich die Zuhörenden, innezuhalten und sich in das Denken und Fühlen einer suizidalen Person hineinzuversetzen. Dann wiederhole ich die obigen Zeilen noch einmal. Normalerweise »kapieren« die meisten es dann – wir können Menschen nicht durch Zwang, Einschüchterung oder stationäre Aufnahmen dazu bringen, sich nicht das Leben zu nehmen. Nach meiner Erfahrung *tröstet* und *beruhigt* diese Art der informierten Einwilligung suizidale Menschen, sie sind dann weniger geneigt, mich als potenziellen Gegner zu sehen, sondern eher als Verbündeten. Dadurch, dass ich jede Illusion von Kontrolle und Macht über den Patienten aufgebe, gewinne ich tatsächlich mehr Glaubwürdigkeit und Einfluss bei den Patientinnen und Patienten. Obgleich ich mir meines beruflichen Auftrags bewusst bin, schlage ich dennoch einen gangbaren Weg vor, um Widerstand zu vermeiden. Zusätzlich bietet ein solche Herangehensweise den Vorteil, die wahren Herausforderungen im Umgang mit dem Suizidrisiko nicht zu verschweigen. Während meiner Doktorandenzeit sagte mir eine meiner Lieblingsprofessorinnen einmal: »Die Wahrheit wird in der Psychotherapie stark unterschätzt.« Und heute, viele Jahre später, kann ich das nur unterstreichen. Diese Art der therapeutischen Aufrichtigkeit und Transparenz ist fundamentaler Bestandteil der CAMS-Philosophie geworden und für eine ethische und wirksame therapeutische Behandlung unverzichtbar (Jobes 2011).

CAMS als therapeutischer Rahmen

CAMS ist ausdrücklich *keine* neue Psychotherapie, sondern vielmehr ein therapeutischer Rahmen mit dem Fokus Suizidalität – eine therapeutische Grundlage, die durch ein besonderes, vielseitig einsetzbares therapeutisches Werkzeug, der Suizidstatusform (SSF), strukturiert wird. Die SSF bildet innerhalb von CAMS den Behandlungsleitfaden, sie leitet durch alle Assessments, die Behandlungsplanung, die Verlaufsbeobachtung des Suizidrisikos – letztlich bis hin zu den Behandlungsergebnissen. Wie in diesem Buch ausführlich dargestellt, wurde die SSF über 25 Jahre lang in einer großen Bandbreite von Settings auf der ganzen Welt eingehend untersucht. Sie hat ausgezeichnete psychometrische Eigenschaften und einen erheblichen klinischen Nutzen (für ein Review siehe Jobes 2012). Die SSF ist einerseits ein Instrument, das eine einzigartige Mischung aus quantitativen und qualitativen Daten liefert. Andererseits ist das gemeinsame Ausfüllen der SSF oft an sich schon eine therapeutische Erfahrung für den Patienten oder die Patientin. Poston und Hanson (2010) haben diese Wirkung in ihrer Metaanalyse von 17 publizierten Studien zu psychologischen Erhebungen empirisch nachgewiesen. Andere Teile der SSF konzentrieren sich auf die Erarbeitung eines Behandlungsplans, der einen Stabilisierungsplan und die gezielte Veränderung bzw. Behandlung von *patientendefinierten* »Gründen« für die Suizidalität beinhaltet – damit sind jene Themen oder Probleme gemeint, die den Suizid für die Person so naheliegend erscheinen lassen (Jobes u. a. 2016). Eine erfolgreiche Stabilisierung im Rahmen von CAMS und die fortlaufende Behandlung der Gründe und Auslöser der Suizidalität werden durch den Einsatz von Zwischen- und Abschlussversionen der SSF begleitet. In Kapitel 8 wird erläutert, dass der Einsatz der SSF durch die umfangreiche Dokumentation auch dazu beitragen kann, das Risiko einer Haftung für Kunstfehler signifikant zu verringern. Lassen Sie uns nun einige Hauptmerkmale dieses therapeutischen Rahmens näher betrachten.

Suizidalität im Fokus

Im Rahmen von CAMS konzentrieren sich Behandelnde in erster Linie darauf, den Suizid ihrer Patienten und Patientinnen zu verhindern. Es gilt die therapeutische Haltung, dass es im Hinblick auf das Suizidrisiko in der Behandlung nichts Wichtigeres gibt. Deshalb steht im Mittelpunkt unserer Bemühungen – manchmal auch mit Nachdruck –, das Leben des Patienten bzw. der Patientin zu retten. Mit anderen Worten arbeiten wir kontinuierlich zusammen daran, einen Suizid als Bewältigungsoption auszuschließen, während wir uns gleichzeitig bemühen, die Auslöser für die Suizidalität, die das Leben des Menschen in Gefahr bringen, zu behandeln, abzumildern oder aufzulösen. Wir entschuldigen uns deshalb nicht für diesen empathischen Fokus: Wir versuchen Leben zu retten. Beispielsweise kann es vorkommen, dass eine Patientin in einer Sitzung über ihre Kinder oder die Wirtschaft sprechen möchte. Auch wenn der CAMS-Therapeut diese Themen interessant finden mag, widerstehen wir der Versuchung, uns diesen Themen zuzuwenden; es sei denn, sie sind für das Suizidrisiko der Patientin relevant. Wenn dies nicht so ist, dann ist der CAMS-Therapeut angehalten, das Gespräch wieder vorsichtig auf jene Themen zu lenken, die das Leben der Patientin gefährden. Wenn die Patientin mit dem Fokus auf die Suizidalität unzufrieden ist, entgegnen wir ihr, wie gerne wir über die Kinder oder die Wirtschaft sprechen würden, *nachdem* der Suizid als Bewältigungsstrategie nicht mehr infrage kommt. Wie gesagt, wir sollten uns im Rahmen von CAMS unbeirrbar darauf konzentrieren, das Leben unserer Patientinnen und Patienten zu retten und sie bei der Entwicklung von Sinn und Bedeutung für ihr Leben zu unterstützen.

Ambulante Ausrichtung

In der ersten Auflage dieses Buches habe ich betont, dass CAMS im Wesentlichen darauf ausgerichtet ist, eine suizidale Person möglichst aus einem stationären psychiatrischen Krankenhaussetting *heraus*zuhalten. Im Jahr 2006 war dieser Gedanke noch eine ziemlich neue Idee. Nach vielen Fortbildungen mit Tausenden Therapeutinnen und Therapeuten habe ich jedoch immer noch den Eindruck, dass viele (wenn nicht sogar die meisten) Behandelnden weiterhin einen starken Fokus auf die stationäre Behandlung haben. Mit anderen Worten heißt das, dass der normale Therapeut, die normale Therapeutin *unmittelbar* eine stationäre Aufnahme erwägt, wenn er oder sie sich mit einem Suizidrisiko konfrontiert sieht: »Oh, oh, wo kann ich ein Bett bekommen?« Im Rahmen von CAMS versuchen wir ernsthaft, Wege zu finden, einen suizidalen Patienten aus dem Krankenhaus herauszuhalten. Dies erreichen wir durch das gemeinsame Erarbeiten eines suizidspezifischen ambulanten Behandlungsplans inklusive eines sorgfältig ausgearbeiteten Stabilisierungsplans und einer problemorientierten Behandlung der Auslöser der Suizidalität, welche der Patient oder die Patientin definiert. Insofern ist ein stationärer psychiatrischer Krankenhausaufenthalt der letzte Ausweg in der Behandlung im Rahmen von CAMS. Die Notwendigkeit einer stationären Behandlung besteht normalerweise erst dann, wenn die Dyade aus Patientin und Therapeutin nicht in der Lage ist, gemeinsam einen zufriedenstellenden ambulanten Plan zu entwickeln, der eine Stabilisierung und Behandlungsoptionen für die Auslöser der Suizidalität beinhaltet. Eine besondere Ausnahme von der grundsätzlich ambulanten Ausrichtung von CAMS ist der Einsatz von CAMS als stationäre Intervention. In diesem Fall konzentriert sich die stationäre Versorgung ebenfalls auf die Stabilisierungsplanung und die Behandlung jener Auslöser, die für eine gelungene Entlassplanung und poststationäre Weiterbehandlung von zentraler Bedeutung sind (vgl. Ellis u. a. 2012b; Ellis u. a. 2015).

Flexibel und schulenunabhängig

CAMS wurde als therapeutisches Rahmenprogramm entwickelt, um flexibel und anpassungsfähig zu sein. Wir betrachten CAMS auf theoretischer Ebene als »nicht konfessionsgebunden«. Auch wenn es nicht viele replizierte evidenzbasierte Behandlungen für Suizidalität gibt, stechen zwei hervorragende Ausnahmen deutlich hervor: die Dialektisch Behaviorale Therapie (DBT) und die Kognitive Verhaltenstherapie (CBT). In anspruchsvollen klinischen Studien konnte Marsha Linehan zeigen, dass die DBT sowohl einen Einfluss auf suizidales als auch auf parasuizidales, selbstverletzendes Verhalten hat (Linehan u. a. 1999, 2006, 2015). Darüber hinaus haben Brown u. a. in einer RCT-Studie (2005a) gezeigt, dass zehn Sitzungen einer auf Suizidalität fokussierten kognitiven Therapie zur Suizidprävention (CT-SP) die Zahl erneuter Suizidversuche signifikant um die Hälfte reduzieren konnten. Rudd u. a. (2015) verwendeten eine ähnliche Kurzintervention zur Behandlung von Suizidrisiken (B-CBT) und fanden im Vergleich zur üblichen Behandlung einen 60%igen Rückgang von Suizidversuchen bei denjenigen, die B-CBT erhalten hatten.

Bei diesen effektiven und replizierten Methoden besteht die klare Erwartung, dass Anwendende sich genau an die hochstrukturierten Behandlungsmanuale halten. Im Fall der DBT muss man gewillt und in der Lage sein, Verhaltenstherapie bzw. kognitive Verhaltenstherapie im Fall der CBT-Ansätze durchzuführen. Manualtreue ist bei evidenzbasierten Therapieansätzen eine wichtige Voraussetzung, um diese Art der Behandlung effektiv durchzuführen. Daher ist die hierfür notwendige Ausbildung nicht unwichtig. Bei beiden Ansätzen können der Umfang und die Dauer der theoretischen sowie praktischen Ausbildung enorm hoch sein. In den Worten einer meiner CBT-Kolleginnen: »Wenn man sich nicht die Zeit nimmt, zu lernen, wie man sich sorgfältig und gewissenhaft an das Rezept hält, dann wird wahrlich kein Kuchen daraus.«

CAMS ist anders konzipiert: Es ist hochflexibel und kann an verschiedene theoretische Ansätze und die ganze Bandbreite von Methoden angepasst werden. Als suizidspezifisches therapeutisches Rahmenprogramm können Therapeuten und Therapeutinnen aller Schulen CAMS gleichermaßen und wirksam einsetzen, wenn sie mit suizidalen Patientinnen oder Patienten arbeiten. Wann immer ich Behandelnde in CAMS ausbilde, betone ich, dass sie die eigenen therapeutischen Fähigkeiten, ihr eigenes klinisches Urteilsvermögen und ihre eigenen Behandlungsansätze behalten mögen. Wir wollen nicht, dass jemand zu einem Therapeuten bzw. einer Therapeutin wird, den er oder sie nicht wiedererkennt. So wurde CAMS erfolgreich von Behandelnden aller theoretischen Schulen (psychoanalytisch, humanistisch, interpersonell, kognitiv-behavioral etc.) und Disziplinen (Psychologen, Psychiaterinnen, Sozialarbeiter, Wohnbetreuerinnen, Pflegekräfte, Paar- und Familientherapeuten, Fallmanagerinnen, Suchttherapeuten, etc.) angewandt. Wir ermutigen alle, so zu arbeiten, wie sie es immer tun, nur eben *innerhalb* des flexiblen und anpassungsfähigen CAMS-Therapierahmens. Wie in Kapitel 9 ausführlich erläutert wird, wurde CAMS umfassend modifiziert: für den kurzfristigen Einsatz in Notaufnahmen und Krisensettings, als poststationäre Gruppentherapie (Johnson u. a. 2014) und für verschiedene Zielgruppen (z. B. Angehörige des Militärs, Studierende, Jugendliche). Obgleich es zweifellos einen Bedarf an strukturierten, manualisierten und evidenzbasierten Therapien gibt, besteht darüber hinaus eine offensichtliche Notwendigkeit für hochflexible und adaptive Interventionen wie z. B. CAMS.

Im Gegensatz zu anderen replizierten evidenzbasierten Ansätzen ist CAMS relativ leicht zu erlernen und Adhärenz kann schnell und dauerhaft erreicht werden. Die Forschung zum CAMS-Training hat gezeigt, dass CAMS sowohl live in Foren (Pisani 2011) als auch im Rahmen von E-Learning (Jobes 2015, 2016; Marshall u. a. 2014) erlernt werden kann. Interessanterweise fanden Crowley u. a. (2014) in einer Onlinestudie mit 120 Therapeutinnen und Therapeuten, deren Ausbildung in CAMS von der bloßen Lektüre der ersten Auflage dieses Buches bis hin zu einem ganztägigen Livetraining plus Rollenspielen reichte, eine mittlere bis hohe selbst berichtete Adhärenz zum CAMS-Rahmenprogramm über die gesamte Spanne der Lernerfahrungen hinweg. Im Rahmen unserer großen RCT-Studie zur Anwendung von CAMS bei suizidalen Soldaten der US-Armee gelang allen CAMS-Behandelnden innerhalb von vier Sitzungen nach der ersten Anwendung die Adhärenz. Im Allgemeinen konnten die Teilnehmenden schon bei ihrem dritten Fall die Intervention relativ gut nutzen, und ihre Adhärenz fiel auch bei einer später Überprüfung nicht wieder ab (Corona 2015).

Psychiatrische Versorgung heute

Wie ich bereits erwähnt habe, gab es in meinem dreißigjährigen Berufsleben im Hinblick auf den Umgang mit suizidalen Risiken bedeutende Veränderungen in der psychiatrischen Versorgung. Bei all den Herausforderungen im Zusammenhang mit den hochpolitischen amerikanischen Gesundheitsreformen prägt eine ziemlich schlichte Realität die Behandlung von Suizidalität schon seit Jahren: Die Kosten der psychiatrischen Versorgung im Zusammenhang mit Suizidalität sind extrem hoch. Stationäre psychiatrische Behandlungen sind ziemlich teuer (Stranges u. a. 2011). Durchschnittlich kostet ein stationärer Aufenthalt 5.700 $ (in einer Spanne von 2.900 $ bis 13.300 $). Yang und Lester (2007) schätzen die Kosten für eine typische stationäre Behandlung aufgrund von Suizidalität auf durchschnittlich 13.690 $, mit einer Spanne von 1.997 $ bis 68.150 $. Darüber hinaus ist auch die Behandlung von suizidalen Patientinnen und Patienten in Notaufnahmen, genauer gesagt von Menschen nach Suizidversuchen, kostspielig (Owens u. a. 2010; Stensland u. a. 2010; Valenstein u. a. 2009). Der Aufwand und die Kosten für suizidbezogene medizinische Leistungen, wie das Nähen von Selbstverletzungen, Operationen wegen Schussverletzungen und das Ausspülen von Mägen nach Überdosierungen sind beträchtlich (Bennett u. a. 2009). Addieren Sie teure Anwaltskosten für Haftungsprozesse um mutmaßliche Behandlungsfehler bei einem

Suizid sowie natürlich die Gesamtkosten der suizidspezifischen Behandlung und die Sache liegt auf der Hand. Vielleicht mag dies wie eine gefühllose Betrachtung einer Frage von Leben und Tod erscheinen. Doch man kann im Rahmen eines Entgeltsystems auf der Basis von Einzelleistungen verstehen, warum Krankenversicherungen Schwierigkeiten damit haben, die steigenden Kosten zu schultern, die durch psychisch erkrankte Menschen im Allgemeinen und suizidale Patientinnen und Patienten im Besonderen verursacht werden.

Als Mitglied der National Action Alliance Clinical Care and Intervention Task Force hatte ich Gelegenheit, die verschiedenen Herausforderungen in der heutigen Gesundheitsversorgung im Hinblick auf Suizidalität gründlich zu untersuchen. Teil unseres Auftrags war, den durch Suizidalität bedingten Kosten besondere Aufmerksamkeit zu widmen.

Inspiriert durch die Arbeit der Task Force stellte ich auf einer internationalen Konferenz zur Suizidprävention ein Modell für ein potenzielles Spektrum von Versorgungs- und Behandlungsangeboten bei Suizidrisiken vor (Jobes 2013a). Hier argumentierte ich, dass mögliche Veränderungen in der Versorgung von Suizidalität (größtenteils getrieben von rein ökonomischen Faktoren) sich nicht zwingend negativ auswirken müssen, wenn wir weiter das Ziel verfolgen, suizidale Zustände zuverlässig zu differenzieren (d. h. zu »stratifizieren«) und dann die besten evidenzbasierten Interventionen möglichst wenig restriktiv auf jeder Risikostufe anpassen. Ich stellte dort spannende Innovationen im Bereich der Suizidinterventionen vor, die sich zunehmend auf kurze Interventionen (ein bis vier Sitzungen) konzentrieren (z. B. Gysin-Maillart u. a. 2016). Wir wissen auch um die potenzielle therapeutische Kraft von Follow-up-Briefen, Postkarten oder Anrufen. Weitere Möglichkeiten, wie SMS und E-Mails, werden ebenfalls untersucht (Luxton u. a. 2013). Follow-up-Kontakte werden oft als »niederschwellige« oder »fürsorgliche« Kontakte bezeichnet, und die Daten, die ihren Nutzen belegen, sind beeindruckend. Darüber hinaus wurde der potenzielle Wert von Hotlines für suizidale Krisen nachgewiesen (Gould u. a. 2007), und wenn Mitarbeitende von Krisendiensten erneute Anrufe zur Kontaktpflege anbieten, werden diese von suizidalen Patientinnen und Patienten in der Regel gut angenommen (Gould 2013).

ABBILDUNG 1 Gestuftes Modell der Suizidinterventionen

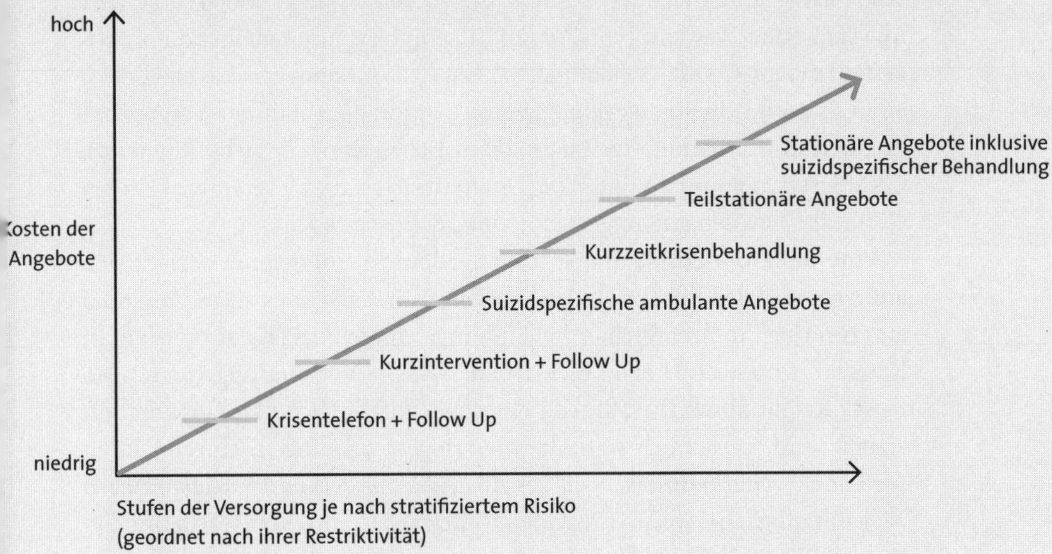

Abbildung 1 zeigt ein Modell mit einer Reihe von suizidspezifischen Interventionen, die sowohl am wenigsten restriktiv als auch am kostengünstigsten sind. Entlang der x-Achse finden sich verschiedene Arten von Interventionen mit einer abgestuften Intensität der Versorgung. Beispielsweise könnte eine suizidale Person mit eher »geringem Risiko«, die suizidale Gedanken hat, allein durch eine Krisenhotline sinnvoll unterstützt werden. Für jemanden, der einen intensiveren Kontakt benötigt, kann eine suizidspezifische Kurzintervention mit Follow-up ausreichen. Personen mit einem höheren Risiko könnten eine suizidspezifische ambulante Behandlung, eine Kurzzeitkrisenbehandlung oder eine teilstationäre Behandlung benötigen. Für Personen, die unmittelbar gefährdet sind, kann eine stationäre Aufnahme erforderlich sein (inklusive einer auf die Suizidalität fokussierten Behandlung während des Aufenthaltes). Wenn Sie dem Pfeil folgen, der die Stufen durchzieht, sehen Sie ein Kontinuum der Behandlung mit zunehmender Intensität und Spezifizierung auf das Thema Suizidalität. Beachten Sie, dass auf der y-Achse die Kosten für die psychiatrische Versorgung abgebildet sind.

Auf jeder Stufe dieses Modells können evidenzbasierte und suizidspezifische Interventionen stattfinden, je nach Höhe des Suizidrisikos. CAMS selbst kann auf nahezu jeder Ebene dieses Versorgungsmodells adaptiert und verwendet werden – von kurzen Kriseninterventionen über die ambulante Standard-CAMS-Behandlung bis hin zu abgewandelten Kurzversionen von CAMS für die intensivere Krisenversorgung, im Rahmen von teilstationären und innerhalb von stationären Behandlungen (siehe Kapitel 9). CAMS ist damit für den Einsatz in unserem sich stark weiterentwickelnden Gesundheitswesen gut aufgestellt (Jobes & Bowers 2015).

Eine weitere wichtige und schon angedeutete Überlegung bezieht sich auf Ängste vieler Behandelnden, im Falle eines Suizides eines Patienten aufgrund von mutmaßlichen Behandlungsfehlern verklagt zu werden. In Kapitel 8 wird ausführlich beschrieben, dass die Verwendung von CAMS dieses Risiko durch die SSF, mit der eine umfangreiche Dokumentation erstellt wird, tatsächlich signifikant *verringert*. Das Risiko einer Haftung wird noch weiter reduziert, weil CAMS evidenzbasiert und suizidspezifisch ist; jedes möglicherweise vorhandene Suizidrisiko wird überwacht und behandelt, bis schließlich die Behandlung abgeschlossen werden kann.

Trotz alledem wäre es naiv anzunehmen, dass es eine Universalintervention gibt (»one size fits all«), die in jedem Setting, bei jedem suizidalen Patienten, jeder Patientin und in allen Versorgungsstrukturen funktioniert. Und doch hat sich CAMS als wirksamer und anpassungsfähiger Ansatz auf der ganzen Welt in verschiedenen klinischen Kontexten bei vielen verschiedenen Zielgruppen erwiesen. Therapeuten und Therapeutinnen verschiedener Fachdisziplinen und theoretischer Orientierungen lernten CAMS als suizidspezifisches therapeutisches Rahmenprogramm kennen, das in der Arbeit mit suizidalen Menschen einen bedeutsamen Unterschied machen kann.

Wenn wir mit therapeutischem Handeln Leben retten wollen, müssen wir Verfahren anwenden, die sich speziell bei Suizidalität als wirksam erwiesen haben. Als jahrzehntelanger Ausbilder von Behandelnden in der psychiatrischen Versorgung habe ich jedoch den Eindruck, dass evidenzbasierte Verfahren in den »Gräben« der psychiatrischen Versorgung oft nicht zuverlässig angewandt werden (was auch durch verschiedene Veröffentlichungen gestützt wird; z. B. McHugh & Barlow 2010; Shafran u. a. 2009). An anderer Stelle (Jobes 2015) habe ich dargelegt, dass es verschiedene Gründe für die Bereitschaft eines Therapeuten oder einer Therapeutin geben kann, die eigene Praxis zu verändern. Die Reihenfolge der Überlegungen ist willkürlich, einige davon erleichtern eine Änderung der bisherigen Praxis:

- tiefer Wunsch, den Patientinnen und Patienten zu helfen, dass es ihnen besser geht;
- empirische Untermauerung der Behandlung;
- Anweisungen oder Auflagen durch Führungskräfte (d. h. gezwungen zu sein, es zu tun);
- Angst, einen Patienten oder eine Patientin durch einen Suizid zu verlieren und die Schuld zugewiesen zu bekommen;
- Angst vor Rechtsstreitigkeiten wegen mutmaßlicher Behandlungsfehler im Fall eines Patientensuizids;
- verschiedene Anreize zur Änderung von Vorgehensweisen (z. B. Geld oder Zeitausgleich);
- alle anderen tun es und man fühlt sich abgehängt;
- sich mit eigenen Augen davon überzeugen (dass eine Behandlung tatsächlich funktioniert).

Trotz all dieser potenziellen motivierenden Faktoren bin ich immer noch zurückhaltend, was den Willen vieler Behandelnden angeht, ihre Praxis zu ändern. Wo stehen Sie in Bezug auf *Ihre* Bereitschaft? Meine Hoffnung ist, dass Sie am Ende dieses Buches überzeugt sein werden, dass CAMS sowohl ein sinnvoller als auch überzeugender Ansatz ist.

In den ersten zehn Minuten meiner ersten Sitzung mit Herrn B. habe ich ihm CAMS vorgeschlagen. Im Sinne einer informierten Einwilligung sprach ich offen über Suizidalität und meine Pflichten als Psychotherapeut. Wir diskutierten über das Psychisch-Kranken-Gesetz und was es über »eindeutige und akute Eigengefährdung« sagt. Diese Diskussion verstärkte einerseits die Ängste von Herrn B., weckte andererseits aber auch seine Neugierde. Herr B. willigte mit einer gewissen Skepsis ein, mit CAMS weiterzumachen. Unsere Behandlung begann ernsthaft, als ich um Erlaubnis bat, auf einem Stuhl neben Herrn B. Platz zu nehmen. Ich setzte mich, überreichte Herrn B. eine Kopie der SSF und sagte: »Das ist ein Instrument, das mir helfen wird, Ihren Schmerz und Ihr Leiden in der Tiefe zu verstehen. Damit ich sehen kann, wie die Dinge für Sie im Moment sind. Die erste Seite hier sollen Sie mit meiner Hilfe vervollständigen. Sie sind der Experte Ihres Ringens – bitte helfen Sie mir zu verstehen, wie es ist, Sie zu sein, damit wir gemeinsam eine Behandlung durchführen können, die helfen kann, Ihr Leben zu retten.«

KAPITEL 2: Suizidstatusform (SSF) Die Entwicklung von CAMS

Im Herbst 1987 trat ich eine Teilzeitstelle an der Catholic University of America (CUA) als Assistenzprofessor in der Abteilung für Psychologie an. Ich hatte gerade mein praktisches Jahr beendet und befand mich in den letzten Zügen meiner Doktorarbeit, die von dem Suizidforscher Lanny Berman als Doktorvater betreut wurde. In dieser Zeit wurde ich vom Leiter der psychotherapeutischen Ambulanz beauftragt, die Literatur nach einem psychometrisch einwandfreien Instrument zur Beurteilung eines Suizidrisikos zu durchkämmen – mit dem Ziel, eine systematische Methode zu entwickeln, damit uns suizidale Studierende nicht »durch die Lappen gingen«. Mit diesem Auftrag begann also die Entwicklung der Suizidstatusform (Suicide Status Form, SSF) und er führte später zur Entwicklung von CAMS.

Obwohl Suizid eine der häufigsten Todesursachen ist, gab es bislang erstaunlicherweise kein solches Instrument, und darüber hinaus gab es auch keine reliablen, evidenzbasierten systematischen Ansätze für den sicheren Umgang mit einem Suizidrisiko in einem psychiatrischen Behandlungskontext. Bei meiner damaligen Suche fand ich wenig umfassende Literatur zu diesem Thema. Dies führte zu einer Untersuchung der gängigen und verbreiteten Vorgehensweisen bei der Beurteilung des Suizidrisikos (Jobes u. a. 1995), die für die weitere Entwicklung von SSF und CAMS ausschlaggebend war.

Übersicht zur Suizidstatusform (SSF)

Die SSF ist ein vielseitiges Instrument: für den Dialog, für die Erhebung und Einschätzung des Suizidrisikos, zur Planung der Behandlung sowie für die Verlaufsbeurteilungen und Evaluation der Ergebnisse. Sie ist der »Fahrplan« für die CAMS-Behandlung. Im Verlauf der letzten 25 Jahre wurde die SSF gemäß den Ergebnissen klinischer Forschung und nach den

Rückmeldungen von Patientinnen und Therapeuten viermal gründlich überarbeitet. In Anhang A finden Sie die SSF-4 in der aktuellen Version. Sie umfasst mehrere Seiten, die sich auf drei verschiedene Behandlungsphasen aufteilen:

1. die Ersteinschätzung und die Behandlungsplanung in der ersten Sitzung,
2. die Risikobeurteilung und die Anpassung des weiteren Behandlungsplans in den Zwischensitzungen,
3. die Erfassung der Behandlungsergebnisse in der letzten CAMS-Sitzung.

Mit CAMS wird normalerweise begonnen, wenn ein Patient oder eine Patientin aktuell suizidale Gedanken hat. Gelegentlich nutzen Behandelnde CAMS präventiv bei Patienten oder Patientinnen, von denen sie glauben, dass diese suizidal werden könnten. Ich habe auch erlebt, dass CAMS bei Personen verwendet wurde, die in der Vergangenheit suizidal waren, mit dem Ziel, das Geschehene im Nachhinein zu verstehen. In den üblichen Fällen aber, bei aktuell suizidalen Patienten, erfordert CAMS, dass in der ersten Sitzung die SSF-Abschnitte A bis D ausgefüllt bzw. bearbeitet werden. (Bitte beachten Sie, dass der »Stabilisierungsplan« im Abschnitt C »Behandlungsplan« enthalten ist.) Nach der ersten Sitzung erfolgt in jeder der weiteren CAMS-Sitzungen eine erneute Einschätzung des aktuellen Suizidrisikos und eine Anpassung und Aktualisierung des Behandlungsplans. Für die »Verlaufssitzungen« werden immer wieder die entsprechenden Seiten bzw. Abschnitte in der SSF verwendet. Zur dritten und letzten Phase von CAMS gibt es eine SSF zur Abschlusssitzung. Weil die SSF im Rahmen von CAMS so wichtig ist, wird deren Einsatz in den drei Phasen der CAMS-Behandlung hier nun näher erläutert.

Erste Sitzung: SSF-Risikobeurteilung und Behandlungsplanung

Ursprünglich war die SSF ein einfaches, einseitiges Dokument, das wir 1987 in der Therapeutischen Ambulanz der CUA genutzt haben. Der Fragebogen hatte ein paar freie Felder für personenbezogene Daten, einige suizidbezogene Themen wurden benannt und es gab ein Feld für die Ziele.

In den folgenden 25 Jahren entwickelte sich diese einfache Version des Instruments deutlich weiter bis hin zur heutigen SSF-4, nachdem es bei Tausenden suizidaler Patienten und Patientinnen auf der ganzen Welt verwendet und in dutzenden Studien untersucht wurde (JOBES 2012).

Abschnitt A: SSF-Basisbeurteilung

Die SSF-Basisbeurteilung umfasst sechs Variablen (siehe Abb. 2). Die ersten drei Items (psychischer Schmerz, Stress und innere Unruhe) basieren auf den theoretischen Arbeiten von Edwin SHNEIDMAN (1988) und bilden sein »Würfelmodell des Suizids« ab. Hoffnungslosigkeit, die vierte Variable, basiert auf den Arbeiten von Aaron Beck und bezieht sich auf die Erwartung, dass die Dinge nicht besser werden, egal was man tut (BECK u. a. 1979). Die fünfte Variable, Selbsthass, wurde aus den Arbeiten von Roy BAUMEISTER (1990) abgeleitet, der unerträgliche Gefühle sich selbst gegenüber (z. B. Selbsthass) mit einem Bedürfnis, diesen durch einen Suizid zu entkommen, in Verbindung bringt. Die sechste SSF-Variable besteht aus der Einschätzung des Suizidrisikos insgesamt bzw. die verhaltensbezogene Bilanz auf die Frage: Werden Sie sich umbringen oder nicht? Lassen Sie uns nun jedes dieser Konstrukte der SSF-Basisbeurteilung ausführlicher betrachten.

Psychischer Schmerz

Edwin Shneidman leistete als »Gründervater« der Suizidforschung grundlegende, vielfältige, umfangreiche und einflussreiche Beiträge. Shneidmans bahnbrechende theoretische Arbeiten, seine innovative empirische Forschung und vor allem sein therapeutisches Wissen waren besonders wichtig für die Entwicklung der SSF und den Geist von CAMS (JOBES & NELSON 2006). Wahrscheinlich einer von Shneidmans nachhaltigsten Beiträgen ist die Entwicklung einer Metatheorie des Suizides (von deutlich geisteswissenschaftlicher Prägung), in deren Zentrum das Konstrukt des »psychischen Schmerz« (»Psychache«) steht – ein tiefgreifendes und anscheinend unerträgliches Leid, das im Herzen jedes suizidalen Dramas existiert (SHNEIDMAN 1993). Aus dieser Perspektive betrachtet, müssen wir, wenn wir einer suizidalen Person helfen wollen, ihr individuelles psychisches Leiden im Kern verstehen. Shneidman argumentierte weiter, dass ein Suizid *immer dann* auftritt, wenn die individuelle psychologische

ABBILDUNG 2 SSF-Basisbeurteilung

Geben Sie bitte bei jeder Frage an, wie Sie sich jetzt gerade fühlen. (Bitte zutreffende Zahl einkreisen.) Ordnen Sie anschließend in der linken Spalte die Fragen nach ihrer Wichtigkeit. Dabei steht 1 für die wichtigste und 5 für die unwichtigste Frage.

Wichtigkeit

1. Beurteilen Sie den **psychischen Schmerz** (Gefühle von Verletzung, Leid oder Elend, *nicht* Anspannung, Stress oder körperlicher Schmerz):
niedriger psychischer Schmerz — hoher psychischer Schmerz
1 2 3 4 5
Ich finde psychisch am schmerzhaftesten:
....

2. Beurteilen Sie das Ausmaß Ihres aktuellen **Stresses** (allgemeines Gefühl, unter Druck zu stehen, von etwas überfordert zu sein):
niedriger Stress — hoher Stress
1 2 3 4 5
Für mich ist am meisten mit Stress verbunden:
....

3. Beurteilen Sie Ihre **innere Unruhe** (emotionale Dringlichkeit, das Gefühl, Sie müssten irgendetwas tun; nicht Verärgerung oder Gereiztheit):
niedrige innere Unruhe — hohe innere Unruhe
1 2 3 4 5
Ich habe am ehesten das Bedürfnis, etwas zu tun, wenn:
....

4. Beurteilen Sie Ihre **Hoffnungslosigkeit** (die Erwartung, dass sich die Dinge nicht bessern, ganz egal, was Sie tun):
wenig Hoffnungslosigkeit — viel Hoffnungslosigkeit
1 2 3 4 5
Ich bin am meisten hoffnungslos in Bezug auf:
....

5. Beurteilen Sie Ihren **Selbsthass** (das allgemeine Gefühl, sich selbst nicht zu mögen, kein Selbstwertgefühl zu haben, sich selbst nicht zu respektieren):
wenig Selbsthass — viel Selbsthass
1 2 3 4 5
Was ich an mir am meisten hasse, ist:
....

6. Beurteilen Sie Ihr **Suizidrisiko insgesamt**:
extrem niedrig (werde mich nicht umbringen) — extrem hoch (werde mich umbringen)
1 2 3 4 5

Schmerzgrenze der Person überschritten wird. Um das Suizidrisiko zu verringern, muss also eine Möglichkeit gefunden werden, die individuelle Schwelle oder die Toleranz für den suizidalen Schmerz zu erhöhen. Und natürlich ist es auch wichtig, den Auslöser des psychischen Schmerzes selbst zu beseitigen oder zu lindern. Viele zeitgenössische Therapieforscher und -forscherinnen haben Shneidmans Ideen übernommen (z. B. CHILES & STROSAHL 1995; ELLIS & NEWMAN 1996; JOINER 2005; LINEHAN 1993a; RUDD u. a. 2015; RUDD u. a. 1999; RUDD u. a. 2001; WENZEL u. a. 2009).

Druck (Stress)

Neben der Betonung des psychischen Schmerzes unterstrich SHNEIDMAN (1993) die Wichtigkeit des Konstruktes »Druck«, das er von seinem Mentor Henry MURRAY (1938) übernommen hatte. Grundlegend für Murrays klassische Persönlichkeitstheorie – *Personologie* genannt – ist eine interaktive Matrix aus verschiedenen psychologischen Bedürfnissen und Belastungen. In unserem Zusammenhang bezieht sich der Begriff Druck auf die größtenteils externen (und gelegentlich internen) psychologischen Belastungen, Stressoren oder Anforderungen, die auf das Individuum einwirken, es in Bewegung versetzen, berühren oder anderweitig beeinflussen. Dazu gehören typischerweise externe Dinge wie Beziehungskonflikte, Arbeitsplatzverlust oder belastende Lebensereignisse; alternativ können auch interne Belastungen wie imperative Stimmen Druck erzeugen. Druck ist eng mit dem Gefühl der Überforderung verbunden, d. h. mit dem Gefühl, von psychischen Belastungen überrannt zu werden. Hier ist anzumerken, dass ich in der SSF den etwas gängigeren Begriff Stress verwendet habe, weil dieses Wort den meisten Patientinnen und Patienten vertrauter ist. (Innerhalb des Textes werde ich aber weiterhin den Begriff Druck verwenden, um Shneidmans ursprünglicher Wortwahl treu zu bleiben.)

Perturbation (innere Unruhe)

SHNEIDMANS (1993) Konstrukt der »Perturbation« ist manchmal nicht eindeutig, da es mit psychischem Schmerz und Stress durcheinandergebracht werden kann. Dennoch beharrte Shneidman darauf, dass »Perturbation« ein eigenes und wichtiges Merkmal von Suizidalität sei: ein Zustand des emotionalen Aufruhrs, der Verstörung und Beunruhigung. Für Shneidman beinhaltet Perturbation *sowohl* eine kognitive Einengung *als auch* eine Tendenz zu Selbstschädigungen oder unvorsichtigem Handeln. Perturbation kann als impulsiver Wunsch eines Patienten beschrieben werden, *irgendetwas* zu tun, um die gegenwärtig unerträgliche Situation zu verbessern oder zu verändern. Es ist eine starke psychische *Energie*, der treibende Motor hinter allen suizidalen Verhaltensweisen. Im klinischen Alltag ist es nicht selten, dass Patientinnen oder Patienten trotz eines starken psychischen Schmerzes wenig bis gar keine innere Unruhe berichten. Vollendete Suizide geschehen jedoch selten ohne den nötigen psychologischen »Drive«, um unsere natürlichen Hemmschwellen und Grenzen gegenüber Schmerzen und dem Tod zu überwinden. Obwohl beides nicht gleichbedeutend ist, habe ich in der SSF den Begriff »innere Unruhe« anstelle von Perturbation verwendet, weil er den meisten Patientinnen und Patienten vertrauter ist (im Sinne der Eindeutigkeit in diesem Text verwende ich hier den ursprünglichen Begriff Perturbation). In den letzten Jahren sind Angst, Unruhe und andere Zustände psychischer Aktivierung in der Suizidforschung zu wichtigen Themen geworden (Capron u. a. 2012; Ribeiro u. a. 2011; Selaman u. a. 2014; Sublette u. a. 2011; Winsper & Tang 2014). Die aktuelle Betonung von suizidalen »Warnsignalen« (Rudd u. a. 2006a; Tucker u. a. 2015) unterstreicht die Bedeutung von Shneidmans ursprünglichem Konstrukt der Perturbation.

Das Würfelmodell

Shneidman (1985) verwendete die drei vorhergehenden Konstrukte, um daraus das Würfelmodell des Suizids zu bilden. Wenngleich es diverse überzeugende theoretische Modelle zum Suizid gibt (z. B. Joiner 2005; Klonsky & May 2015; O'Connor 2011), hat sich die elegante Einfachheit von Shneidmans Suizidwürfel über die Zeit bewährt. Ich selbst schätze dieses Modell seit Jahren besonders, weil es das erste war, das einen Suizid als »maximale Katastrophe« betrachtet. Die Suizidforschung hat sich lange obsessiv mit der Beschreibung unzähliger »Risikofaktoren« für Suizide beschäftigt (was wenig hilfreich für das therapeutische Verständnis eines akuten Risikos ist). Dagegen liefert Shneidmans Suizidwürfel einen nützlichen Einblick in suizidales Denken und kann hinsichtlich einer »akuten und unmittelbaren« Gefahr bei der Beurteilung des Suizidrisikos direkt etwas aussagen.

Sinnvollerweise unterstreicht der Suizidwürfel noch einen weiteren wichtigen Punkt, der auch in der ersten Auflage dieses Buches stark betont wurde:

Die Erhebungen und die Behandlung im Rahmen von CAMS sind stark auf Suizidalität ausgerichtet, nicht auf psychische Erkrankungen. Obwohl wir wissen, dass bei weit über 90 Prozent der Menschen, die durch einen Suizid sterben, psychische Störungen vorliegen, hilft uns das Wissen um das bloße Vorhandensein einer psychischen Erkrankung bemerkenswert wenig, um akutes suizidales Verhalten zu verstehen. Depressionen zum Beispiel sind weltweit weitverbreitet (Bromet u. a. 2011), dennoch kann man Depression nicht mit Suizidalität gleichsetzen – zumindest oft nicht! Wir wissen, dass durchschnittlich einhundert Amerikaner pro Tag durch einen Suizid versterben, davon leiden aber nur 60 Prozent an einer klinischen Depression (CDC 2014; U.S. Department of Health and Human Services o.J.). Darüber hinaus wird eine solche Voreingenommenheit Tausenden von Menschen nicht gerecht, die an einer Depression leiden, aber weder Suizidgedanken haben noch Suizidversuche unternommen haben. Hier liegen die besonderen Vorteile von Shneidmans Würfelmodell, weil es uns dazu bringt, in drei Dimensionen über das Problem der Beurteilung des Suizidriskos nachzudenken. Das Würfelmodell hilft uns dabei, über die Spezifität und Merkmale von Situationen nachzudenken – inwiefern gelangen Risikopersonen in Situationen, die bei ihnen suizidales Verhalten auslösen?

ABBILDUNG 3 **Shneidmans Würfelmodell** (Shneidman 1987)

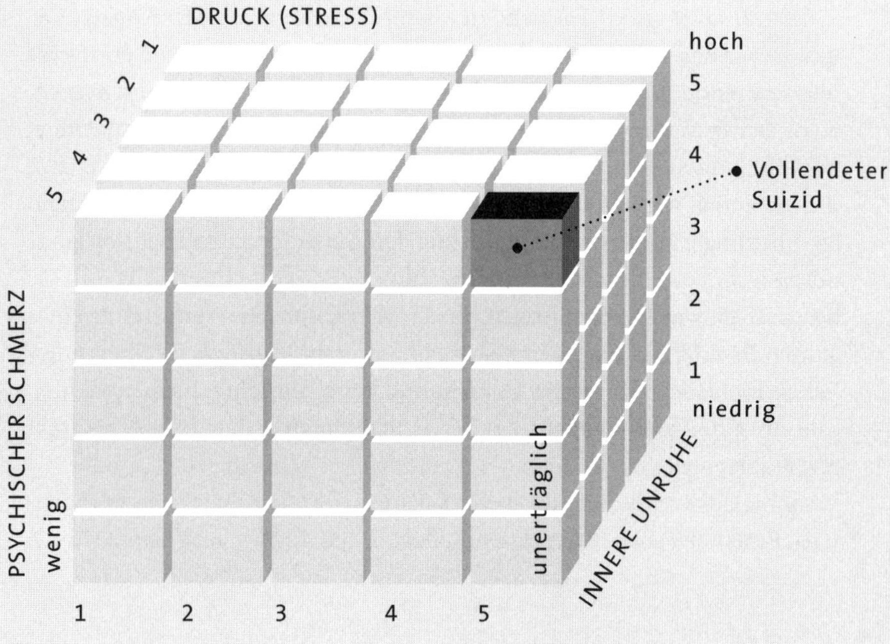

Wie Abbildung 3 zeigt, konzeptualisiert das Würfelmodell suizidales Verhalten aus einem Zusammenspiel jener drei psychologischen Kräfte, die vorhin skizziert wurden. Jedes von Shneidmans Konstrukten – psychischer Schmerz, Druck und Perturbation – wird auf einer der drei Achsen im Modell abgebildet und kann von niedrig (1) bis hoch (5) bewertet werden. Innerhalb seines Modells behauptet Shneidman, dass eine suizidale Handlung *erst dann* auftritt, wenn auf allen Achsen ein Maximum an psychischem Schmerz, Druck und Perturbation erreicht ist.

Der tödliche 5-5-5-Eckwürfel des Modells ist als gefährliche Schnittmenge bzw. Interaktion dieser drei psychologischen Konstrukte besonders wichtig und eine exzellente operative Definition von »akuter und unmittelbarer« Gefahr. Das Modell kann somit direkt zur Beurteilung des Suizidrisikos herangezogen werden und auf nützliche Behandlungsziele für therapeutische Interventionen hindeuten. Jede therapeutische Intervention, die auf einer der drei Achsen wirksam wird, hat das Potenzial, eine Person mit einem hohen Suizidrisiko in einen wesentlich weniger gefährlichen psychischen Bereich zu bringen.

Hoffnungslosigkeit

Aaron Becks Konzept der Hoffnungslosigkeit bezieht sich auf die Erwartung, dass eine negative Situation nicht besser wird, egal was man tut. Das Konstrukt der Hoffnungslosigkeit ist eng mit dem Zukunftsdenken verknüpft und bildet die dritte Säule von Becks umfassenderer Depressionstheorie zur »kognitiven Triade«: Hoffnungslosigkeit in Bezug auf sich selbst, andere und die Zukunft. Der Zusammenhang zwischen zukünftigem Denken und Suizidalität wurde in der Literatur häufiger diskutiert (z. B. O'Connor u. a. 2004; Williams 2001). Als Begründer der kognitiven Therapie hat Beck die entscheidende Rolle des Denkens bei psychischen Problemen erkannt.

Innerhalb meiner eigenen Forschungsgruppe gibt es unveröffentlichte Daten, die deutliche Unterschiede in den kognitiven Inhalten von suizidalen Studierenden (n = 201) im Vergleich zu nicht suizidalen Studierenden (n = 201) zeigen (Nademin u. a. 2005). In dieser Studie stellten wir fest, dass die nicht suizidale Stichprobe mehr als *doppelt* so viele Themen bei den »Plänen und Zielen« und »Hoffnungen für die Zukunft« angab als die suizidale Stichprobe. Außerdem benannte die nicht suizidale Stichprobe signifikant häufiger Gründe für das Leben, die auf Überzeugungen beruhten.

Eindeutig ist, dass vor einem Suizid schützt, wenn man mit Hoffnung über die Zukunft nachdenken kann. Daraus folgt, dass Gefühle von Hoffnung beim Nachdenken über die Zukunft und dazugehörige Überzeugungen uns helfen können, schwierige Lebensphasen zu meistern. Dagegen ist ein Mangel an Hoffnung – insbesondere absolute Hoffnungslosigkeit – ein äußerst gefährlicher Risikofaktor für einen Suizid. Was die prospektive Forschung betrifft, gibt es vielleicht keinen einzigen Risikofaktor, der stärker mit einem vollendeten Suizid korreliert als das Konstrukt der Hoffnungslosigkeit (Beck u. a. 1985; Brown u. a. 2000).

Angesichts dieser Überlegungen hielt ich es für unbedingt erforderlich, Hoffnungslosigkeit als Basiskonstrukt in die SSF mit einzubeziehen. Neben dem Vorteil der theoretischen und wissenschaftlichen Unterstützung, bietet das Konstrukt Hoffnung in der therapeutischen Arbeit mit Patienten und Patientinnen auch einen klinisch relevanten Nutzen. Die relative Anwesenheit oder Abwesenheit von Hoffnung ist für die Risikobeurteilung wichtig, Hoffnung ist aber auch für die Gestaltung einer erfolgreichen Behandlung ein wichtiger Faktor. Die Entwicklung von Therapien, die spezifisch auf zukünftiges Denken abzielen und darauf ausgelegt sind, aktiv ein Gefühl von Hoffnung aufzubauen, ist eine dringende Notwendigkeit. Ich erinnere mich an einen meiner ersten Supervisoren, der darauf bestand, dass wir für unsere Patienten »Hoffnungsträger« sein müssen. Diese Vorstellung erscheint mir vollkommen zutreffend für die psychiatrische bzw. psychotherapeutische Behandlung im Allgemeinen und gilt insbesondere für die Arbeit mit suizidalen Patienten oder Patientinnen.

Selbstachtung (Selbsthass)

Roy Baumeisters Artikel von 1990, in dem er Suizid als Flucht vor dem Selbst konzeptualisiert, ist ein Klassiker. Seiner Ansicht nach werden suizidale Menschen grundsätzlich davon getrieben, sich psychisch unerträglichen Selbstwahrnehmungen zu entziehen. Nach Baumeister können diese negativen Selbstbilder so unerträglich werden (d. h. der Selbsthass ist so extrem), dass der Suizid zur zwingenden Lösung wird, den unaushaltbaren Selbstwahrnehmungen zu entkommen. Im Rahmen unserer eigenen Forschung zur SSF hat sich das Konstrukt Selbsthass und der Wunsch zu entkommen als einer der zuverlässigsten und stabilsten Befunde erwiesen (Jobes 2005; Jobes u. a. 2009b; Jobes & Mann 1999). In einer Studie mit suizidalen Mitarbeitenden der Air Force fanden wir, dass sich 60 Prozent der

Antworten zu den »Gründen für das Sterben« auf verschiedene Varianten des Wunsches zu entkommen bezogen (Jobes 2004b). In einer ähnlichen Studie mit Patientinnen und Patienten, die stationär behandelt wurden, fanden wir, dass die Mehrheit einen Suizid als »einfachen Ausweg« empfand (Kraft u. a. 2010).

Neben dem Wunsch zu entkommen hebt Baumeisters Ansatz Themen hervor, die mit dem Selbst zusammenhängen. Von Carl Jung bis Heinz Kohut ist der Begriff des Selbst innerhalb der psychodynamischen Theorien ein zentrales Konstrukt. Intuitiv wissen wir, dass Menschen, die über einen Suizid nachdenken, grundsätzlich mit ihrem Unglück beschäftigt sind, und in den meisten Fällen ist das Elend psychisch nah: im subjektiven Selbstverständnis von sich als Person. Einfacher gesagt, können die meisten suizidalen Menschen sich selbst nicht lieben, und ihr Bedürfnis, ihrem Leiden zu entfliehen, kann tiefgreifend sein. Das Schöne an Baumeisters Konzeption ist, dass sie diese beiden wesentlichen Komponenten des suizidalen Kampfes erfasst – den Wunsch zu entkommen und die gefährliche Rolle des suizidalen Selbsthasses.

Suizidrisiko insgesamt

Schließlich war erforderlich, das Gesamtrisiko bzw. die Wahrscheinlichkeit von suizidalem Verhalten mit der SSF zu erfassen. Also z. B.: Wird sich eine Person tatsächlich ihr Leben nehmen oder nicht? Dieses abschließende Item in der SSF-Basisbeurteilung bezieht sich auf keine bestimmte Theorie, sondern erfasst ganz offensichtlich grundsätzliche Verhaltensaspekte des Suizidrisikos. Insofern erfragt das sechste Item direkt, ob sich jemand umbringen wird oder nicht. Nicht nur, weil es offensichtlich um Leben und Tod geht, ist diese Frage von Bedeutung, sondern auch, weil sie zu einer der wesentlichsten und gleichzeitig am schwersten fassbaren Herausforderung im Umgang mit Suizidalität führt – nämlich der medizinisch-rechtlichen Aufgabe, festzustellen, ob ein »eindeutiges und unmittelbares« Risiko für suizidales Verhalten vorliegt. Betrachten wir die Frage für einen Moment aus rechtlicher Perspektive. Was genau bedeutet eine »eindeutige und unmittelbare« Gefahr für sich selbst? In Wahrheit sind suizidale Zustände kaum jemals »eindeutig« – suizidale Zustände sind viel eher Grautöne als Schwarz oder Weiß. Und »unmittelbar«? Heißt das genau in dieser Sekunde, später am heutigen Tag, irgendwann in dieser Woche oder vielleicht in diesem Monat? Wenngleich genaue Definitionen dieser Termini sowohl im psychiatrischen als auch im juristischen Bereich nach wie vor illusorisch sind, sind diese Begriffe für die Praxis dennoch wichtig und sie haben bei Suiziden im Zusammenhang mit einem fraglichen Kunstfehler erhebliche Auswirkungen. Aus diesen Gründen wurde eine Beurteilung des Risikos für suizidales Verhalten als letzte Variable in die SSF-Basisbeurteilung aufgenommen.

Psychometrische Eigenschaften der SSF-Basisbeurteilung

In der Tradition der psychologischen Testkonstruktionsforschung haben wir zwei strenge psychometrische Studien zur SSF-Basisbeurteilung durchgeführt. Die erste wurde mit suizidalen College-Studierenden der CUA durchgeführt, die sich ambulant um eine Behandlung bemühten (Jobes u. a. 1997). Die zweite Studie wurde in der Mayo-Klinik mit stationär aufgenommenen suizidalen Patienten und Patientinnen durchgeführt und hatte zum Ziel, die Ergebnisse der ersten Studie zu replizieren und zu erweitern. Hierfür untersuchten wir eine heterogenere Stichprobe mit höherem Risiko (Conrad u. a. 2009). In der Studie in der Uni-Ambulanz konnten wir zeigen, dass die sechs Variablen der SSF-Basisbeurteilung nahezu unabhängig voneinander sind und dass alle sowohl valide (gute bis sehr gute konvergente Validität sowie Konstruktvalidität) als auch reliabel (signifikante Test-Retest-Reliabilität) waren. Nach der Publikation dieser Studie wurden berechtigte Zweifel an der Verallgemeinerbarkeit dieser Ergebnisse angemeldet, weil die Stichprobe überwiegend aus weißen, katholischen Studierenden mit hohem sozioökonomischen Status und einem eher geringeren Suizidrisiko bestanden hatte, was die externe Validität unserer Ergebnisse deutlich limitierte. Um diese Bedenken auszuräumen, wurde dann die zweite Studie durchgeführt mit einer heterogeneren Stichprobe von ernsthaft suizidalen Patientinnen und Patienten. Die zweite Studie replizierte die psychometrische Validität und Reliabilität der ersten und zeigte zudem, dass die SSF deutlich effektiver war, wenn sie bei suizidalen Patientinnen und Patienten mit einem hohen Risiko eingesetzt wurde. Dies wurde besonders deutlich im Hinblick auf die Faktorenanalysen: In der ersten Studie wurden 36 Prozent der Gesamtvarianz durch die SSF-Basisbeurteilung erklärt, in der zweiten Studie waren dies 72 Prozent (Conrad u. a. 2009; Jobes u. a. 1997).

Auch durch andere quantitative Studien haben wir viel über die SSF-Basisbeurteilung gelernt. Zum Beispiel untersuchte eine frühe Studie (Eddins

& Jobes 1994) die Übereinstimmungen und Unterschiede, inwiefern suizidale Patientinnen bzw. Patienten und ihre Therapeuten die Variablen der SSF unabhängig voneinander betrachten und bewerten. Ich sollte hierzu anmerken, dass diese Daten später bei der Entwicklung von CAMS zu der *gemeinschaftlichen* Bearbeitung dieser Ratingskalen angeregt haben. Andere frühe Studien verwendeten die Bewertungen der Variablen in der SSF-Basisbeurteilung aus der ersten Sitzung, um Behandlungsergebnisse kategorisch zu beschreiben und vorherzusagen (Jobes 1995a; Jobes u. a. 1997). In ähnlicher Weise wurde das einmalige Rating der SSF-Basisbeurteilung für die erste Sitzung verwendet, um signifikant unterschiedliche Reduktionen der suizidalen Gedanken im Verlauf der Behandlung sowie die moderierenden Effekte bestimmter SSF-Variablen mittels hierarchischer linearer Modelle (HLM) vorherzusagen (Jobes u. a. 2009b). Es zeigte sich, dass die SSF-Basisbeurteilungen von suizidalen Patientinnen und Patienten die Behandlungsverläufe vorhersagen konnten, und zwar anhand von vier verschiedenen linearen Reduktionen. In einer zweiten Stufe der HLM-Analyse der verbleibenden SSF-Variablen stellten wir fest, dass die beiden SSF-Variablen Hoffnungslosigkeit und Selbsthass in der ersten Sitzung mit dem Gesamtrisiko für einen Suizid korrelierten. In verschiedenen Korrelationsstudien zu CAMS wurde die SSF-Basisbeurteilung auch zur Ergebnismessung verwendet (z. B. Ellis u. a. 2012b).

Qualitative Antworten in der SSF-Basisbeurteilung

Eine Besonderheit der SSF ist wahrscheinlich, dass sowohl quantitative als auch qualitative Daten abgefragt werden. In der psychologischen Diagnostik ist es selten, dass die beiden großen Traditionen in der Datenerhebung in einem einzigen Instrument integriert werden. Im Allgemeinen publizieren diejenigen, die quantitative Datenerhebungen bevorzugen, typischerweise in quantitativ orientierten Zeitschriften und präsentieren sich auf quantitativ orientierten Konferenzen. Ebenso publizieren diejenigen, die qualitative (narrative) Ansätze verfolgen, in qualitativen Zeitschriften und präsentieren sich auf qualitativ orientierten Konferenzen. In der SSF dagegen haben wir die Vorteile eines integrierten Ansatzes gesehen.

Insofern werden die Patientinnen und Patienten jeweils im Anschluss an die SSF-Basisbeurteilungen aufgefordert, auf einen Halbsatz *in ihren eigenen Worten* zu antworten. Diese Vorgehensweise ist verwandt mit projektiven Verfahren, z. B. dem sogenannten Satzergänzungstest (Rotter & Rafferty

1950). Abbildung 4 zeigt ein Beispiel für eine SSF, die von einem suizidalen Kriegsveteranen ausgefüllt wurde. Sie sehen dort, dass auf jeden der fünf Satzanfänge in der SSF eine Zeile folgt, in der Patientinnen und Patienten ihre persönlichen Antworten notieren können. Zum Beispiel:

»Ich finde psychisch am schmerzhaftesten: .... «

Wie in Kapitel 4 noch genauer erläutert wird, unterstützt die Therapeutin den Patienten dabei, auf all diese Satzanfänge in der SSF zu antworten. Der Patient schreibt bzw. berichtet währenddessen, was ihm als passende Antwort auf jeden Halbsatz in den Sinn kommt.

Zu den interessanteren Ergebnissen aus unserem Forschungslabor gehören vielleicht die qualitativen Untersuchungen dazu, was suizidale Patientinnen und Patienten aufschreiben, wenn sie in der SSF dazu aufgefordert werden, verglichen damit, was sie *nicht* aufschreiben. In einer Studie (Jobes u. a. 2004) untersuchten wir zwei Stichproben von suizidalen Patientinnen und Patienten, die jeweils die SSF ausgefüllt haben (n = 119 College-Studierende und n = 33 Mitarbeitende der Air Force) und die zuvor *nicht* wegen Symptomen einer psychischen Erkrankung (z. B. Depressionen, Angstzuständen oder Stimmenhören) in Behandlung waren. In dieser Studie konnten vier Themen zuverlässig codiert und ihnen konnten 67 Prozent der insgesamt 636 Antworten beider Stichproben zugeordnet werden. Ganz konkret waren es diese vier Themen: »Beziehungen« (22 %), »Beruf« (20 %), »Selbst« (15 %) und »unangenehme innere Zustände« (10 %). Mit anderen Worten: Diese Patienten und Patientinnen machten deutlich, dass ihre suizidalen Konflikte von Beziehungs-, beruflichen und auf das Selbst bezogenen Themen bestimmt wurden. Wenn man bedenkt, dass sich die Literatur zur Suizidprävention überwiegend auf die Psychopathologie, psychische Störungen und Symptome von psychischen Erkrankungen fokussiert (was wir als »unangenehme innere Zustände« codiert haben), dann waren diese qualitativen Ergebnisse in der SSF unerwartet und überraschend. Sie haben eine große Bedeutung für die klinische Versorgung. In den Downloadmaterialien finden Sie eine detailliertere Beschreibung zur Codierung der Antworten.

ABBILDUNG 4 Beispiel für eine SSF-Basisbeurteilung

Wichtigkeit	
1	1. Beurteilen Sie den **psychischen Schmerz** (Gefühle von Verletzung, Leid oder Elend, *nicht* Anspannung, Stress oder körperlicher Schmerz): niedriger psychischer Schmerz — hoher psychischer Schmerz 1 2 3 4 (5) Ich finde psychisch am schmerzhaftesten: Schuld an einer Schießerei zu haben und meiner Frau Leid zuzufügen
5	2. Beurteilen Sie das Ausmaß Ihres aktuellen **Stresses** (allgemeines Gefühl, unter Druck zu stehen, von etwas überfordert zu sein): niedriger Stress — hoher Stress 1 2 3 4 (5) Für mich ist am meisten mit Stress verbunden: darüber hinwegzukommen und alles andere in meinem Leben
4	3. Beurteilen Sie Ihre **innere Unruhe** (emotionale Dringlichkeit, das Gefühl, Sie müssten irgendetwas tun; nicht Verärgerung oder Gereiztheit): niedrige innere Unruhe — hohe innere Unruhe 1 2 3 (4) 5 Ich habe am ehesten das Bedürfnis, etwas zu tun, wenn: ich mich mit meiner Frau gestritten habe
3	4. Beurteilen Sie Ihre **Hoffnungslosigkeit** (die Erwartung, dass sich die Dinge nicht bessern, ganz egal, was Sie tun): wenig Hoffnungslosigkeit — viel Hoffnungslosigkeit 1 2 3 4 (5) Ich bin am meisten hoffnungslos in Bezug auf: jemals darüber hinwegzukommen
2	5. Beurteilen Sie Ihren **Selbsthass** (das allgemeine Gefühl, sich selbst nicht zu mögen, kein Selbstwertgefühl zu haben, sich selbst nicht zu respektieren): wenig Selbsthass — viel Selbsthass 1 2 3 4 (5) Was ich an mir am meisten hasse, ist: was ich meiner Frau antue

6. Beurteilen Sie Ihr **Suizidrisiko insgesamt:**

extrem niedrig (werde mich *nicht* umbringen) — extrem hoch (werde mich umbringen)

1 2 (3 4) 5

Suizidrisiko in Abhängigkeit von Gefühlen und Gedanken über sich selbst vs. anderen gegenüber

Vor einigen Jahren habe ich dargelegt, dass alle suizidalen Zustände auf einem Kontinuum zwischen einem »intrapsychischen« Pol und einem »interpsychischen« Pol verankert sind (JOBES 1995a). Einfacher gesagt, beobachten wir seit Langem, dass manche suizidalen Menschen sehr mit ihren eigenen Gedanken und Gefühlen beschäftigt sind, während andere einen starken Fokus auf Beziehungen haben. Im Rahmen dieses Modells habe ich argumentiert, dass diejenigen mit einer auf sich selbst fokussierten Suizidalität eher gefährdet sind, durch einen Suizid zu sterben, während diejenigen, die in ihrer Suizidalität eher auf Beziehungen fokussiert sind, eher gefährdet sind, einen nicht tödlichen Suizidversuch zu unternehmen. Im Einklang mit dieser Theorie gibt es in der SSF zwei getrennte 5-Punkte-Ratingskalen: Selbsteinschätzungen des Patienten bzw. der Patientin, inwiefern und wie stark sein bzw. ihr Suizidrisiko auf sich selbst oder auf andere fokussiert ist. In einer unveröffentlichten Studie mit stationären suizidalen Patientinnen und Patienten fanden LENTO u. a. (2013b), dass das Suizidrisiko ggf. geringer eingeschätzt werden kann, wenn der Patient bei *beiden* Items hohe Werte angibt. Das heißt, der Zusammenhang zwischen der Einschätzung bzgl. des *Selbst*fokus einer Person und der Intensität ihrer Suizidgedanken hing wesentlich von ihrer Einschätzung bzgl. des Fokus auf *andere* ab. Bei denjenigen, die ihre Suizidalität in hohem Maße auf sich selbst fokussierten, schien eine gleichzeitig hohe Fokussierung auf andere als Schutzfunktion zu dienen und war mit weniger intensiven suizidalen Gedanken assoziiert als bei denjenigen, die eine hohe Selbstfokussierung in Kombination mit einer niedrigen Fokussierung auf andere angaben. In einer Variante dieser Untersuchung analysierten BRANCU u. a. (2016) die Antworten von suizidalen Studierenden in der SSF mit einem Softwareprogramm. Sie konnten zeigen, dass SSF-Antworten mit überwiegend selbstbezogenen Gründen signifikant mit längeren Behandlungsdauern dieser Patienten assoziiert waren.

Gründe für das Leben vs. Gründe für den Tod in der SSF

In meinen Gesprächen mit suizidalen Patientinnen und Patienten in den letzten dreißig Jahre war ich immer wieder fasziniert und betroffen von der inneren Auseinandersetzung, die dem Ringen eines Menschen mit dem Suizid innewohnt. Auf der einen Seite haben die meisten suizidalen Menschen klare Gründe dafür, warum sie sterben wollen, auf der anderen Seite haben dieselben Menschen ausnahmslos immer auch zumindest ein paar Gründe, warum sie leben wollen. Interessanterweise können viele Dinge, die Patienten als ihre Gründe für das Leben nennen, gleichzeitig als Gründe für das Sterben genannt werden – das liegt in der Natur des suizidalen Geistes. Zum Beispiel kann ein Patient »meine Frau und meine Kinder« als Grund für das Leben anführen, aber auch »meiner Familie nicht mehr zur Last zu fallen« als Grund zu sterben. Solche scheinbaren Widersprüche bringen das wichtige Prinzip der Ambivalenz zur Sprache, das psychologisch fundamental für die meisten suizidalen Zustände ist. Lassen Sie mich klarstellen: Wenn jemand im Büro eines Therapeuten über einen Suizid spricht, dann ist er oder sie ambivalent. Suizidale Menschen, die nicht ambivalent sind, was leben oder sterben angeht, sprechen nicht mit Behandelnden; sie sind tot.

Wie in Abbildung 5 dargestellt, fordert die Tabelle in der SSF mit der Überschrift »Gründe für das Leben« vs. »Gründe für den Tod« die suizidale Person auf, bis zu fünf Gründe für das Leben bzw. Gründe für das Sterben in die dafür vorgesehenen Spalten zu schreiben (die jeweilige individuelle Wichtigkeit jeder Antwort wird mit 1 bis 5 gewichtet).

ABBILDUNG 5 Beispiel zu Gründen für das Leben vs. Gründen für den Tod

Wichtigkeit	Gründe für das Leben	Wichtigkeit	Gründe für den Tod
1	Ehefrau	1	Meine Frau
2	Familie	2	Ich bin ein Mistkerl.
		3	Was ich getan habe.

Unsere Forschungsgruppe hat ein zuverlässiges Codiersystem entwickelt, um diese Antworten Themenblöcken zuzuordnen (Jobes & Mann 1999). Die Themen bei den Gründen für das Leben betreffen »Familie«, »Freunde«, »Verantwortung gegenüber anderen«, »andere nicht belasten«, »Pläne und Ziele«, »Hoffnung für die Zukunft«, »schöne Dinge«, »Überzeugungen« und »Selbst«. Zu den Themen im Rahmen von Gründen für das Sterben gehören »Beziehungen«, »andere entlasten«, »Einsamkeit«, »Hoffnungslosigkeit«, »allgemeine Selbstbeschreibungen«, »Flucht im Allgemeinen«, »Flucht vor der Vergangenheit«, »Flucht vor dem Schmerz« und »Flucht vor der Verantwortung«. Diese Untersuchung hat einerseits gezeigt, dass es auch bei suizidalen Patientinnen und Patienten Gründe für das Leben gibt, und andererseits, dass das ausgeprägte Fluchtbedürfnis zu entkommen eine häufige Todesursache ist (Jobes & Mann 1999). Um die Ambivalenz des suizidalen Geistes noch besser zu verstehen, wurde der dieser Ansatz in weiteren Studien untersucht (z. B. Corona u. a. 2013; Harris u. a. 2010). Wichtig ist mir zu betonen: Aktuelle Forschungsarbeiten mit einer großen Stichprobe von Menschen nach einem Suizidversuchen haben ergeben, dass deren Gründe für das Leben von familienorientierten Antworten dominiert wurden, während die Antworten zu den Gründen für den Tod sich fast ausschließlich auf Fragen des Selbst konzentriert haben und praktisch keine entkommensorientierten Antworten gegeben wurden (Jennings 2015). Es scheint so zu sein, dass sich die Psychologie der Gründe für das Leben bzw. den Tod deutlich unterscheidet zwischen Menschen mit »vorgelagerten« Suizidgedanken *vor* einem Suizidversuch, gegenüber Menschen mit »nachgelagerten« Suizidgedanken *nach* einem Suizidversuch, den sie überlebt haben.

Wie schon gesagt, gibt es interessante, unveröffentlichte Daten, die sich nur auf die SSF-Gründe für das Leben konzentrieren (Nademin u. a. 2005). In dieser Studie wurden die mit der SSF erhobenen Gründe für das Leben von 201 suizidalen College-Studierenden mit jenen von 201 nicht suizidalen Studierenden aus Einführungskursen im Fachbereich Psychologie verglichen. Mit zwei Ergebnissen. Erstens benannte die Stichprobe der Psychologiestudierenden insgesamt mehr Gründe für das Leben als die klinische Stichprobe (1.004 vs. 598). Zweitens benannte die suizidale Stichprobe überwiegend Gründe für das Leben aus den Bereichen »Familie«, »andere belasten« und »schöne Dinge«, während die von den Studierenden genannten Gründe für das Leben deutlich häufiger den Bereichen »Hoffnung für die Zukunft«, »Pläne und Ziele« und »Überzeugungen« zuzuordnen waren. Mit anderen Worten fanden sich bei den Gründen für das Leben der nicht suizidalen Stichprobe im Vergleich zur der suizidalen Stichprobe deutlich mehr Ambitionen und Inspiration, d. h. Hoffnung, Zukunft, Pläne, Ziele und Überzeugungen. Trotz der offensichtlichen Limitationen dieser Studie spiegelt sie vielleicht dennoch die Unfähigkeit suizidaler Menschen wider, an eine Zukunft zu glauben und die Hoffnung zu bewahren, was ihnen helfen könnte, den schwierigen Zeiten in ihrem Leben zu trotzen (siehe auch O'Connor u. a. 2004). Bei den Downloadmaterialien finden Sie Informationen zur Codierung der Antworten.

Wunsch zu leben vs. Wunsch zu sterben in der SSF

Einer meiner Lieblingsartikel im Bereich der Suizidforschung stammt von Maria Kovacs und Aaron Beck (1977). Darin beschreiben sie, was sie die Hypothese von der »inneren suizidalen Debatte« (»internal struggle«) nannten, also dass suizidale Menschen mit konkurrierenden Wünschen nach Leben und Tod ringen. Brown u. a. (2005b) nutzten dies später, um das Suizidrisiko von ambulanten psychiatrischen Patientinnen und Patienten zu erfassen. Sie kombinierten die Ratings von zwei Items (dem Wunsch zu leben und dem Wunsch zu sterben), um daraus für jeden Patienten bzw. jede Patientin einen intervallskalierten Indexwert zu bilden. Und sie fanden einen signifikanten Zusammenhang zwischen diesem Wert und dem prospektiven Suizidrisiko. Genauer gesagt, Patientinnen und Patienten mit einem höheren Indexwert (was auf einen stärkeren Wunsch zu sterben hindeutet) hatten ein signifikant höheres Risiko für die Vollendung eines Suizides. Unsere Forschungsgruppe hat diese Methode, den Wunsch zu leben bzw. den Wunsch zu sterben auf diese Art und Weise zu erfassen, in einer Reihe zusätzlicher Studien weiter validiert (Corona u. a. 2013; Jennings 2015; Lento u. a. 2013b; O'Connor u. a. 2012a; O'Connor u. a. 2012c).

Die Wunderfrage in der SSF

Wie Abbildung 6 zeigt, wird die »Wunderfrage« eingesetzt, um hilfreiche Informationen vom Patienten bzw. von der Patientin darüber zu erhalten, welche eine Sache die Person nicht mehr suizidal sein ließe.

ABBILDUNG 6 Beispiel für die Beantwortung der Wunderfrage

Was mir am meisten helfen würde, nicht mehr suizidal zu sein, wäre:

die Schuld loszuwerden.

In unseren Forschungsarbeiten haben wir eine enorme Bandbreite an Antworten auf diese Frage bekommen (Jobes 2004b). So schrieb zum Beispiel ein Patient, der der Air Force angehörte, »fünf Millionen Dollar und ein Ticket nach Hause«. Diese Antwort fand ich ehrlich gesagt etwas läppisch und therapeutisch nicht besonders hilfreich. Im Gegensatz dazu hatte ich aber z. B. eine andere Patientin, die schrieb: »Meine Medikamente gut einzustellen – ich habe die Antibabypille zusammen mit meinen Antidepressiva eingenommen und davon Stimmungsschwankungen bekommen.« Eine solche Antwort ist therapeutisch viel nützlicher und veranlasste die sofortige Kontaktaufnahme zu einem Psychiater. Indem ich die beiden Antworten vergleiche, will ich das erste Beispiel nicht abwerten, sondern nur zeigen, dass die zweite Antwort nützliche Informationen liefert, die unmittelbare Auswirkungen auf das weitere Vorgehen in der Behandlung haben.

Das ursprüngliche Codiersystem der Wunderfrage in der SSF ordnete die Antworten zuverlässig den Kategorien »selbstorientiert« vs. »beziehungsorientiert«, »realistisch« vs. »unrealistisch« und »therapeutisch nützlich« vs. »therapeutisch nicht nützlich« zu. In einer unveröffentlichten Studie mit 191 suizidalen Studierenden sahen wir, dass diejenigen, bei denen sich das Suizidrisiko am schnellsten verringerte, auf die Wunderfrage Antworten gaben, die zuverlässig den Kategorien »selbstorientiert«, »realistisch« und »therapeutisch nützlich« codiert waren (Fratto u. a. 2004; siehe Anhang D bei den Downloadmaterialien). Ein weiteres zuverlässiges Codiersystem für die Antworten zur SSF-Wunderfrage wurde von Kulish u. a. (2012) entwickelt, und zwar mit den folgenden Kategorien: »spezifische intime Beziehungen«, »soziale Beziehungen im Allgemeinen«, »wirtschaftliche / berufliche / akademische Stabilität«, »notwendige Handlung / Unterstützung durch jemand anderen«, »eigene notwendige Handlung«, »kein Lebenswille«, »nicht suizidal« und »keine Antwort«. Dieses System bildet eine höhere Komplexität der Codierinhalte ab und liefert insgesamt detailliertere Informationen für eine bessere therapeutische Einschätzung und Behandlung.

SSF-Makrocodierung

Schließlich entwickelten wir eine Methode zur »Makrocodierung«, um die qualitativen Antworten der SSF aus einer breiteren Perspektive – einer »Gestalt-Perspektive« – zu betrachten (Jobes u. a. 2010). Hierfür fasste unser Forschungsteam alle qualitativen SSF-Antworten der ersten Seite in zwei »suizidalen Orientierungen« zusammen: selbstorientiert vs. beziehungsorientiert (siehe Abbildung 7, S. 56).

In ähnlicher Weise haben wir die Gründe für das Leben und die Gründe für den Tod drei verschiedenen »Suizidmotivationen« zugeordnet: Motivation zu leben (Verhältnis von Gründen für das Leben > Gründen für den Tod) vs. ambivalente Motivation (Verhältnis ist ungefähr gleich) vs. Motivation zu sterben (Verhältnis von Gründen für das Leben < Gründe für den Tod). Die Organisation der qualitativen SSF-Antworten in diese breiteren, übergeordneten Suizidmotivationen hat es uns ermöglicht, eine Querschnittstichprobe von stationären suizidalen Patientinnen und Patienten zuverlässig in zwei Gruppen zu differenzieren, die sich sowohl in standardisierten Beurteilungsinstrumenten als auch in Bezug auf die Vorgeschichte mit Suizidversuchen signifikant voneinander unterschieden haben (Jobes u. a. 2010). Die Makrocodierung der verschiedenen Antworten einer Stichprobe von ambulanten suizidalen Patientinnen und Patienten und deren Differenzierung in eine lebensmotivierte, eine ambivalente und eine todesmotivierte Gruppe ermöglichte es, den Verlauf im Rahmen der ambulanten psychiatrischen Behandlung differenziert vorherzusagen (Jennings u. a. 2012).

Abschnitt B: SSF-Risikoeinschätzung

Abschnitt B der SSF enthält 14 gut recherchierte, empirisch fundierte Risikofaktoren (und Warnzeichen) zur Beurteilung suizidaler Zustände. Die ursprüngliche Liste wurde von einer Expertengruppe entwickelt, die die U.S. Air Force Suicide ins Leben gerufen hatte (Oordt u. a. 2005), diese hat sich als nützlich erwiesen und ist empirisch gut fundiert (Jobes & Berman 1993; Jobes u. a. 1997).

ABBILDUNG 7A Makrokodierung zur suizidalen Orientierung

SELBSTORIENTIERT

Geben Sie bitte bei jeder Frage an, wie Sie sich jetzt gerade fühlen. (Bitte zutreffende Zahl einkreisen.) Ordnen Sie anschließend in der linken Spalte die Fragen nach ihrer Wichtigkeit. Dabei steht 1 für die wichtigste und 5 für die unwichtigste Frage.

Wichtigkeit	
1	1. Beurteilen Sie den **psychischen Schmerz** (Gefühle von Verletzung, Leid oder Elend, *nicht* Anspannung, Stress oder körperlicher Schmerz): niedriger psychischer Schmerz — hoher psychischer Schmerz 1 2 3 4 **(5)** Ich finde psychisch am schmerzhaftesten: mein nihilistisches Denken
5	2. Beurteilen Sie das Ausmaß Ihres aktuellen **Stresses** (allgemeines Gefühl, unter Druck zu stehen, von etwas überfordert zu sein): niedriger Stress — hoher Stress 1 2 **(3)** 4 5 Für mich ist am meisten mit Stress verbunden: zu philosophieren
4	3. Beurteilen Sie Ihre **innere Unruhe** (emotionale Dringlichkeit, das Gefühl, Sie müssten irgendetwas tun; nicht Verärgerung oder Gereiztheit): niedrige innere Unruhe — hohe innere Unruhe 1 **(2)** 3 4 5 Ich habe am ehesten das Bedürfnis, etwas zu tun, wenn: ich »beschließe«, dass ich sterben muss
2	4. Beurteilen Sie Ihre **Hoffnungslosigkeit** (die Erwartung, dass sich die Dinge nicht bessern, ganz egal, was Sie tun): wenig Hoffnungslosigkeit — viel Hoffnungslosigkeit 1 2 3 4 **(5)** Ich bin am meisten hoffnungslos in Bezug auf: den Sinn des Lebens
3	5. Beurteilen Sie Ihren **Selbsthass** (das allgemeine Gefühl, sich selbst nicht zu mögen, kein Selbstwertgefühl zu haben, sich selbst nicht zu respektieren): wenig Selbsthass — viel Selbsthass 1 2 3 4 **(5)** Was ich an mir am meisten hasse, ist: die »Erkenntnis«, dass es Liebe nicht gibt

6. Beurteilen Sie Ihr **Suizidrisiko insgesamt**:

extrem niedrig (werde mich *nicht* umbringen) — extrem hoch (werde mich umbringen)

1 2 3 **(4)** 5

BEZIEHUNGSORIENTIERT

Geben Sie bitte bei jeder Frage an, wie Sie sich jetzt gerade fühlen. (Bitte zutreffende Zahl einkreisen.) Ordnen Sie anschließend in der linken Spalte die Fragen nach ihrer Wichtigkeit. Dabei steht 1 für die wichtigste und 5 für die unwichtigste Frage.

Wichtigkeit

1 — 1. Beurteilen Sie den **psychischen Schmerz** (Gefühle von Verletzung, Leid oder Elend, *nicht* Anspannung, Stress oder körperlicher Schmerz):

niedriger psychischer Schmerz — hoher psychischer Schmerz

1 2 3 (4) 5

Ich finde psychisch am schmerzhaftesten:

wenn meine Frau sagt, sie könne mich nicht leiden

5 — 2. Beurteilen Sie das Ausmaß Ihres aktuellen **Stresses** (allgemeines Gefühl, unter Druck zu stehen, von etwas überfordert zu sein):

niedriger Stress — hoher Stress

1 2 3 (4) 5

Für mich ist am meisten mit Stress verbunden:

Beziehungen, Arbeit

4 — 3. Beurteilen Sie Ihre **innere Unruhe** (emotionale Dringlichkeit, das Gefühl, Sie müssten irgendetwas tun; nicht Verärgerung oder Gereiztheit):

niedrige innere Unruhe — hohe innere Unruhe

1 2 (3) 4 5

Ich habe am ehesten das Bedürfnis, etwas zu tun, wenn:

andere mich schlecht machen

2 — 4. Beurteilen Sie Ihre **Hoffnungslosigkeit** (die Erwartung, dass sich die Dinge nicht bessern, ganz egal, was Sie tun):

wenig Hoffnungslosigkeit — viel Hoffnungslosigkeit

1 2 (3) 4 5

Ich bin am meisten hoffnungslos in Bezug auf:

Beziehungen zu anderen, meine Arbeit, Vater zu sein

3 — 5. Beurteilen Sie Ihren **Selbsthass** (das allgemeine Gefühl, sich selbst nicht zu mögen, kein Selbstwertgefühl zu haben, sich selbst nicht zu respektieren):

wenig Selbsthass — viel Selbsthass

1 2 3 4 (5)

Was ich an mir am meisten hasse, ist:

das Trinken, dass meine Frau und ich nicht klarkommen

6. Beurteilen Sie Ihr **Suizidrisiko insgesamt:**

extrem niedrig (werde mich *nicht* umbringen) — extrem hoch (werde mich umbringen)

1 2 3 (4) 5

ABBILDUNG 7B Makrokodierung zur suizidalen Orientierung

SELBSTORIENTIERT

Inwiefern sind Ihre Suizidgedanken abhängig von Gefühlen und Gedanken über sich selbst?

Überhaupt nicht — Völlig

1 2 3 [4] 5

Inwiefern sind Ihre Suizidgedanken abhängig von Gefühlen oder Gedanken anderen gegenüber?

Überhaupt nicht — Völlig

1 [2] 3 4 5

Wichtigkeit	Gründe für das Leben	Wichtigkeit	Gründe für den Tod
1	Leben ist bedeutsam	1	Das Leben ist nicht sinnlos.
3	Es ist noch so viel zu tun.	5	Ich bin dumm.
2	Familie und Freunde	2	Innere Stimme
4	Die »Stimme« hat nicht recht.	3	Niemand liebt mich.
5	Es wird mir wieder besser gehen.	4	So viele Fragen

Mein Wunsch zu leben, ist:

Überhaupt nicht vorhanden — sehr stark

1 2 [3] 4 5 6 7 8

Mein Wunsch zu sterben, ist:

Überhaupt nicht vorhanden — sehr stark

1 2 3 4 5 [6] 7 8

Was mir am meisten helfen würde, nicht mehr suizidal zu sein, wäre

alle Aussagen der nihilistischen Stimme zu widerlegen.

Abschnitt C: SSF-Behandlungsplanung

Abschnitt C der SSF enthält die Behandlungsplanung und wird in Kapitel 5 ausführlich behandelt. Die Behandlungsplanung ergibt sich direkt aus der gemeinsamen Arbeit von Patientin und Therapeutin in den Abschnitten A und B. Ein paar Dinge zur Behandlungsplanung möchte ich an dieser Stelle gerne hervorheben: Erstens sieht der CAMS-Ansatz eine gemeinschaftliche

BEZIEHUNGSORIENTIERT

Inwiefern sind Ihre Suizidgedanken abhängig von Gefühlen und Gedanken über sich selbst?

Überhaupt nicht Völlig

1 2 (3) 4 5

Inwiefern sind Ihre Suizidgedanken abhängig von Gefühlen oder Gedanken anderen gegenüber?

Überhaupt nicht Völlig

1 2 3 (4) 5

Wichtigkeit	Gründe für das Leben	Wichtigkeit	Gründe für den Tod
1	Sohn	4	Als Vater nicht gut genug
1	Frau	5	Schlechter Ehemann
1	Bruder	3	Kein guter Mentor
1	Familie unterstützen	3	Ich »liefere« nicht.

Mein Wunsch zu leben, ist:

Überhaupt nicht vorhanden sehr stark

1 2 3 4 5 (6) 7 8

Mein Wunsch zu sterben, ist:

Überhaupt nicht vorhanden sehr stark

1 2 3 (4) 5 6 7 8

Was mir am meisten helfen würde, nicht mehr suizidal zu sein, wäre

Wenn meine Frau keine negativen Sachen mehr zu mir sagen würde.

Behandlungsplanung vor, der Patient ist dabei *Co-Autor* (Jobes & Drozd 2004). Dies steht im Gegensatz zur traditionellen Behandlungsplanung in der Medizin: Der Arzt erstellt den Plan allein (und bespricht diesen Plan mit dem Patienten oder auch nicht). Eine Prämisse von CAMS ist, dass die Therapeutin nach der gemeinsamen Erarbeitung der Abschnitte A und B zusammen mit der Patientin außergewöhnlich gut vorbereitet ist, verschiedene Interventionen *gemeinsam* mit der Patientin in Betracht zu ziehen. Im Rahmen von CAMS ist ein wichtiges und offensichtliches Ziel, zu überlegen, welche Interventionen notwendig sind, um eine ambulante Behandlung verfolgen und rechtfertigen zu können. Das gemeinsame Erarbeiten eines ambulanten Behandlungsplans ist daher erklärtes übergeordnetes Ziel. Dementsprechend ist der Hinweis auf den Abschnitt »Problembeschreibung« im Behandlungsplan wichtig und Problem Nr. 1 ist immer das Selbstgefährdungspotenzial. Daneben gibt es eine Spalte zu Zielen und Kriterien der Zielerreichung, die zuallererst die »Sicherheit und Stabilität« betont. Dann folgen Spalten zu den Interventionen und zur Dauer. Diese Reihenfolge ist in der Behandlungsplanung von vornherein vorgesehen, da das Problem Nr. 1 nicht verhandelbar ist – das Selbstgefährdungspotenzial muss im Rahmen der Behandlungsplanung die gebührende Beachtung finden. Wenn es der Therapeutin und dem Patienten nicht gelingt, das Selbstgefährdungspotenzial durch die gemeinsame Behandlungsplanung und die Entwicklung eines ambulanten Stabilisierungsplans ausreichend zu verringern, kann ein stationärer Krankenhausaufenthalt zur Gewährleistung der unmittelbaren körperlichen Sicherheit des Patienten auch rechtlich erforderlich werden. Erfreulicherweise wurde in den letzten zehn Jahren viel Arbeit in ambulante Stabilisierungspläne gesteckt. Diese Ansätze, auch »Sicherheitsplan« (Stanley & Brown 2012) oder »Krisenplan« (Rudd u. a. 2001) genannt, sind das Mittel der Wahl vor wenig sinnvollen Einsatz von »Nonsuizidverträgen« oder »Sicherheitsvereinbarungen«, die in der aktuellen psychiatrischen Versorgung noch immer zu häufig verwendet werden.

Als ich vor mehr als dreißig Jahren zum ersten Mal auf einer psychiatrischen Station als Teil des Pflegeteams gearbeitet habe, haben uns die behandelnden Ärzte angewiesen, den Patienten vor der Entlassung »dazu zu bringen, dass er sich verpflichtet, sich nicht in Gefahr zu bringen«. Das Problem war, dass es wenig bis gar keine Gespräche darüber gab, was die Patienten und Patientinnen tun würden, wenn sie in einem düsteren Moment wieder suizidal würden! Das Schlimmste an traditionellen Nonsuizidverträgen oder Sicherheitsvereinbarungen ist, dass sie zu einem Spiel werden können, bei dem beide Parteien wissen, wie unwirksam diese Intervention ist. In vielen Fällen wissen unsere Patienten und Patientinnen, was sie sagen müssen oder nicht sagen dürfen, um ins Krankenhaus eingeliefert bzw. entlassen zu werden. Schlimmer noch, wir wissen, dass sie wissen, dass wir es wissen. Das hat schlicht keinen Sinn, insbesondere auch deshalb, weil lediglich unterstrichen wird, was der Patient *nicht* tun wird. Stattdessen gehen die verschiedenen Varianten der Stabilisierungsplanung im Detail darauf ein, was der Patient bzw. die Patientin unternehmen wird, für den Fall, dass er oder sie erneut suizidal wird. Dies ist viel hilfreicher und zweckmäßiger. In Kapitel 4 wird die Stabilisierungsplanung im Rahmen von CAMS, eingebettet in die SSF-4, noch genauer beschrieben. Dort werden wir auch darauf eingehen, inwiefern sich die Behandlung im Rahmen von CAMS an den Triebfedern der Suizidalität orientiert, die bereits in der ersten CAMS-Sitzung mit der Identifizierung der Probleme 2 und 3 im Abschnitt der Behandlungsplanung angeschnitten werden. Der Fokus auf die Triebfedern ist etwas Besonderes, und hier unterscheidet sich CAMS von anderen evidenzbasierten Verfahren zur Behandlung von Suizidalität.

Abschnitt D: ergänzende Dokumentation

In den 1990er-Jahren verabschiedete der US-Kongress eine Rechtsvorschrift mit erheblichen Auswirkungen für die amerikanische Gesundheitsversorgung. Das Health Insurance Portability and Accountability Act (HIPAA) wurde (zum Teil) verabschiedet, um den Datenschutz von medizinischen Gesundheitsakten zu gewährleisten und um den Umgang mit persönlichen Gesundheitsinformationen zu standardisieren (z. B. in Form von Regeln für die elektronische Übermittlung; betroffen ist aber auch die Schweigepflicht [Anm. Übersetzerinnen]). Die US-Gesetzgebung verlangt seit dem 13. April 2003, dass diese Vorschriften von allen Dienstleistern im Gesundheitswesen eingehalten werden. Die Auswirkungen sind weitreichend, so auch für Tätige im Bereich Psychiatrie und Psychotherapie, deshalb sind hierfür wesentliche Aspekte in die SSF-Dokumentation eingeflossen.

Für jede Phase von CAMS – von der ersten Sitzung über alle Verlaufssitzungen bis zur letzten Sitzung – gibt es ergänzende Dokumentationsseiten, die wir umgangssprachlich »HIPAA-Seiten« nennen (Abschnitt D in der SSF zur ersten Sitzung, Abschnitt C in der SSF zur Verlaufs- bzw. Abschlusssitzung). Diese Seiten sollen ermöglichen, auf effiziente Art und Weise eine umfassende, HIPAA-konforme Krankenakte zu führen.[3] Wie in Kapitel 8 ausführlicher erläutert, ist eine sorgfältige Dokumentation bei eventuellen Prozessen zu mutmaßlichen Kunstfehlern ein wichtiger Schutz. Die

3 Anmerkung der Übersetzerinnen: In der deutschen Ausgabe haben wir jenen psychopathologischen Befund in die SSF eingefügt, den wir während unseres Forschungsprojektes mit stationären Patientinnen und Patienten genutzt haben. Deshalb findet sich die ursprüngliche HIPAA-Seite nicht im Anhang, sondern nur in den Abbildungen im Kapitel, während die SSF im Anhang und bei den Downloadmaterialien »unsere« Version des psychopathologischen Befunds enthält.

SSF wurde also gezielt so konstruiert, dass sich sowohl das Haftungsrisiko verringert als auch um eine vollständige HIPAA-konforme und umfassende Dokumentation zu liefern. Ich empfehle grundsätzlich, die SSF als medizinische Dokumentation für alle suizidgefährdeten Patientinnen und Patienten zu verwenden, solange ein Suizid im Raum steht. Die SSF kann die Dokumentation ersetzen, die man normalerweise verwenden würde. Mit anderen Worten: Wenn Patientinnen und Patienten im Rahmen von CAMS mit der SSF eingeschätzt, begleitet und behandelt werden, besteht kein weiterer Bedarf an einer zusätzlichen Dokumentation (es sei denn, die Behandelnden entscheiden sich dafür). Wenn sich das Suizidrisiko reduziert, können die Behandelnden wieder zu der Dokumentation zurückkehren, die sie sonst verwenden.

CAMS wird in ganz verschiedenen therapeutischen Settings (z. B. Ambulanzen, Beratungsstellen, Kliniken, Krisendienste) verwendet; es kann deshalb notwendig sein, CAMS und SSF an die Bedürfnisse der jeweiligen Umgebung anzupassen. Beispielsweise haben sich einige universitäre Beratungsstellen dafür entschieden, die HIPAA-Seiten der SSF nicht zu verwenden, weil deren Arbeit nicht den HIPPA-Kriterien entsprechen muss. Im Prinzip habe ich diese Anpassungen von CAMS und SSF an die Umgebung und die Art der Arbeit jeweils unterstützt.

Verlaufssitzungen: Anpassung und Aktualisierung

Eine weitere wichtige und besondere Eigenschaft von CAMS ist das Bestreben, die Patientinnen und Patienten so lange therapeutisch zu begleiten, bis sich das Suizidrisiko durch die Behandlung aufgelöst hat oder etwas anderes passiert (z. B. eine stationäre Einweisung oder der Abbruch der Behandlung). Also wird in jeder Verlaufssitzung ein Verlaufsdokument der SSF verwendet, bis die anvisierten Ergebnisse erreicht sind. Wie in den Kapiteln 4 und 5 noch ausführlicher erläutert wird, beginnt jede Verlaufssitzung mit einer relativ schnellen Patienteneinschätzung der sechs SSF-Basisbeurteilungsvariablen (Abschnitt A), um ein Gefühl für das aktuelle Suizidrisiko zu bekommen, und endet mit einer gemeinsamen Aktualisierung des suizidspezifischen Behandlungsplans (Abschnitt B). Nach jeder CAMS-Verlaufssitzung füllt der oder die Behandelnde den dazugehörigen psychopathologischen Befund aus, um die gründliche Dokumentation zu vervollständigen (Abschnitt C).

Abschlusssitzung: Behandlungsergebnisse bzw. Nachsorge

CAMS wird beendet, wenn das Problem gelöst ist oder andere Ereignisse eintreten, die eine Beendigung der Intervention zur Folge haben. In Kapitel 7 wird dies detailliert beschrieben. Wenn in drei aufeinanderfolgenden Sitzungen das Gesamtrisiko als niedrig eingeschätzt wird und Suizidgedanken, -gefühle und -verhaltensweisen erfolgreich bewältigt wurden, dann wird die Abschlusssitzung mit dem SSF durchgeführt. Zum letzten Mal wird die SSF-Basisbeurteilung erhoben und die Kriterien für eine Entlassung (Abschnitt A) werden überprüft. Die Sitzung endet mit einer Zusammenfassung der Behandlungsergebnisse und der aktuellen Situation des Patienten bzw. der Patientin (Abschnitt B).

Um die gesamte Bandbreite der möglichen Ergebnisse zu dokumentieren, ist es wichtig, an dieser Stelle die Abschlussversion der SSF zu verwenden. Beispielsweise könnte die CAMS-Behandlung auch mit der Inhaftierung des Patienten oder der Patientin wegen schwerer häuslicher Gewalt enden. Andere scheiden möglicherweise aus der Behandlung aus oder werden in ein Krankenhaus eingewiesen – all dies kann dokumentiert werden. Unabhängig vom Ergebnis ist in der Abschlussversion der SSF eine vollständige Dokumentation sichergestellt. Wie in jeder Phase von CAMS gibt es eine abschließende Seite zur Dokumentation des psychopathologischen Befundes, die die Dokumentation des Falles (Abschnitt C) vervollständigt und das Ende der therapeutischen CAMS-Behandlung markiert.

Die Entwicklung von CAMS

Im Jahr 1996 saß ich mit zwei Doktoranden im Schlepptau in dem kleinen Büro des Geschäftsführers der Amerikanischen Gesellschaft für Suizidologie. Lanny Berman hatte zu dieser Zeit einen Kollegen, der ein großes psychiatrisches Versorgungszentrum leitete. Dieser Kollege wollte ein Team von Forscherinnen und Forschern engagieren und einen besseren Weg finden, die vielen suizidalen Patienten und Patientinnen dort besser einzuschätzen und zu behandeln. Nach einigen Publikationen zur SSF (z. B. Jobes 1995a; Jobes & Berman 1993) wuchs damals das Interesse daran. Für uns eine spannende Gelegenheit, die SSF an ein relativ großes psychiatrisches Versorgungssystem anzupassen. Eine wesentliche Herausforderung war, einen Weg zu finden, die stationären Behandlungszeiten zu verringern (und damit Geld zu sparen) und gleichzeitig das Suizidrisiko effektiv zu managen. Interessanterweise wurde zu dieser Zeit gerade eine frühe Studie zur SSF veröffentlicht, die bemerkenswerte Unterschiede in den Beurteilungen der SSF-Variablen zwischen Patienten bzw. Therapeuten aufzeigte (Eddins & Jobes 1994). In dieser Studie fanden wir eine Tendenz der Behandelnden, einige SSF-Variablen (im Vergleich zu den Einschätzungen der Patienten und Patientinnen) überzubewerten, aber die potenziell tödliche Variable der suizidalen Pertubation (innere Unruhe) signifikant zu unterschätzen. In diesem Meeting wurde ich gefragt, wie ich diese Unterschiede in den Einschätzungen in Übereinstimmung bringen wolle. Dabei kam mir in den Sinn, dass Patientin und Therapeutin die Beurteilung *gemeinsam* durchführen sollten. Diese Idee war teilweise inspiriert von den Daten und teilweise beeinflusst durch meine Lehrveranstaltungen zum Rorschach-Test, der routinemäßig eine Sitzordnung nebeneinander vorsieht. Ein wesentliches Merkmal bei der Durchführung des Rorschach-Tests ist die Idee, dass es auf die Reaktion des *Patienten* auf die Tintenfleckreize ankommt. So hat der durchführende Therapeut des Rorschach-Tests eine besondere Mission: zu sehen, was der Patient in den Tintenklecksen sieht. Mit anderen Worten bemühen wir uns, die Reize *mit den Augen des Patienten* zu sehen. So entstand, was später das Herzstück von CAMS werden sollte. Ich möchte an dieser Stelle anmerken, dass sich der Ansatz des direkten Verstehens und der empathischen Würdigung der Perspektive von suizidalen Patientinnen und Patienten inzwischen zu einem größeren Schwerpunkt innerhalb der Suizidprävention entwickelt hat (siehe Michel & Gysin-Maillart 2015; Michel & Jobes 2010; Michel u. a. 2002; Orbach 2001; Tucker u. a. 2015).

Zu Beginn konzentrierte sich die Entwicklung von CAMS darauf, die SSF als Instrument zur Risikobeurteilung zu etablieren. Nach kurzer Zeit entwickelte sich der Ansatz jedoch weiter zu einem therapeutischen Rahmenprogramm und einer therapeutischen Intervention. Dadurch wurde die SSF, deren frühere Versionen sich sehr auf Einschätzung konzentrierten, zu einem multidimensionalen therapeutischen Instrument. Die SSF-4 ist heute ein vielseitiges Instrument zur Einschätzung des Suizidrisikos, zur Behandlungsplanung, zur Erfassung des Risikos im Verlauf sowie zur Ergebnismessung und sie fungiert als »Fahrplan« (Jobes 2006, 2012). Die Entwicklung von CAMS war also eine direkte Reaktion auf folgende grundlegende therapeutische Bedarfe:

1. Ein festes Bündnis zwischen Patient und Therapeut aufzubauen und die Motivation des Patienten zu steigern;
2. das Suizidrisiko gründlich und umfassend einzuschätzen;
3. einen suizidfokussierten, auslöser- und problemorientierten Behandlungsplan zu erarbeiten;
4. die Möglichkeit, das Suizidrisiko fortlaufend zu erfassen, bis es reduziert wurde und/oder nicht mehr vorhanden ist;
5. eine umfangreiche Dokumentation, die die Arbeit der Behandelnden widerspiegelt und dadurch die Haftbarkeit verringert;
6. hohe Flexibilität und Anpassungsfähigkeit über theoretische Orientierungen, Disziplinen und Settings hinweg;
7. leichte Erlernbarkeit des Ansatzes, sodass er schnell anwendbar ist;
8. relative Kosteneffektivität für die Behandlung von Patienten und Patientinnen mit Suizidrisiko;
9. ein möglichst wenig restriktiver therapeutischer Ansatz für die Arbeit mit suizidalen Patienten;
10. ein evidenzbasierter Ansatz, der das Suizidrisiko wirksam senkt.

Es gab verschiedene Anpassungen und Anläufe, CAMS in die Praxis zu implementieren und klinische Studien in »realistischen« Behandlungssettings durchzuführen (siehe Jobes u. a. 2009a). Mittlerweile ist CAMS und die damit verbundene klinische Forschung reifer geworden. Die ergebnisorientierte Forschungsgrundlage von CAMS (sowohl mit Erfolgen als auch Misserfolgen) hat dazu beigetragen, CAMS sinnvoll weiterzuentwickeln (Jobes u. a. 2011). Im Zuge der Wirksamkeitsforschung wurden einige wichtige Punkte entdeckt und verfestigt, vorrangig ist CAMS als Behandlungs-*philosophie* und als suizidspezifisches *therapeutisches Rahmenprogramm* zu sehen. Die an den Auslösern orientierte Behandlung ist darüber hinaus eine spannende Innovation und wir forschen kontinuierlich weiter, diesen Aspekt des Ansatzes zu verfeinern (Jobes u. a. 2016). Es folgt ein kurzer Überblick zur Evidenz von CAMS.

Offene Studien und Korrelationsstudien zu CAMS

Bislang wurden sieben nicht-randomisierte klinische Studien zur Wirksamkeit von CAMS (unter Verwendung der SSF) in verschiedenen Settings mit unterschiedlichen Stichproben veröffentlicht (siehe die Tabelle auf der nebenstehenden Seite).

Zwei Studien, die suizidale Studierende mit unterschiedlichen Methoden untersuchten, fanden im Rahmen von linearen Analysen mit Messwiederholung nach der Verwendung der SSF signifikante Prä-Post-Effekte innerhalb der jeweiligen Stichprobe (Jobes u. a. 1997) sowie eine signifikante Reduktion der allgemeinen Symptombelastung und der Suizidgedanken (Jobes u. a. 2009b). Zwei weitere Studien belegen die interkulturelle Wirksamkeit von CAMS: Prä-Post-Untersuchungen ohne Kontrollgruppe, in denen CAMS bei ambulanten suizidalen Patientinnen und Patienten in Dänemark eingesetzt wurde (Arkov u. a. 2008; Nielsen u. a. 2011). Ursprünglich als ambulante Intervention entwickelt, wurde CAMS im Rahmen einer unveröffentlichten Studie zuerst in der Schweiz für eine stationäre Stichprobe sinnvoll angepasst und eingesetzt (Schilling u. a. 2006). Die Forschungsgruppe der Menninger-Klinik hat eine Reihe von Artikeln (Ellis u. a., 2009; Ellis u. a. 2012a; Ellis u. a. 2015) zur stationären Anwendung von CAMS veröffentlicht (im Folgenden »CAMS-M« genannt), u. a. eine offene Studie zu Veränderungen innerhalb der Stichprobe in einem längerfristigen, stationären Setting (Ellis u. a. 2012b). Eine andere Menninger-Studie konnte signifikante Unterschiede zwischen Gruppen (unter Verwendung von »Propensity Score Matching«) in Bezug auf die Suizidgedanken zeigen (Ellis u. a. 2015).

In einer naturalistischen, nicht-randomisierten Fall-Kontroll-Studie mit 55 suizidalen Mitarbeitenden der Air Force wurde CAMS in zwei ambulanten psychiatrischen Einrichtungen angewandt (Jobes u. a. 2005). Im Rahmen dieses korrelativen Ex-post-facto-Designs reduzierte sich die Suizidalität bei Patienten, die mit einer frühen Version von CAMS behandelt wurden, signifikant schneller als bei einer Kontrollgruppe von Patienten, die mit »Treatment as usual« (TAU) behandelt wurden. Im Rahmen einer unterbrochenen Zeitreihenanalyse zeigte sich darüber hinaus eine signifikante Korrelation zwischen CAMS und dem verminderten Aufsuchen von Notaufnahmen und der Primärversorgung. Obwohl diese Korrelationsdaten vielversprechend waren, konnten wir hier keinen *kausalen* Einfluss von CAMS ableiten, da weder eine Randomisierung noch eine formale

Überprüfung der Umsetzung und Manualtreue stattgefunden hatten, was sich offensichtlich auf die interne Validität der Studie auswirkte. Nichtsdestoweniger ist die externe Validität der Befunde hoch, da diese Archiv-Studie durchgeführt wurde, nachdem die Behandlungen bereits erfolgt waren. Die betreffenden Patientinnen und Patienten wurden naturalistisch gesehen und waren nicht als Studienteilnehmende eingebunden. Zusätzlich wurde eine Reihe von statistischen Post-hoc-Analysen durchgeführt, um mögliche »dritte Variablen« zu berücksichtigen, die die signifikanten Ergebnisse beeinflusst haben könnten (z. B. Medikamente oder Behandelnde). Diese Analysen zeigten keine Veränderungen im Gesamtmuster der Ergebnisse, ein weiterer Beleg für die Überlegenheit von CAMS.

TABELLE 1 Übersicht der Studien zu CAMS

Autorinnen und Autoren	**Stichprobe und Setting**	**N =**	**Signifikante Ergebnisse**
Jobes u. a. (1997)	Collegestudierende, Beratungsstelle der Universität	106	Belastung prä-post; SSF-Basisbeurteilung prä-post
Jobes u. a. (2005)	Mitarbeitende der Air Force, Ambulanz	56	Suizidgedanken zwischen den Gruppen; Nutzung von Notaufnahme und Primärversorgung
Arkov u. a. (2008)	Ambulante dänische Patientinnen und Patienten, Medizinisches Versorgungszentrum im ländlichen Raum	27	SSF-Basisbeurteilung prä-post
Jobes u. a. (2009b)	Collegestudierende, Beratungsstelle der Universität	55	Lineare Reduktion von Belastung bzw. Suizidgedanken
Nielsen u. a. (2011)	Ambulante dänische Patientinnen und Patienten, Medizinisches Versorgungszentrum im ländlichen Raum	42	SSF-Basisbeurteilung prä-post
Ellis u. a. (2012)	Stationäre psychiatrische Patientinnen und Patienten	20	SSF-Basisbeurteilung prä-post; Suizidgedanken, Depressivität, Hoffnungslosigkeit
Ellis u. a. (2015)	Stationäre psychiatrische Patientinnen und Patienten	52	Suizidgedanken

Randomisierte, kontrollierte Studien zu CAMS

Kausalität ist ein zentrales Ziel in der Wissenschaft, daher konzentriert sich die aktuelle CAMS-Forschung auf randomisierte, kontrollierte Studiendesigns (RCT, JOBES u. a. 2016). Unsere erste veröffentlichte RCT-Studie war eine kleine Machbarkeitsstudie, in der CAMS mit »enhanced care as usual« (E-CAU) verglichen wurde, und zwar in einer Stichprobe von ambulanten suizidalen Patientinnen und Patienten (COMTOIS u. a. 2011): 32 ambulante suizidale Patientinnen und Patienten wurden zufällig den jeweiligen Behandlungsarmen zugewiesen. Durchgeführt wurde die Studie in einer psychiatrischen Ambulanz, die einem großen urbanen medizinischen Zentrum angeschlossen ist. Trotz der begrenzten Trennschärfe aufgrund der kleinen Stichprobe fanden sich statistisch signifikante Ergebnisse in allen primären und sekundären Maßen, einschließlich Zwischen-Gruppen-Unterschieden bei den Suizidgedanken, in der allgemeinen Symptombelastung, bei den Gründen für das Leben und bezüglich Optimismus bzw. Hoffnung (siehe Abbildung 8).

ABBILDUNG 8 Ergebnisse der Harborview-Studie (COMTOIS u. a. 2011)

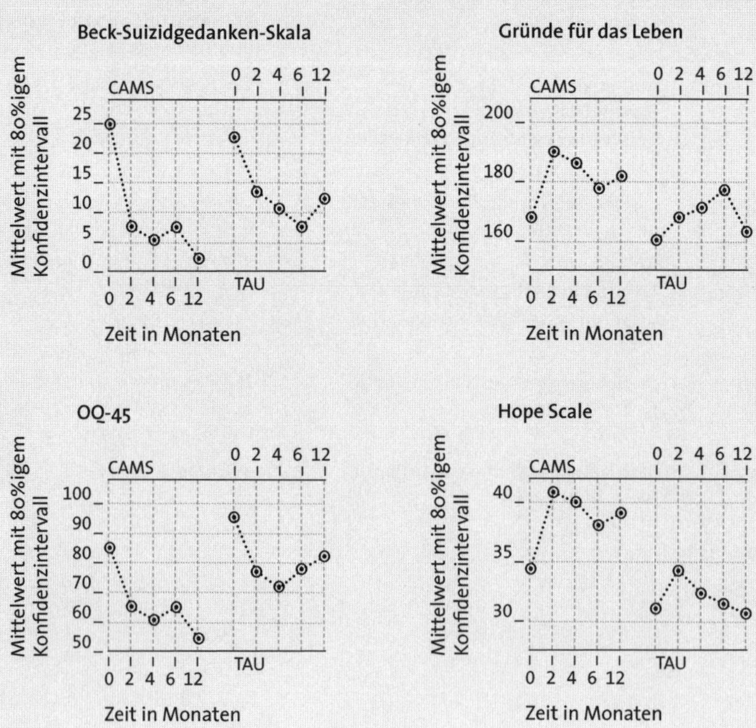

Die Unterschiede zwischen den Gruppen waren bemerkenswerterweise zum *letzten* Messzeitpunkt am robustesten (zwölf Monate nach Beginn der Behandlung), was auf mögliche dauerhafte Wirkungen von CAMS noch lange nach Beendigung der Behandlung (im Durchschnitt etwa acht Sitzungen) hinweist. Zu guter Letzt waren die Zufriedenheitswerte der CAMS-Patienten und -Patientinnen signifikant höher als in der Kontrollgruppe, und CAMS-Patientinnen und Patienten blieben im Vergleich zur Kontrollgruppe eher in der Behandlung.

Eine zweite RCT-Untersuchung wurde von Kolleginnen und Kollegen in Kopenhagen, Dänemark, durchgeführt. Die »DiaS«-Studie war ein Parallelgruppendesign; 108 Patientinnen und Patienten mit Symptomen einer Borderline-Persönlichkeitsstörung wurden nach einem Suizidversuch zufällig entweder 16 Wochen DBT oder bis zu 16 Wochen CAMS zugeteilt (Andreasson u.a. 2014). Angesichts der umfangreichen (und replizierten) empirischen Literatur zur Wirksamkeit von DBT im Hinblick auf selbstverletzendes und suizidales Verhalten fanden sich in dieser Untersuchung überraschenderweise *keine* statistisch signifikanten Unterschiede zwischen DBT und CAMS bezüglich Selbstverletzungen und Suizidversuchen (Andreasson u.a. 2016). Insbesondere bei der 28-wöchigen Nachbeobachtung wiesen DBT-Patienten 21 Episoden mit selbstschädigendem Verhalten (36,8%) auf und CAMS-Patienten zwölf Episoden (23,5%), unter den DBT-Patienten gab es zwölf Suizidversuche (19,3%) und unter den CAMS-Patienten fünf Suizidversuche (9,8%). Obwohl diese ambitionierte Studie einigen methodischen Einschränkungen unterliegt und eine geringe statistische Trennschärfe aufweist, sind diese nicht signifikanten Befunde dennoch bedeutsam, da die CAMS-Gruppe deutlich weniger Behandlung erhielt (in der Regel weniger als 16 Wochen mit einer Therapiesitzung pro Woche) im Vergleich zur DBT-Gruppe mit 16 Wochen Einzeltherapie, Skills-Training in Gruppen, Zugang zu Telefoncoaching sowie Supervision und Konsultationen für das Therapeutenteam.

Wie auch die Autorinnen und Autoren der DiaS-Studie anmerken, müssen diese Daten mit Bedacht interpretiert werden und eine Replikation ist ganz sicher nötig. Nichtsdestotrotz sind die Ergebnisse hinsichtlich der Auswirkungen von CAMS auf Selbstverletzungen und Suizidversuche vielversprechend.

Diese ersten RCT-Daten zur kausalen Wirksamkeit von CAMS sind ermutigend, daher bemühen wir uns weiter um eine empirische Validierung von CAMS durch trennscharfe RCT und Replikationen. Die vom US-Verteidigungsministerium finanzierte Studie »Operation Worth Living« (OWL) ist ein RCT von CAMS vs. E-CAU mit einer ambulanten Intent-to-treat-Stichprobe von 148 suizidalen US-Soldaten (JOBES 2014). Zum Zeitpunkt der Veröffentlichung dieses Manuals sind wir dabei, die Datenerhebung und statistischen Analysen zur OWL-Studie abzuschließen. Ein weiteres RCT ist derzeit in Norwegen im Gang, bei dem CAMS mit TAU bei einer ambulanten Stichprobe (n = 100) verglichen wird (JOBES 2014, 2015). Ebenfalls lief ein kleines RCT, das vom Nationalen Institut für Seelische Gesundheit (NIMH) finanziert wird, an der Universität von Nevada-Reno. Dieses vergleicht CAMS vs. TAU vs. DBT in einer sequenziellen, mehrfach zugewiesenen, randomisierten Studie (auch bekannt als »SMART«). Hier wurden 62 suizidale College-Studierende zufällig verschiedenen Behandlungskombinationen zugeordnet, im Bestreben, verschiedene Arten von suizidalen Zuständen in den Stadien I und II per Zufallszuweisung effektiv zu behandeln (PISTORELLO & JOBES 2014). Schließlich wurde ein weiteres CAMS-RCT finanziert, um die Ergebnisse des früheren RCTs (COMTOIS u. a. 2011) mit ambulanten suizidalen Patientinnen und Patienten zu replizieren und zu erweitern. In der »Aftercare Focus Study« (AFS) werden insgesamt 200 Patientinnen und Patienten nach Suizidversuchen, die aus der stationären psychiatrischen Versorgung oder Notfallaufnahme entlassen wurden, zufällig entweder CAMS oder TAU für einen Anschlusstermin (»next-day appointment« [nda]) zugeordnet; ein Modell, das sich auf den »Behandlungsübergang« und die bekannte Hochrisikoperiode nach der Entlassung konzentriert.

Forschung zur CAMS-Ausbildung

Zu guter Letzt gibt es bemerkenswerte Studien zum CAMS-Training. Wie PISANI u. a. (2011) dargelegt haben, ist CAMS als einer von wenigen professionellen suizid-spezifischen Trainingsansätzen auf nationaler Ebene anerkannt worden. Es gibt interessante, unveröffentlichte Hinweise darauf, dass das CAMS-Training dazu beitragen kann, das Wissen und die Einstellung von Behandelnden im Hinblick auf Suizidrisiken zu verändern. In einer Studie von SCHUBERG u. a. (2009) mit 165 im CAMS ausgebildeten psychiatrisch Behandelnden von Kriegsveteranen fanden wir signifikante ($p < .05$) Prä-Post-Effekte des Trainings im Hinblick auf eine abnehmende Angst der Therapeuten vor der Arbeit mit Suizidrisiken im Allgemeinen, während sich im Speziellen die Sicherheit der Therapeuten in der Beurteilung und Behandlung des Suizidrisikos erhöhte. Weitere positive signifikante Prä-Post-Effekte ergaben sich im Hinblick auf die Einschätzung der Therapeuten zur therapeutischen Beziehung, zur Motivation der Patientinnen und Patienten und zur Durchführung einer Stabilisierungsplanung. Die meisten dieser signifikanten Prä-Post-Effekte zeigten sich in einem Follow-up mit einem Teil der ursprünglichen Stichprobe (n = 36) als stabil.

In einer Online-Umfrage mit 120 psychiatrischen Fachkräften fanden Crowley u. a. (2014) eine mittelmäßige bis hohe selbst berichtete Adhärenz zur CAMS-Philosophie. Dieses Ergebnis ist vergleichbar mit denen anderer Studien zu den Auswirkungen von suizidfokussierten Trainings. Außerdem berichteten die Teilnehmenden von einer vergleichsweise hohen Adhärenz zu CAMS, höher als die Befunde zur Adhärenz bei anderen psychiatrischen Interventionen. Die Adhärenz zur CAMS-Philosophie und -Praxis variierte nicht in Abhängigkeit von kontextuellen Variablen (z. B. Beruf des Behandlers, Art des Settings oder verschiedenen CAMS-Trainingsmodalitäten).

Zudem fanden wir positive Effekte eines CAMS-E-Learnings (Marshall u. a. 2014). In dieser Studie wurden 215 psychiatrische Behandelnde von Kriegsveteranen an fünf Standorten drei Bedingungen zufällig zugeordnet: 69 zum CAMS-E-Learning, 70 zum CAMS-Training und 76 zu einer Kontrollgruppe ohne Training. Sowohl das Präsenz-CAMS-Training als auch das E-Learning-Training wurden positiv aufgenommen, ohne signifikante Unterschiede zwischen den Bewertungen der Behandelnden in den beiden Trainingsbedingungen. Diese Studie zeigt den potenziellen Wert eines leicht zugänglichen, breit angelegten E-Learning-CAMS-Trainings für ein breites Spektrum von Behandelnden im psychiatrischen Gesundheitswesen.

Die Studien zum CAMS-Training unterliegen einigen Einschränkungen (z. B. handelt es sich überwiegend um Daten aus Selbstberichten), dennoch wissen wir, dass Behandelnde die wichtigsten CAMS-Prinzipien schnell erlernen können, und es ihnen mit etwas Unterstützung und Anleitung häufig gelingt, das CAMS bereits vom ersten Fall an richtig anzuwenden. Aktuell laufen weitere Studien, um noch genauer zu verstehen, was in den Trainings zu einer tatsächlichen *Verhaltensänderung* der Behandelnden führt, was sie zu kompetenten CAMS-Therapeutinnen und -Therapeuten werden lässt (Jobes 2015).

Zusammenfassung und Schlussfolgerungen

Die SSF hat sich im Lauf von 25 Jahren klinischer Praxis und Forschung deutlich weiterentwickelt. Im Zuge dieser Entwicklungen entstand eine neuartige suizid-spezifische evidenzbasierte therapeutische Intervention. CAMS wird heute am besten als Behandlungsphilosophie und therapeutisches Rahmenprogramm verstanden. CAMS wurde gezielt entwickelt, um die therapeutische Allianz zu stärken und die Motivation der Patientinnen und Patienten zu leben zu fördern. CAMS wird therapeutisch eingesetzt, um suizidale Menschen sowohl zu stabilisieren als auch dafür, sie in eine Behandlung einzubinden, die sich an ihren individuellen Problemen orientiert, und die systematisch auf die selbst definierten Auslöser der Suizidalität des Patienten bzw. der Patientin abzielt. CAMS verändert effektiv die Auslöser und Ursachen für Suizidalität und hilft dabei, ein neues Bewältigungsrepertoire zu erarbeiten, weil die klinische Dyade ein »post-suizidales« Leben für den Patienten oder die Patientin anstrebt – ein Leben mit Sinn und Zweck sowie Plänen, Zielen und Hoffnungen für die Zukunft.

KAPITEL 3: CAMS implementieren

Die erfolgreiche Erhebung und Behandlung von Suizidrisiken erfordert *sowohl* ein Versorgungssystem, das auf die Bedürfnisse von suizidalen Patientinnen und Patienten ausgerichtet und vorbereitet ist, *als auch* Behandelnde, die darauf vorbereitet sind, mit dem Suizidrisiko sicher und kompetent umzugehen. Insofern erfolgt die an CAMS orientierte Behandlung in einem therapeutischen Kontext, in dem die Erwartung besteht, dass Anzeichen von Suizidalität frühzeitig erkannt und mögliche Risiken so weit wie möglich bereits »im Vorhinein« adressiert werden. In den letzten zehn Jahren habe ich sowohl im privaten als auch im öffentlichen Sektor sowie in großen Gesundheitssystemen eine Reihe von Initiativen zur Verbesserung der Prozesse der Behandlung begleitet. Solche Veränderungen werden häufig dann initiiert, wenn ihnen ein besonders bedeutsamer Suizid, eine ganze Reihe von Suiziden oder eine Klage aufgrund eines Behandlungsfehlers vorangegangen sind, was zu einer gründlichen Untersuchung der bestehenden Prozesse (mit dem Ziel, diese Prozesse zu verbessern) geführt hat. Zur Verbesserung der bestehenden Prozesse gibt es verschiedene Ansatzmöglichkeiten: Wie wird das Suizidrisiko a) identifiziert, b) klinisch beurteilt, c) behandelt, d) dokumentiert, oder e) im Verlauf der Behandlung organisiert und nachverfolgt, um optimale Behandlungsergebnisse zu erzielen? Die Implementierung der Verbesserungen tragen nicht nur dazu bei, Leben zu retten, sondern verringern auch das Risiko eines Rechtsstreits aufgrund von therapeutischen Behandlungsfehlern.

Ob groß oder klein – in einer einzelnen Klinik oder in einem Verbund von Krankenhäusern –, das Modell zur Prozessoptimierung, entwickelt vom Suicide Prevention Laboratory (SPL) an der Catholic University of America (und von unseren Kooperationspartnern), beinhaltet drei verschiedene Phasen:

1. eine Evaluierung und Bedarfsanalyse der bestehenden Versorgung von suizidalen Patientinnen und Patienten;
2. die Durchführung eines auf die bestehende Versorgung angepassten Trainings und die Anpassung von CAMS für die Behandelnden dieses Systems und

3. anschließende Beratungsgespräche und eine Evaluation der Auswirkungen der Intervention zur Qualitätssicherung (ARCHULETA u. a. 2014).

Nachdem wir viele Prozessoptimierungen in privaten medizinischen Zentren, universitären Beratungszentren, stationären psychiatrischen Einrichtungen, im gemeindepsychiatrischen System und einem großen Verbund von medizinischen Zentren des Militärs durchgeführt hatten, haben wir viel über die therapeutische Versorgung von suizidalen Patientinnen und Patienten in verschiedenen Settings gelernt. Durch die Leitung von Optimierungsprozessen, in der Beratung, in der Ausbildung von zahlreichen psychiatrischen Fachkräften und in meiner Funktion als Experte im Fall von Schadensersatzklagen aufgrund von Behandlungsfehlern bei einem Suizid, habe ich sowohl ausgezeichnete Systeme zur Behandlung von Suizidrisiken als auch schockierend naive und völlig untaugliche Ansätze (und alles dazwischen) gesehen. Grundsätzlich kann ein Versorgungssystem die Behandlung von suizidalen Patientinnen und Patienten deutlich verbessern, wenn vier grundlegende Schritte beachtet werden, die in diesem Kapitel beschrieben werden. Im Wesentlichen sind diese vier Schritte für selbstständige Therapeutinnen und Therapeuten, die in einer eigenen kleinen Praxis arbeiten, genauso relevant wie für ein landesweites Suizidpräventionsprogramm, das die gesamte Bandbreite von Anbietern im psychiatrischen Versorgungssystem adressiert. Darüber hinaus kann die Umsetzung dieser Schritte den Erfolg von CAMS deutlich steigern.

Schritt 1: Entwickeln Sie Konzepte und Verfahrensanweisungen

Schriftliche Konzepte und Verfahrensweisen für den Umgang mit Suizidrisiken sind von entscheidender Bedeutung. Je nach Größe und Reichweite der Praxis bzw. des Versorgungssystems können diese Konzepte und Verfahrensanweisungen sehr einfach bis umfassend und detailliert sein. In jedem Fall wird der Anwalt eines Klägers routinemäßig alle Konzepte und Verfahrensanweisungen einfordern, die sich auf den Umgang mit Suizidrisiken beziehen, wenn er in Erwägung zieht, eine Klage wegen eines mutmaßlichen Behandlungsfehlers einzureichen. Das Fehlen von Konzepten und Verfahrensanweisungen für den Umgang mit Suizidrisiken kann daher das Potenzial von Rechtsstreitigkeiten nach einem vollendeten Suizid erhöhen, da dies den Anschein erweckt, dass man die Auseinandersetzung mit Suizidalität weder erwartet noch ein »übliches und gängiges« Vorgehen für die systematische Behandlung solcher Fälle entwickelt hat. Vorbehalt: Zuvor etablierte Konzepte und Verfahrensanweisungen zum Umgang mit Suizidrisiken sind nur dann gute Praxis, wenn die Behandelnden diese Richtlinien tatsächlich auch befolgen! Minimum ist, dass ein effektives Konzept inklusive Verfahrensanweisung für den Umgang mit Suizidalität auf die Möglichkeit des Auftretens von Suizidalität hinweist und dann die üblichen therapeutischen Umgangsweisen zur routinemäßigen Erfassung, Verlaufsbeobachtung und Behandlung dieser Patientinnen und Patienten skizziert. Die meisten psychiatrischen Fachverbände können allgemeine Hinweise zur Entwicklung von Richtlinien und Verfahren für die Praxis geben; die Überprüfung und Genehmigung durch einen Anwalt, der über Kenntnisse in den Gesetzen zur psychischen Gesundheit und in den Berufsstandards verfügt, ist ein wichtiger zusätzlicher Schritt, den es zu gehen gilt.

Schritt 2: Identifzieren Sie Suizidrisiken so früh und zuverlässig wie möglich

Es versteht sich von selbst, dass es unmöglich ist, ein Suizidrisiko wirksam zu behandeln, wenn dieses Risiko dem Therapeuten, der Therapeutin nicht bekannt ist. Grundsätzlich wichtig für die klinische Suizidprävention ist deshalb, das Suizidrisiko so früh wie möglich zuverlässig und effektiv zu erkennen. Hierfür können sowohl traditionelle als auch neuere Ansätze eingesetzt werden, die das Suizidrisiko routinemäßig und rechtzeitig identifizieren und so die Tür für eine potenziell wirksame, lebensrettende Behandlung öffnen.

Direktes gesprächsbasiertes Erfassen des Suizidrisikos

Wie bereits in Kapitel 2 erwähnt, war ich an einer Studie zu den Vorgehensweisen beim Erfassen von Suizidalität mit verschiedenen Behandelnden beteiligt (Jobes u. a. 1995). Neben den eigentlichen Daten sind ein paar ganz allgemeine Eindrücke aus dieser Studie erwähnenswert. Erstens war ich beeindruckt vom Vertrauen der Behandelnden in die eigene klinische Einschätzung – ein Vertrauen, das an Hochmut grenzt. Vor allem in den offenen Antworten zeigte sich eine kritische Haltung gegenüber standardisierten Erhebungsinstrumenten für Suizidalität und der Anwendung von psychologischen Tests zur Beurteilung des Suizidrisikos, scharf kontrastiert von einem starken Vertrauen in das eigene klinische Urteil. In diesem Zusammenhang faszinierten mich mehrere wichtige (und unterschätzte) Studien des mittlerweile verstorbenen Paul Meehls zu den deutlichen Grenzen des klinischen Urteils gegenüber Einschätzungen auf der Basis statistischer Algorithmen (Dawes u. a. 1989; Meehl 1997). In diesen Studien waren die algorithmenbasierten Erhebungsinstrumente dem klinischen Urteil *immer* überlegen. Nach meiner Erfahrung scheinen viele Behandelnde diesen Daten dennoch nicht zu trauen, sondern sie bleiben übertrieben selbstbewusst bei ihren »Bauchurteilen«, die ausschließlich auf der eigenen Fähigkeit zur Gesprächsführung beruhen.

Angesichts der Tatsache, dass viele Behandelnde auf den Einsatz von Erhebungsinstrumenten für Suizidalität oder symptombasierten Screeninginstrumenten gänzlich verzichten, ist es zwingend notwendig, sensibel dafür zu sein, dass jeder Patient und jede Patientin suizidale Gedanken hegen kann. Es ist unerlässlich, auf jede Äußerung der Verzweiflung oder jede Bemerkung eines Patienten, dass seine Situation hoffnungslos sei oder er sich gefangen fühle, zu achten. Behandelnde sollten hellhörig werden, wenn eine Patientin Dinge sagt wie »Ich bin so müde; ich möchte am liebsten aufgeben« oder »Ich fühle mich gefangen – ich habe wirklich keine Alternative« oder »Die Dinge laufen bei mir nie gut, das ist das Problem«. Dann sollten auf solche vagen Andeutungen direkte Fragen der Behandelnden nach dem Vorhandensein von Suizidgedanken folgen. Der Therapeut, die Therapeutin sollte einfühlsam und nicht beschämend so etwas sagen wie: »Die Dinge scheinen Sie gerade wirklich verzweifelt und ziemlich hoffnungslos zu machen. Haben Sie schon einmal darüber nachgedacht, sich das Leben zu nehmen?« Je offener und direkter die Fragen gestellt werden, desto besser. Hier darf man sich keiner Täuschung hingeben – ohne die

Bereitschaft Patientinnen und Patienten direkt nach dem Suizidrisiko zu fragen, kann keine potenziell lebensrettende Behandlung erfolgen. Wenn Sie nicht gewillt sind, routinemäßig ein Screeninginstrument zur Beurteilung des Suizidrisikos einzusetzen, ist es Ihre Pflicht, zwischen den Zeilen die Hinweise und vagen Andeutungen von Suizidalität zu hören. Zögern Sie nicht, sich einfühlsam und ernsthaft danach zu erkundigen. Und achten Sie darauf, keine suggestiven oder beschämenden Fragen zu stellen, wie z. B.: »Sie denken nicht an Selbstmord, oder? Wie könnten Sie Ihrer Frau das antun?«

Obwohl die Evidenz die Verwendung von algorithmenbasierten Instrumenten zur Risikoerfassung stützt, bin ich nach wie vor der Meinung, dass eine sachkundige gesprächsbasierte Erfassung effektiv und sogar therapeutisch wirksam sein kann. Als Gründungsmitglied der Aeschi-Gruppe habe ich ein ganzes Buch dazu mitherausgegeben – inwiefern die therapeutische Gesprächsführung sowohl therapeutisch effektiv als auch veränderungswirksam sein kann (Michel & Jobes 2010). Der Aeschi-Ansatz unterstreicht den Faktor Empathie bezüglich des Suizidwunschs der Patientin oder des Patienten, empfiehlt, den Spuren der Patientinnen und Patienten zu folgen und ihren »suizidalen Geschichten« in einer nicht beschämenden und niemals wertenden Art und Weise zuzuhören. Die Aeschi-Konferenzen in der Schweiz, und mittlerweile auch in den USA, haben im Laufe der Jahre einzigartige Gelegenheiten geboten, die Entwicklung und Reifung der SSF und von CAMS zu präsentieren, der CAMS-Ansatz entspricht der Aeschi-Grundhaltung.

Indirektes Erfassen von Suizidrisiken

Psychiatrische Fachleute wissen, dass es eine bestimmte Untergruppe von Patientinnen und Patienten gibt, die sagen, dass sie »Suizidgedanken« haben, obwohl in Wahrheit wenig bis gar keine Gefahr besteht, dass sie ihr Leben tatsächlich selbst beenden. Dieses Thema ist eines der kompliziertesten, mit denen wir es im psychiatrischen Bereich zu tun haben. Das ganze Versorgungssystem wird von dem Dilemma geplagt, dass unzählige chronisch psychisch kranke Menschen mit Suizid drohen, um verschiedene andere Ziele zu erreichen (z. B. Aufmerksamkeit, eine Unterkunft oder Essen). Die erheblichen Herausforderungen von »instrumentellen« Suiziddrohungen bzw. von selbstschädigendem, nicht-tödlichem Verhalten als Mittel zum Zweck sprengen den Rahmen der Diskussion in diesem

Buch. Es genügt zu sagen, dass das instrumentelle Suizidrisiko manchmal ziemlich offensichtlich ist, es jedoch in anderen Fällen schwierig sein kann, dieses von einem »echten« Risiko für eine ernsthafte Selbstverletzung oder für einen Suizid zu unterscheiden. Viele Ansätze fragen ganz offen nach Suizidalität. Solche direkten Fragen können zu einer bejahenden Angabe von instrumentellen Suizidgedanken führen, aber auch dazu, dass Personen, die wirklich suizidgefährdet sind, diese Gedanken verbergen wollen und die Fragen verneinen. Angesichts dieser schwierigen Dialektik gab es ein verstärktes Interesse daran, Suizidrisiken *indirekt* oder nicht offen zu identifizieren, in dem Sinne, dass der Patient oder die Patientin nicht unbedingt weiß, dass das Suizidrisiko beurteilt wird. Im Folgenden finden Sie Beispiele für solche indirekte Beurteilungen, manchmal auch »verborgene« oder latente Suizidrisiken genannt (z. B. Claassen & Larkin 2005).

Kessler K-10

Wie bereits beschrieben, hat unser Forschungsteam in einer umfangreichen psychometrischen Studie zur SSF einen großen Datensatz von suizidalen und nicht suizidalen psychiatrischen Patientinnen und Patienten gesammelt (Conrad u. a. 2009). Mit diesem Datensatz der Mayo Klinik wurde eine verdeckte Studie zum indirekten Suizidrisiko durchgeführt (O'Connor u. a. 2012a). Wir haben den Einsatz des Kessler »K-10« untersucht – eine kurze Symptom-Checkliste mit zehn Punkten, die *keine spezifische Frage zum Suizidrisiko beinhaltet.* Eine Faktorenanalyse ergab eine Zwei-Faktoren-Lösung zur Kennzeichnung von Depression und Angstzuständen bei 149 stationären Patientinnen und Patienten. Die Faktorladungen korrelierten dabei in hohem Maß mit psychometrisch gut fundierten Einschätzungen des Suizidrisikos und diskriminierten effektiv suizidale Patientinnen und Patienten von nicht suizidalen. Solche indirekten Risikoeinschätzungen können folglich dazu genutzt werden, weitere Untersuchungen durchzuführen, um einen Patienten in eine potenziell lebensrettende, auf Suizidalität fokussierte therapeutische Behandlung überzuleiten.

Untersuchungen zur Hirnaktivität

Um Zusammenhänge zwischen einem erhöhten Suizidrisiko und der Aktivierungen des zentralen Nervensystems zu untersuchen, kommen verschiedene experimentelle Technologien zum Einsatz. Goodman (2012,

2015) verwendete z. B. elektronische Sensoren rund um die Augen, um die Reaktion auf eine Reihe von visuellen Reizen zu messen, die auf einem Computerbildschirm präsentiert wurden. Angenehme, neutrale oder unangenehme Bilder (z. B. von einer Person mit einer Waffe am Kopf) wurden Menschen mit Suizidgedanken, Menschen nach einem Suizidversuch bzw. Menschen nach mehreren Suizidversuchen gezeigt. Die Messung der Lidschlagreaktionen zeigte, dass Menschen, die mehrere Suizidversuche begangen hatten, extrem stark auf die unangenehmen Bilder reagierten. Diese Daten könnten somit auf eine erworbene affektive Sensibilität (oder eine fehlende Emotionsregulation) von denjenigen hinweisen, die mehrere Suizidversuche unternommen hatten. Wenngleich es sich um korrelative Querschnittsdaten handelt, so sind sie doch faszinierend und könnten Thomas Joiners (2005) Annahme einer »erlernten Fähigkeit« zum Suizid durch Exposition widerspiegeln (d. h. eigene wiederholte Suizidversuche).

In einer anderen Forschungsreihe haben Familoni und Rasmusson (2012) Untersuchungen mit militärischer Wärmebildtechnologie durchgeführt, um die Öffnung der Schweißporen im Gesicht und am Daumen als Index für die Aktivierung des autonomen Nervensystems zu erfassen. In dieser Studie wurden hochauflösende Wärmebilder von Soldaten gemacht. Es fanden sich signifikante Korrelationen zwischen Fragen zu kriegs- und kampfbedingten posttraumatischen Belastungsstörungen bzw. Fragen zur Suizidalität und der Öffnung der Schweißporen im Gesicht und am Daumen. Wieder gilt, auch wenn solche korrelativen Daten faszinierend sind, können wir aus diesen Daten kein *kausales*, prospektives Suizidrisiko ableiten. Dennoch können solche Methoden dazu beitragen, dass wir in Kombination mit anderen Formen der Einschätzung das zukünftige Risiko schrittweise besser verstehen.

Impliziter Assoziationstest

Matthew Nock von der Harvard University hat eine wichtige, »objektive« und »verhaltensbasierte« Möglichkeit zur indirekten Beurteilung des prospektiven Suizidrisikos unter Einsatz des impliziten Assoziationstests (IAT) entwickelt. In einer Schlüsselstudie haben Nock u. a. (2010) die impliziten Assoziationen zu Tod bzw. Suizid bei 157 Menschen erhoben, die sich in einer psychiatrischen Notaufnahme behandeln ließen. Der IAT entdeckte eine signifikante Versechsfachung von Suizidversuchen in den sechs Monaten nach der IAT-Beurteilung. Genauer gesagt, wiesen Teilnehmende mit schnelleren Reaktionszeiten bei »Tod«-Stimuli (vs. »Leben«-Stimuli) ein höheres prospektives Risiko auf, Suizidversuche zu begehen (d.h. ihre Verhaltensreaktivität bei der Klassifizierung solcher semantischen Stimuli spiegelte automatische mentale Assoziationen wider). Diese Forschungsreihe lieferte einen der bedeutendsten Durchbrüche in der Suizidforschung der letzten zehn Jahre, und nun werden zahlreiche IAT-Studien durchgeführt, um die Natur dieser objektiven (und indirekten) Beurteilung des prospektiven Risikos für suizidales Verhalten besser zu verstehen (Glashouwer u.a. 2010; Harrison u.a. 2014; Randall u.a. 2013; Tang u.a. 2013).

Symptomorientierte Screeninginstrumente zur Identifikation von Suizidrisiken

Im Jahr 2010 hat die »Joint Commission«, die Instanz zur Akkreditierung von Einrichtungen im Gesundheitssystem in den USA, »nationale Patientensicherheitsziele« zur Beurteilung von Suizidalität herausgegeben. Suizide hätten sich als einer der wesentlichen »Sentinel Events« in den Einrichtungen des Gesundheitswesens erwiesen (The Joint Commission 2010; Mills u.a. 2010). Der »Sentinel Event Alert« der Kommission aus dem Jahr 2016 bekräftigt, wie wichtig es ist, Suizidgedanken sowohl in nicht akuten als auch akuten Behandlungssituationen zu identifizieren. Die Gesundheitseinrichtungen in den Vereinigten Staaten sind somit aufgefordert, ein kurzes, benutzerfreundliches, psychometrisch valides und zuverlässiges (und kostenloses) Suizid-Screeninginstrument zu finden, das sowohl eine hohe Sensitivität als auch Spezifität zur Vorhersage eines Suizides aufweist. Zum Entsetzen vieler existiert ein solches Werkzeug aber *nicht*. Was es jedoch gibt, sind eine Reihe von Screeninginstrumenten mit begrenzter prädiktiver Validität, die meist urheberrechtlich geschützt (und nicht weitverbreitet) sind. Dennoch steigt das Interesse an einer systematischen Früherkennung von Suizidrisiken und an nützlichen Leitlinien für die Entwicklung und Anwendung von Screeninginstrumenten (Boudreaux & Horowitz 2014). Trotz ihrer Grenzen haben die vorhandenen Screeninginstrumente den Vorteil, dass sie routinemäßig und systematisch nach potenziellen Suizidrisiken fragen, was wiederum die Tür für eine tiefergehende Suizidrisikoeinschätzung und eine mögliche lebenserhaltende Behandlung öffnen kann. Hier folgt nun ein kurzer Überblick über einige der bestehenden Screeninginstrumente, mit deren Hilfe Risiken identifiziert werden und die den Einsatz von CAMS anstoßen können.

Symptom-Checkliste-90, Brief Symptom Inventory

Das Messinstrument, das wir bei unserer Forschung zur SSF am CUA Counseling Center zuerst verwendet haben (Jobes u. a. 1997), war die Symptom-Checkliste 90 (SCL-90). Die ursprüngliche SCL-90 wurde von Derogatis u. a. (1974; 1976) entwickelt, war frei zugänglich und lieferte einen globalen Index zur Schwere der allgemeinen Symptombelastung sowie verschiedene klinische Subskalen. Obwohl das 90-Items-Format lang war und einige Patienten sich über die Dauer der Untersuchung beschwerten, war die Skala ein wertvolles Hilfsmittel für unsere Prä-Post-Studien. In der Zwischenzeit hat Derogatis das Instrument verbessert, die Anzahl der Items auf 53 deutlich reduziert und die Struktur und Psychometrie der klinischen Subskalen verbessert (Derogatis & Savitz 1999). Es heißt nun Brief Symptom Inventory (BSI; Tarescavage & Ben-Porath 2014).

Behavioral Health Measure

Die Beratungsstelle der Johns Hopkins University hat das Behavioral Health Measure (BHM) mit großem Erfolg in der Forschung und in der klinischen Praxis eingesetzt. Das BHM, entwickelt von Kopta und Lowry (2002), fragt in 20 Items nach der allgemeinen Symptombelastung. Es hat sich gezeigt, dass das BHM eine gute bis sehr gute Konstruktvalidität, konvergente Validität und Test-Retest-Reliabilität aufweist (von .71 bis .83; Kopta & Lowry 2002). Ein klarer Vorteil des BHM ist, dass es dankbar kurz ist und es ganz einfach bei jedem therapeutischen Kontakt verwendet werden kann. Prozesse und Ergebnisse lassen sich damit genau verfolgen. In Forschungszusammenhängen hat uns die routinemäßige und wiederholte Verwendung des BHM ermöglicht, wesentlich differenziertere lineare Analysen (z. B. hierarchische lineare Analysen; HlM) durchzuführen, um Behandlungsprozesse und -ergebnisse zu verstehen (Jobes u. a. 2009b; Kopta u. a. 2014). Das BHM beinhaltet eine spezifische Frage zu Suizidgedanken, die als Auslöser für den Einsatz von CAMS in einem Behandlungssetting dienen kann. Wichtig ist aber zu beachten, dass in der Verwendung von kürzeren Beurteilungsinstrumenten, wie dem BHM, Grenzen liegen. So erfasst das BHM z. B. eine schwerere Psychopathologie nicht so umfassend wie längere Messinstrumente. Während dies in einer studentischen Stichprobe mit einem hohen Funktionsniveau nicht besonders problematisch ist, ist das BHM in anderen Kontexten mit einem breiteren Spektrum an

Psychopathologien möglicherweise nicht so geeignet (Bryan u.a. 2014, 2008; Kopta u.a. 2014).

Ergebnisfragebogen EB-45

Ein weiteres symptomorientiertes Instrument, das kurz genug ist, um bei jedem therapeutischen Kontakt angewendet zu werden, ist der von Lambert u.a. (1996b) entwickelte Ergebnisfragebogen EB-45 (Outcome Questionnaire-45, OQ-45). Der EB-45 umfasst 45 Items und erhebt ebenfalls ein Gesamtmaß der Symptombelastung sowie die drei Subskalen subjektive Belastung (1), zwischenmenschliche Beziehungen (2) und soziale Integration (3). Das US-amerikanische Original, der OQ-45, hat eine gute interne Konsistenz (r = 0,93; Lambert u.a. 1996b) und Test-Retest-Reliabilität – nach drei Wochen liegt sie bei r = 0,84 (Lambert u.a. 1996a)[4*]. Lambert und Kollegen berichten außerdem, dass der OQ eine gute konvergente Validität und eine gute Sensitivität für Veränderungen im Behandlungsverlauf aufweist. Die Patientinnen und Patienten sind mit dem Instrument rasch vertraut, insbesondere wenn es wiederholt angewandt wird, und das Ausfüllen dauert nur 5 Minuten oder weniger. Zusätzlich gibt es eine Onlineversion mit guten Auswertungsmöglichkeiten. Ich schätze den OQ sehr für seine Breite in der Erfassung des gesamten Spektrums an Psychopathologie. Item 8, »Ich denke daran, mein Leben zu beenden«, nutzen wir erfolgreich sowohl als Indexitem für CAMS als auch für Suizidgedanken allgemein in unseren Studien bei der Air Force (Jobes u.a. 2005).

AsQ'em

Als unmittelbare Reaktion auf eine frühere Richtlinie der Joint Commission haben Horowitz u.a. (2013) ein Screeninginstrument namens Ask Suicide-Screening Questions to Everyone in Medical Settings (AsQ'em) entwickelt, das aus zwei Fragen besteht. Die Autorinnen und der Autor erklären, dass es wichtig ist, Fragen zu stellen, die sich auf die kritischsten Risikofaktoren für einen vollzogenen Suizid beziehen, nämlich auf

4* Anmerkung der Übersetzerinnen: Auch die deutsche Übersetzung wurde validiert: (Haug u.a. 2004). Die Ergebnisse bestätigen die Eignung des Ergebnisfragebogens für ein kontinuierliches Monitoring psychotherapeutischer Interventionen.

gegenwärtige suizidale Gedanken und vergangenes suizidales Verhalten. Zu den AsQ'em-Fragen gehören: (1) »Haben Sie im vergangenen Monat an einen Suizid gedacht?« und (2) »Haben Sie schon einmal einen Suizidversuch unternommen?«. Wenn ein Patient oder eine Patientin auf eine dieser Fragen mit »Ja« antwortet, wird eine weitere Frage gestellt: »Haben Sie aktuell Suizidgedanken?«

Der Ansatz basiert auf früheren Arbeiten des US-amerikanischen Instituts für Gesundheitsforschung, wo ähnlich kurze Suizid-Screening-Fragen bei Stichproben von Kindern und Jugendlichen verwendet wurden (z. B. Ballard u. a. 2013; Horowitz u. a. 2014). Eine Machbarkeitsstudie des AsQ'em-Screening mit 331 erwachsenen stationären Patientinnen und Patienten zeigte Folgendes: Das Screening dauerte etwa zwei Minuten; 87 Prozent der Teilnehmenden berichteten, dass sie sich mit dem Screening wohlfühlten; 75 Prozent des Pflegepersonals und 100 Prozent der Sozialarbeiterinnen und Sozialarbeiter waren sich einig, dass alle stationären Patientinnen und Patienten von einem so einfachen und direkten Screening profitieren würden.

Gesundheitsfragebogen für Patienten

Simon u. a. (2013) lieferten eine wichtige Studie im Zusammenhang mit dem Gesundheitsfragebogen für Patienten (Patient Health Questionnaire, PHQ-9), der als Screeninginstrument für Depressionen weitverbreitet ist, was zum Teil darauf zurückgeführt werden kann, dass der PHQ-9 nicht urheberrechtlich geschützt und im Internet leicht zugänglich ist. Das Forschungsteam untersuchte, ob der PHQ-9 zur Analyse nachfolgender Suizidversuche und Suizide verwendet werden könnte, und extrahierte die PHQ-9-Antworten aus elektronischen Krankenakten. Bei einer Stichprobe von 84.418 ambulanten Patientinnen und Patienten stand die Antwort bei Item 9 im PHQ (»Gedanken, dass man besser tot wäre oder sich selbst in irgendeiner Weise verletzen würde«) signifikant im Zusammenhang mit einem erhöhten Risiko von Suizidversuchen und Todesfällen durch Suizid. Obwohl manche kritisierten, dass Frage 9 Aspekte vermischt (reden über den Tod und Selbstverletzungen), sind die Daten dennoch beeindruckend und der PHQ-9 hat den großen Vorteil, kostenfrei und leicht zugänglich zu sein.

Es sprengt den Rahmen dieses Kapitels, die dutzenden suizidspezifischen Erhebungsinstrumente, die für den klinischen Einsatz zur Verfügung stehen, vollständig darzustellen. Auch wenn die Instrumente nicht sehr verbreitet sind (Jobes u.a. 1995), so gibt es doch viele (insbesondere jene aus dem Labor von Aaron Beck an der Universität von Pennsylvania) gut konstruierte mit ausgezeichneten psychometrischen Eigenschaften. Zwei meiner Favoriten sind die Beck-Suizidgedanken-Skala (BSS, Beck & Steer 1991, 2016) und die Beck-Hoffnungslosigkeits-Skala (Beck & Steer 1993, 2016). Ich schätze auch Marsha Linehans Reasons for Living Inventory (Linehan u.a. 1983). Kelly Posners Columbia Scale for Suicide Severity Rating Scale verfügt über eine ausgefeilte Online-Option für wiederholte Erhebungen und findet in der klinischen Praxis ebenfalls große Beachtung (Posner u.a. 2011). Noch mal, es gibt es einfach zu viele suizidspezifische Instrumente, um sie vollständig zu diskutieren (siehe Brown 2001 für ein Review der Skalen für Erwachsene und Goldston 2003 für Skalen für Jugendliche). Beim US-Militär laufen aktuell anspruchsvolle Studien zur prädiktiven Validität der vielversprechendsten Skalen, die hilfreiche Daten über den Nutzen einiger der führenden Skalen und Erhebungsansätze liefern sollten (Joiner 2015).

Schritt 3: Nutzen Sie Intervision und Supervision

Die regelmäßige Inanspruchnahme von Inter- und Supervision empfiehlt sich einerseits aus ethischen Gründen und ist andererseits eine professionelle Notwendigkeit. Gerade bei schwierigen therapeutischen Entscheidungen und schwierigen Fällen ist die professionelle Meinung einer zweiten Person extrem wertvoll. Der alltägliche professionelle Austausch kann relativ kurz und eher informell mit einem Kollegen, einer Kollegin sein. Für besonders komplexe Fälle empfiehlt sich eine tiefergehende Supervision durch einen Experten oder eine Expertin, um das Haftungsrisiko für Kunstfehler zu verringern. Achten Sie unbedingt darauf, dass Sie jede Supervision und Beratung in der Patientenakte dokumentieren und achten Sie dabei besonders auf eine präzise Formulierung in Bezug auf das Suizidrisiko und die darauf bezogene Behandlungsplanung.

Schritt 4: Dokumentieren Sie suizidspezifisch

Die Wichtigkeit einer fortlaufenden suizidspezifischen Verlaufsdokumentation in Ihren Patientenakten kann nicht oft genug betont werden und wird deshalb in Kapitel 8 noch ausführlicher behandelt. Eine kontinuierliche therapiebegleitende, gründliche und suizidspezifische Dokumentation ist für eine gute therapeutische Arbeit von entscheidender Bedeutung und zudem die beste Möglichkeit, um die Wahrscheinlichkeit eines Rechtsstreits über vermeintliche Behandlungsfehler nach einem Suizid zu verringern (SIMPSON & STACY 2004). Ihre Leitlinien und Verfahrensanweisungen sollten also auf die fortlaufende, therapiebegleitende therapeutische Dokumentation des Suizidrisikos und der darauf ausgerichteten Behandlungsmaßnahmen hinweisen.

CAMS optimal nutzen

Die Implementierung ins Versorgungssystem und der Vierstufenplan zur Verbesserung der therapeutischen Arbeit mit suizidalen Patientinnen und Patienten schaffen die Voraussetzungen für eine optimale Anwendung von CAMS. Wenn wir nun unseren Fokus auf die CAMS-Behandlung richten, ist es wichtig, einige Schlüsselideen zu unterstreichen, die CAMS sowohl für Behandelnde als auch insbesondere für suizidale Patientinnen und Patienten so einzigartig und überzeugend machen.

Gegenübertragung und Suizid

Eine der bekanntesten Arbeiten in der Suizidforschung wurde von zwei wegweisenden Psychoanalytikern verfasst: John Maltsberger und Daniel Buie. Ihr klassischer theoretischer Artikel aus dem Jahr 1974 in der Zeitschrift *Archives of General Psychiatry* mit dem Titel »Countertransference Hate in the Treatment of Suicidal Patients« (Gegenübertragungshass bei der Behandlung von suizidalen Patienten) beschreibt ganz einfach die Tatsache, dass Therapeuten üblicherweise eine besondere Mischung von negativen Gefühlen gegenüber suizidalen Patienten hegen. Wichtig ist das Wort *Hass* in der Überschrift des Artikels. Hass – sicher stärker als »Abneigung« oder

»unangenehme Gefühle gegenüber« – wurde absichtlich benutzt, um die Intensität der Gefühle zu betonen, die Behandelnde gegenüber ihren suizidalen Patientinnen und Patienten hegen können. Die Autoren beschreiben eine Mixtur von Gegenübertragungsreaktionen und Verhaltensweisen mit tiefen Gefühlen von Bosheit und Abneigung beim Therapeuten. In diesem wichtigen und frühen Artikel thematisierten Maltsberger und Buie klar und direkt die starken negativen Gefühle von Behandelnden, die deren Fähigkeit, suizidale Patientinnen und Patienten effektiv zu behandeln, untergraben können.

Viele Jahre lang wurde dieser theoretische Artikel als echte klinische Tatsache zitiert und als Referenz angegeben – der Artikel ist gut geschrieben und intuitiv überzeugend, aber die Ideen und die Theorie wurden nie empirisch validiert. Im Bestreben, diese Theorie zu untersuchen, haben drei meiner Studierenden von der CUA die zentralen Komponenten von Maltsbergers und Buies Gegenübertragungstheorie in ihren Dissertationen beforscht. Wir stellten schließlich fest, wie schwierig es war, die theoretischen Konstrukte dieses psychoanalytischen Ansatzes empirisch zu untersuchen. Je mehr wir versuchten, die Konstrukte der Theorie zu quantifizieren, desto mehr neigten die Konstrukte dazu, ihre Fülle und klinische Bedeutung zu verlieren. Dennoch haben wir uns beharrlich bemüht, mithilfe von Vergleichs- und Befragungsstudien spezifische Gegenübertragungsreaktionen bei suizidalen Patientinnen und Patienten zu finden (Crumlish 1996; Jacoby 2003). Keine dieser Studien konnte jedoch belegen, dass Behandelnde im Vergleich zu anderen (nicht suizidalen) schwierigen Patienten bei suizidalen Patienten tatsächlich anders fühlen.

Allerdings fand eine bislang unveröffentlichte Dissertationsstudie interessante Unterschiede in der Art und Weise, wie Behandelnde über ihre suizidalen Patientinnen und Patienten sprechen (Judd u. a. 1999). In dieser Studie beurteilten Studierende achtzig wörtliche Transkripte von Fallvorstellungen im Rahmen einer wöchentlichen Fallkonferenz (aus den 1940er- und 1950er-Jahren) im Chestnut Lodge Hospital in Maryland. Wir ließen unsere Studierenden blind die Dokumentationen der wortwörtlich transkribierten Fallvorstellungen beurteilen (d. h. als die Behandelnden zum ersten Mal mit ihren Kollegen in diesem professionellen Forum über ihren Patienten bzw. ihre Patientin sprachen). Entscheidend dabei war, dass die Hälfte der Stichprobe von achtzig Patientinnen und Patienten suizidgefährdet war und schließlich durch einen Suizid verstarb, während die andere Hälfte (gematched nach Geschlecht, Diagnose und Alter) nicht suizidgefährdet war. Obwohl die Effekte gering waren, fanden sich statistisch signifikante Unterschiede in der Art und Weise, wie negativ Behandelnde im Rahmen der Fallkonferenz über ihre Patienten sprachen (z. B. in Form von kritischeren Beschreibungen und negativen Kommentaren), was zumindest eine gewisse Unterstützung für die Theorie von Maltsberger und Buie liefert.

Ganz unabhängig von Theorie und Forschung bestätigen viele Praktikerinnen und Praktiker ohne Weiteres, dass sie bei der Arbeit mit einer Reihe von schwierigen Patientinnen und Patienten starke negative Gefühle erleben, insbesondere bei suizidalen Menschen. In meinen vielen Workshops und Trainings bin ich oft beeindruckt von der Intensität der Gefühle. Wie in Kapitel 1 erwähnt, sind die Sorgen der Behandelnden ziemlich offensichtlich und sie können furchteinflößend sein – zum Beispiel ist Suizidalität schwierig einzuschätzen und zu behandeln, unsere Möglichkeiten, therapeutisch zu arbeiten, können durch Vorgaben der Krankenkassen eingeschränkt werden oder die Anwälte der Angehörigen drohen, einen Prozess aufgrund eines vermeintlichen Behandlungsfehlers zu führen, wenn wir einen Suizid nicht verhindern können. All dies trägt zu der nachvollziehbaren Zurückhaltung bei, die viele Behandelnde gegenüber diesen Patientinnen und Patienten an den Tag legen. Aber angesichts der Tatsachen, dass Suizidalität so häufig vorkommt und die Konsequenzen so gravierend sind, müssen wir alternative Wege finden, wie wir mit diesen negativen Gefühlen und negativen Reaktionen auf diese Patienten umgehen können, damit wir wirksame Interventionen anbieten können.

Eine weitere Herausforderung, der wir in der Versorgung gegenüberstehen, ist, dass viele von uns von Haus aus darauf trainiert wurden, jeden Patienten, der einen Suizid nur erwähnt, sofort in eine Klinik einzuweisen. Angesichts der Tatsache, dass die Krankenkassen bestrebt sind, die Dauer der stationären Krankenhausaufenthalte zu begrenzen, sollten wir uns bemühen, Wege zu finden, um die *ambulante* Versorgung zu stärken und zu verbessern und eine Halt gebende therapeutische Beziehung zu dem suizidalen Menschen herzustellen (Jobes 2000; Jobes & Bowers 2015). Wie bereits erwähnt, ist es extrem schwierig, sich in suizidale Zustände einzufühlen. Um uns aber Erfolge bei suizidalen Patientinnen und Patienten erhoffen zu können, müssen wir zuerst einen Weg finden, empathisch zu sein. Wenn es uns gelingt, uns empathisch in den Wunsch nach einem Suizid einzufühlen, können wir damit die Tür für eine gute Beziehung und Zusammenarbeit öffnen, *ohne* damit den Suizid als Mittel zur Bewältigung von Schmerz und Leid gutzuheißen. Wie schon an anderer Stelle ausführlich diskutiert (JOBES & MALTSBERGER 1995), ist der Schlüssel, sich als »beteiligter Therapeut« mit dem suizidalen Patienten zu befassen, als jemand, der mit einfühlsamer Kraft leitet. Im Gegensatz zum »beobachtenden Therapeuten«, der aus Furcht vor echtem Mitgefühl ein vollständiges Engagement vermeidet.

Die anhaltende Notwendigkeit, unsere Einstellungen und Herangehensweise gegenüber suizidalen Patientinnen und Patienten zu ändern (und die damit verbundene Berücksichtigung der Grenzen der aktuellen stationären psychiatrischen Versorgung), kann nicht überschätzt werden. Wie in Kapitel 1 erwähnt, haben sich auch bei mir selbst im Lauf meines Berufslebens Einstellungen und Herangehensweisen geändert, insbesondere weil die meisten meiner frühen Erfahrungen in stationären psychiatrischen Einrichtungen stattfanden. Mit fortschreitender Berufserfahrung als ambulanter Psychotherapeut wurden mir jedoch eigene starke Ängste und Befürchtungen im Zusammenhang mit meinen suizidalen Patientinnen und Patienten zunehmend bewusst – die eigenen Gegenübertragungen (z. B. JOBES 2011).

Als ich diese komplexen Gefühle besser verstand, wurde mir klar, dass ein Großteil meiner Angst darin begründet lag, dass ich das potenziell lebensbedrohliche Verhalten meiner Patienten und dessen Auswirkungen, wenn ein Patient sein Leben unter meiner Obhut beendet, zu kontrollieren versuchte. Natürlich sind solche Ängste und Befürchtungen nicht nur mir zu eigen. In meinen Workshops beschreiben die Teilnehmenden meist Ähnliches. Wie viele meiner Kolleginnen und Kollegen hatte auch ich eine tiefe Furcht davor, dass, selbst wenn ich eine exzellente Einschätzung des Suizidrisikos vorgenommen und eine hervorragende Behandlung durchgeführt hätte, der Patient dennoch durch einen Suizid versterben könnte. Im Lauf der Jahre hat sich mein Blickwinkel jedoch verschoben. Indem ich von meinen Patientinnen und Patienten immer mehr über suizidale Zustände erfahren habe, und immer besser um effektive Einschätzungen und Behandlungsmöglichkeiten wusste, lernte ich, die Dinge anders zu sehen. Durch jahrelange Praxis und Forschung verstand ich die Natur von Suizidalität immer besser, was mir ermöglicht hat, bessere therapeutische Arbeit mit suizidalen Menschen zu leisten. Durch dieses Wissen hat sich ein gewisses Selbstvertrauen eingestellt, dass wir mit der richtigen therapeutischen Haltung und den richtigen therapeutischen Methoden die Chancen, Suizide zu verhindern, deutlich verbessern können. Die meisten meiner suizidalen Patientinnen und Patienten waren keine hoffnungslosen Fälle, bei denen ich mich gezwungen sah, sie zu meiden oder zu flüchten.

Vielmehr haben die meisten suizidalen Menschen, die ich gesehen habe, den Überblick verloren, was ihr Leben lebenswert macht – sie fühlen sich gefangen und meinen, es gäbe keinen anderen Weg. Doch mit dem richtigen Ansatz, sprechen *die meisten* dieser Patientinnen und Patienten innerhalb von Wochen recht gut auf eine suizidspezifische Behandlung an (Lento u. a. 2013a). Diese allmähliche Veränderung meiner Wahrnehmung und Einstellung brachte mich von einem Zustand der Angst und Sorge hin zu einem relativen Vertrauen, das im Wesentlichen aus meinen erworbenen therapeutischen Kompetenzen resultierte. Ähnliche Veränderungen in der Haltung gegenüber suizidalen Patientinnen und der Herangehensweise wurden auch von anderen beschrieben – ich verweise hierfür auf die Arbeiten von Linehan u. a. (2015), Brown und Beck (Brown u. a. 2005a), Bryan und Rudd (2006, 2010), Ellis (2004), Shea (1999), Michel (Gysin-Maillart u. a. 2016; Michel & Gysin-Maillart 2015; Michel u. a. 1994), Leenaars (2004) und die bereits erwähnten Arbeiten von Orbach (2001) und Maltsberger (1994). Diese Haltung zur Arbeit mit suizidalen Patientinnen und Patienten ist ein charakteristisches Merkmal des Aeschi-Ansatzes (Michel & Jobes 2010), und man muss kein erfahrener Suizidforscher sein, um diese einzunehmen.

Was ich in den letzten drei Jahrzehnten am meisten zu schätzen gelernt habe, ist die Tatsache, dass ich zwar nicht garantieren kann, dass kein Patient stirbt, aber dass ich nichtsdestoweniger *die bestmögliche therapeutische Behandlung* anbieten kann. Eine Behandlung, die auf klinischem Wissen und wissenschaftlichen Fakten basiert, ist das Höchste, was wir jemals wirklich anstreben können, um den Patienten, Patientinnen und ihren Familien zu helfen. In dieser Erkenntnis liegt auch eine Art Befreiung: Wir müssen nicht gelähmt sein angesichts des Suizidrisikos; wir können zuversichtlich sein und uns kompetent fühlen, eine effektive suizidspezifische Behandlung zu leisten.

Das traditionelle »direktive Vorgehen«

Auf der Jahreskonferenz 1999 der American Association of Suicidology kritisierte ich im Rahmen meines Vortrags mit etwas Besorgnis öffentlich, was ich das traditionelle Vorgehen im Umgang mit Suizidalität nenne (Jobes 2000): Ansätze zur Behandlung von Suizidalität, die sehr direktiv vorgehen (insbesondere jene, die Zwang beinhalten). Ich stellte das übermäßige Vertrauen in stationäre psychiatrische Versorgung, das bloße Sich-Verlassen auf die Wirkung von Medikamenten und den routinemäßigen Gebrauch von »Non-Suizid-Verträgen« infrage. Mit Blick auf die zu diesem Zeitpunkt vorliegenden Forschungsergebnisse wollte ich eine therapeutische Herangehensweise vermeiden, die sich primär auf die Behandlung von psychischen Störungen konzentriert und Suizidalität in den Status eines Symptoms degradiert. Die Kernpunkte meiner Kritik sind in Abbildung 9 dargestellt. Die Reaktionen auf meine kritische Analyse zum therapeutischen Status quo im Jahr 1999 waren überwiegend positiv. In den darauffolgenden Jahren haben sich eine Reihe der Punkte, die ich angesprochen hatte, zweifellos deutlich zum Besseren gewandt, andere hingegen haben sich nicht sehr verändert.

ABBILDUNG 9 Reduktionistischer Ansatz zum Umgang mit Suizidalität

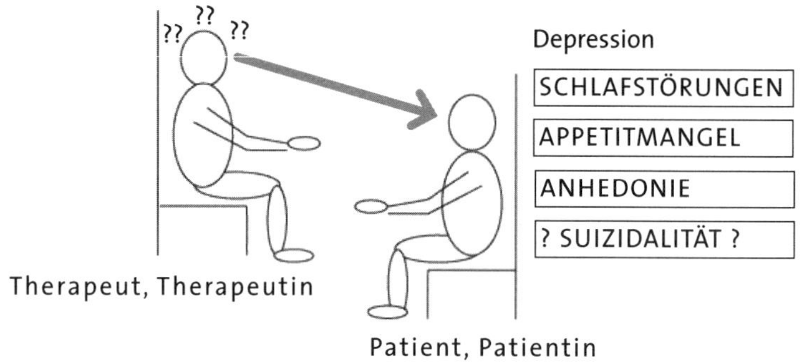

Suizidalität = psychopathologisches Symptom;
traditioneller Behandlungsansatz = stationäre Behandlung, Behandlung der zugrunde liegenden Störung und Non-Suizid-Verträge

Wie gesagt, das Gesundheitssystem und die Kosten der Behandlung von Suizidalität beeinflussen immer auch das therapeutische Vorgehen (Jobes & Bowers 2015). Immer kürzere stationäre Aufenthaltsdauern machen die stationäre Behandlung zunehmend weniger effektiv. Eine positive Entwicklung in den letzten zehn Jahren geht von randomisierten kontrollierten Studien aus, die zeigen, dass bestimmte Psychopharmaka das Suizidrisiko positiv beeinflussen können (Gibbons u. a. 2012; Mann u. a. 2005; Meltzer u. a. 2003; Tondo u. a. 2001; Zisook u. a. 2011). Jedoch gibt es auch widersprechende Studiendaten, die nicht zeigen konnten, dass Medikamente Suizidgedanken und suizidales Verhalten zuverlässig und effektiv behandeln können (Fergusson u. a. 2005; Gunnell u. a. 2005). Augenscheinlich ist zur Klärung dieser widersprüchlichen Befunde weitere Forschung notwendig.

Auf der anderen Seite werden die inhärenten Probleme von »Non-Suizid-Verträgen« und »Sicherheitsvereinbarungen« zunehmend erkannt. Die Verschiebung des Denkens im Umgang mit Suizidrisiken ist zum Teil auf die Arbeit von Barbara Stanley und Greg Brown (2012) zurückzuführen, die »Sicherheitspläne« als alternative therapeutische Intervention zu »Non-Suizid-Verträgen« entwickelt haben. Das kollektive Wissen von Expertinnen und Experten auf diesem Gebiet ist, dass »Sicherheitsversprechen« therapeutisch nicht wirksam sind (Bryan & Rudd 2006) und das Risiko für eine Haftung nach einem Suizid sogar *erhöhen* können (Jobes u. a. 2008). Folglich rücken Sicherheitspläne und ähnliche Interventionen wie »Krisenpläne« (Rudd u. a. 2001) oder »Stabilisierungspläne« (Jobes u. a. 2016) im Rahmen psychiatrischer Behandlungen zunehmend in den Mittelpunkt des Interesses. Trotz dieses Wandels treffe ich manchmal immer noch auf leidenschaftliche Verteidiger von Non-Suizid-Verträgen. Daten aus randomisierten, kontrollierten Studien zeigen deutlich, dass die wirksamsten therapeutischen Interventionen für suizidale Patientinnen und Patienten psychosoziale Interventionen sind, die sich – unabhängig von der zugrunde liegenden Diagnose einer psychischen Erkrankung – auf die Behandlung der *Suizidalität* konzentrieren (Brown u. a. 2005a; Comtois u. a. 2011; Jobes 2012; Gysin-Maillart u. a. 2016; Michel & Gysin-Maillart 2015; Rudd u. a. 2015).

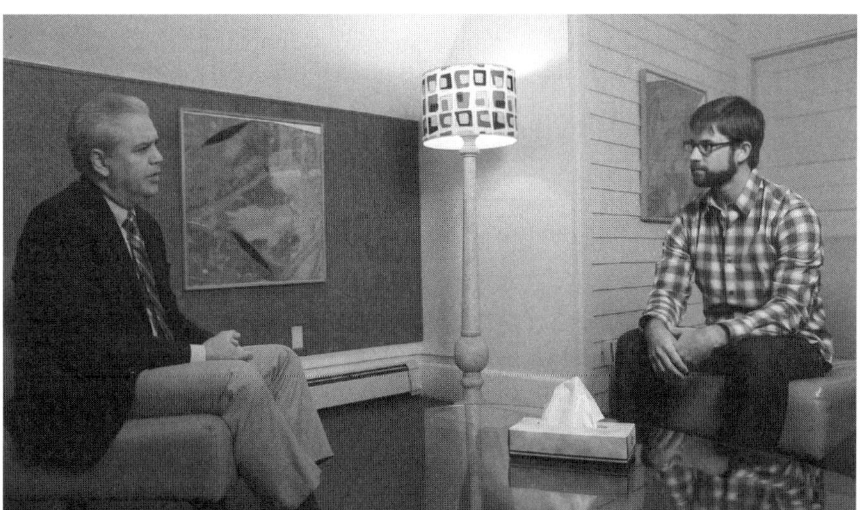

Schließlich befasste ich mich als letzten Punkt in meiner damaligen Kritik an der gängigen Praxis mit der Beziehungsdynamik zwischen Patienten und Behandelnden im Rahmen der herkömmlichen, direktiven Behandlungsansätze. An dieser Dynamik störte mich, dass der Therapeut als aktiver Experte bildlich eine »übergeordnete« Position einnimmt, während sich der Patient in einer »untergeordneten«, passiven Position als »naiver« Empfänger der Behandlung des Therapeuten befindet. Innerhalb dieser Beziehungsdynamik ist es dann die Aufgabe des Therapeuten, zu wissen und zu tun, was *für* den Patienten am besten ist; die Rolle des Patienten wird auf die Bestätigung von bestimmten Symptomen einer psychischen Erkrankung und die anschließende Annahme einer zu seiner Diagnose passenden Behandlung reduziert.

Interessanterweise haben wir in unserem Forschungszentrum Untersuchungen zur Phänomenologie von suizidalen Zuständen durchgeführt, die gezeigt haben, dass die Symptome von psychischen Störungen für suizidale Patientinnen und Patienten eben *nicht* im Mittelpunkt stehen. Wir führten eine qualitative Studie mit 152 suizidalen Patientinnen und Patienten durch, die sich in Behandlung begaben, und fanden vier reliable Kategorien, die (zusammen) 67 Prozent der 636 SSF-basierten Antworten im Zusammenhang mit ihren suizidalen Belastungen abdeckten (Jobes u.a. 2004). Die Kategorien zeigten, dass suizidale Patientinnen und Patienten am stärksten mit Beziehungsproblemen (22 Prozent), beruflichen Problemen (20 Prozent), Selbstwertproblemen (15 Prozent) und dann mit Symptomen von Belastungen und psychischen Erkrankungen (10 Prozent) zu kämpfen hatten. Und obwohl nur 10 Prozent der Suizidalität mit Symptomen von psychischen Störungen zusammenhängen, konzentriert sich die Literatur zur Suizidprävention überwiegend auf psychische Störungen und Psychopathologie. Hatte Sigmund Freud (1961) vielleicht schon vor vielen Jahren recht, als er feststellte, dass Glück eher auf dem menschlichen Bedürfnis zu *arbeiten* und der Kraft der *Liebe* basiert? In unserer Studie bestätigten die Patientinnen und Patienten, dass solche Themen tatsächlich im Mittelpunkt ihrer Suizidalität standen.

Der gemeinschaftliche CAMS-Ansatz

Wie in Abbildung 10, S. 93, dargestellt, ist die Herangehensweise im CAMS bei der Begegnung mit einem suizidalen Patienten, einer suizidalen Patientin eine völlig andere. Im Rahmen von CAMS ist die *Suizidalität* das

Hauptziel unseres gemeinsamen klinischen Interesses; wir wollen *mit ihren Augen* sehen, was es für die Patienten bedeutet, suizidgefährdet zu sein. Mit anderen Worten, ein CAMS-Therapeut muss sich einzig und allein mit der Phänomenologie der Suizidalität seiner Patienten beschäftigen; welche Rolle Suizidalität für den Umgang mit ihren Belastungen spielt, dies intrasubjektiv zu verstehen, sollte für uns im Vordergrund stehen. Ich habe noch nie mit einer suizidalen Person gesprochen, bei der keine legitimen Bedürfnisse hinter ihren suizidalen Gedanken, Aussagen und Verhaltensweisen standen. Zum Beispiel die Notwendigkeit, scheinbar unerträgliches Leiden zu beenden, die Stimmen in einer Psychose zum Schweigen zu bringen, andere wissen zu lassen, wie verzweifelt sie sind, einem unerträglichen Gefühl der völligen Einengung zu entkommen – all diese Gründe sind verständlich und erfordern wirksame Maßnahmen, um einen möglichen Suizid zu verhindern. Folglich ist die wichtigste therapeutische Frage, die es zu beantworten gilt, ob ein Suizid die einzige Lösung ist. Für einen ernsthaft suizidalen Menschen scheint es oft so. Aus unserer therapeutischen und womöglich auch aus persönlicher Perspektive sehen wir jedoch viele Alternativen.

ABBILDUNG 10 Der CAMS-Ansatz zum Umgang mit Suizidrisiken

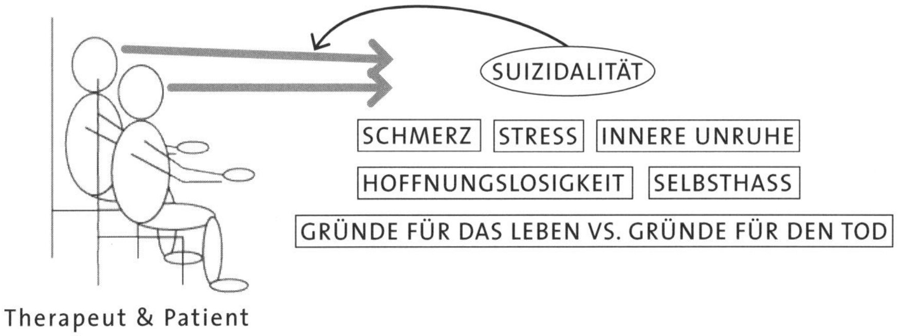

CAMS ist ein problemzentrierter, suizidspezifischer ambulanter Ansatz mit einem Behandlungsplan, der gemeinsam mit dem Patienten bzw. der Patientin erstellt wird.

Wenngleich wir psychische Störungen nicht ignorieren, konzentrieren sich CAMS-Therapeutinnen und -Therapeuten primär auf die von den

Patienten und Patientinnen genannten Auslöser und Gründe, darauf, warum sie sich das Leben nehmen wollen. Anstatt davon auszugehen, dass wir die Ursachen für das suizidale Denken und Verhalten des Patienten kennen (z. B. eine affektive Störung), bemühen wir uns, die Suizidalität durch das gemeinsame Ausfüllen der SSF zu analysieren. Die Sitzposition – nebeneinander –, die wir im Rahmen von CAMS bewusst einnehmen, ist auf vielen Ebenen bedeutsam. Am wichtigsten ist vielleicht, dass wir uns buchstäblich von einer Face-to-Face-Sitzposition, die gegnerische Positionen symbolisieren kann, hin zu einer gemeinschaftlichen Sitzposition »Seite an Seite« bewegen. Die gemeinsame Arbeit an den verschiedenen Abschnitten der SSF führt so zu einem gemeinsamen Verständnis des Suizidrisikos und ermöglicht auch eine gemeinsame Planung der notwendigen Behandlungsschritte, die von *beiden* Beteiligten der therapeutischen Dyade gemeinsam bestimmt werden. CAMS führt bei der gemeinsamen Beurteilung der Suizidalität zu einer *Dekonstruktion* des Suizidrisikos in Einzelaspekte, die dann die Richtung vorgibt für die *Rekonstruktion* anderer Möglichkeiten zur Bewältigung der Suizidalität, inklusive der Behandlung von patientendefinierten Auslösern und Gründen der Suizidalität. Indem der Therapeut neben dem Patienten Platz nimmt, vermittelt er eine ganz andere Botschaft: »Die Antworten auf Ihre Probleme existieren in Ihnen – wir werden diese Antworten in der Behandlung als Partner gemeinsam finden, indem wir Ihnen helfen, anders zurechtzukommen und uns bemühen, Ihnen dabei zu helfen, dass Sie ein Leben finden, das Sie wirklich leben wollen, das Sinn und Bedeutung hat.«

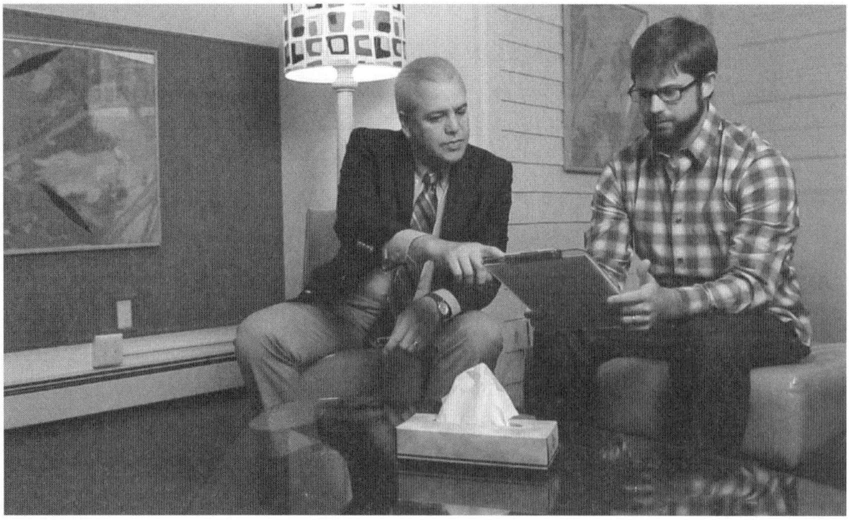

Durch diese therapeutische Haltung und Herangehensweise wird das Thema Suizidalität *objektiviert* – und wird damit zu einem Thema, das gemeinsam mit dem Patienten, der Patientin untersucht und behandelt wird. Insofern erleichtert diese Haltung den Aufbau einer therapeutischen Allianz, indem man sich auf das Suizidrisiko konzentriert, anstatt suizidale Patientinnen und Patienten als potenzielle Bedrohung oder potenzielle Gegner zu sehen. Statt in einen Machtkampf einzusteigen, ob ein Patient sich das Leben nehmen könnte, verhindert CAMS dieses »Ringen« durch einen alternativen Vorschlag: »Lassen Sie uns schauen, ob wir gemeinsam eine echte Alternative zum Suizid finden können, mit der Sie besser mit Ihren Schmerzen und Leiden umgehen können.« Auf diese Weise bemühen sich CAMS-Behandelnde um eine tragfähige therapeutische Beziehung, die letztlich die wichtigste Zutat für einen Behandlungserfolg wecken kann – die Motivation des *Patienten*, für das eigene Leben zu kämpfen. Wenn man genauer darüber nachdenkt, besteht das Ziel teilweise darin, Patienten zu »Junior-Suizidforschern« auszubilden, denen bewusst wird, welche Funktion die Suizidalität in ihrem Leben einnimmt, mit dem Ziel, dass sie sich aus ihrem verführerischem Griff befreien können.

Auf CAMS vorbereitet sein

Um CAMS gelungen einzuführen, muss der Therapeut, die Therapeutin darauf vorbereitet sein, nahtlos von der Früherkennung aktueller Suizidgedanken (durch ein Screening oder eine Abfrage im Gespräch) zu einer gründlicheren CAMS-gestützten Beurteilung des Suizidrisikos mithilfe der SSF überzugehen. Das bedeutet praktisch, dass vor Beginn jeder therapeutischen Sitzung eine Kopie der SSF parat liegen sollte. Außerdem ist die bei bestimmten Teilen der Risikobeurteilung und der Behandlungsplanung vorgesehene Sitzposition nebeneinander zu antizipieren, in dem Sinne, dass die Bestuhlung im Raum dies ermöglichen sollte. In meinem eigenen Büro nutze ich dazu nicht die Zweisitzer-Couch, das wäre zu nah, sondern bewege meinen Hocker neben den Patienten oder die Patientin, um die gewünschte CAMS-Dynamik zu erzeugen.

Im Zuge der jahrelangen Anwendung von CAMS und durch die Rückmeldungen von Patientinnen und Patienten haben wir festgestellt, dass der bloße Akt des sich Umsetzens auf einen benachbarten Stuhl für den

Patienten bzw. die Patientin bedeutsam ist und einen wichtigen Einfluss auf die therapeutische Beziehung haben kann. Besonders bedeutsam war diese Sitzanordnung beispielsweise bei unserer Arbeit in der Air Force, weil der Therapeut ein Offizier war und die Patienten meist einbestellt wurden – eine durch den militärischen Rang von Autorität geprägte Dynamik wurde plötzlich durch die geteilte Richtung geändert, und Patient und Therapeut waren jetzt im gleichen Team. Solche kinästhetischen Aspekte sind nicht trivial; man denke an die klassische freudsche psychoanalytische Platzierung des Analytikers *hinter* dem Analysanden, der auf der sprichwörtlichen Couch liegt. Sich neben einen Patienten zu setzen, darf niemals leichtfertig geschehen. Das Anliegen, die Bitte darum, dies tun zu dürfen, sollte aufrichtig sein und verbunden sein mit einem feinen Gespür für den persönlichen Raum, den jeweiligen Status, traumatische Vorerfahrungen, genderspezifische Aspekte und die kulturelle Dynamik.

Zusammenfassung und Schlussfolgerungen

In diesem Kapitel haben wir das Versorgungssystem in Bezug auf Suizidalität und den optimalen Einsatz von CAMS betrachtet. Wie schon gesagt, kann man die Versorgung durch die Entwicklung suizidspezifischer Leitlinien und Verfahren, durch das frühzeitige und zuverlässige Identifizieren von potenziellen Suizidrisiken, durch regelmäßige Intervision und Supervision und durch den angemessenen Einsatz einer suizidspezifischen Dokumentation deutlich verbessern. Eine Optimierung der CAMS-Nutzung kann auch dadurch erreicht werden, dass man Gegenübertragungen im Zusammenhang mit Suizidalität versteht und einen gemeinschaftlichen (non-direktiven) Ansatz zur Behandlung verfolgt (zusammen mit geeigneten Vorbereitungen für die Durchführung). Verbesserungen im Versorgungssystem können den effektiven Einsatz von CAMS optimieren, was immer auch bedeutet, dass wir in der Lage sein werden, eine suizidale Person durch eine respektvolle und einfühlsame Haltung erfolgreich in unsere Bemühungen einzubinden, das Wie, Wann, Wo und Warum von Suizidalität innerhalb der Phänomenologie des Patienten zu verstehen. Wenn wir gemeinsam die wahre Natur des suizidalen Kampfes des Patienten verstehen, schafft dies die Bühne für die Identifizierung der patientendefinierten Auslöser und Gründe, auf die CAMS systematisch abzielt, um einen

Suizid – die schlimmste und extremste aller »Bewältigungsoptionen« – im Lauf der Zeit überflüssig zu machen. Aber über eine bessere Bewältigung hinaus zielt CAMS auch darauf ab, dass die Patienten und Patientinnen ein Leben mit Sinn und Bedeutung aufbauen. Wenn diese Schlüsselelemente von CAMS wirklich zusammenkommen, können Leben sinnvoll verändert und manchmal buchstäblich vor dem Abgrund der suizidalen Verzweiflung gerettet werden.

KAPITEL 4: **CAMS-Risikoeinschätzung** Die SSF gemeinsam ausfüllen

In vielerlei Hinsicht ist dieses Kapitel eines der wichtigsten in diesem Buch. Denn wenn die Einschätzung des Suizidrisikos richtig durchgeführt wird, kann dies außerordentlich allianzbildend, motivationsfördernd und therapeutisch wirksam sein. In diesem Kapitel werden sowohl konzeptionelle Aspekte als auch konkrete Verfahrensschritte der CAMS-basierten Suizidrisikobeurteilung diskutiert. Da die Art und Weise, *wie* diese Beurteilung durchgeführt wird, so wichtig ist, liefere ich Ihnen konkrete Formulierungsvorschläge für jeden Punkt des Beurteilungsprozesses. Dies sind lediglich Beispiele zur Veranschaulichung; ich erwarte nicht, dass Sie diese Beispiele wörtlich verwenden. Aber jedes Beispiel gibt einen Einblick in die Haltung von CAMS und hilft Ihnen vielleicht, Ähnliches in Ihren Worten und Ihrem Stil zu sagen.

Schritt für Schritt zur CAMS-Risikoeinschätzung

Wie bereits in Kapitel 3 erwähnt, ist es wichtig, das Suizidrisiko frühzeitig in der Therapiestunde zu identifizieren, insbesondere bei bislang unbekannten Patienten und Patientinnen. Die klinische Erfahrung und unsere Forschung haben gezeigt, dass die erste Phase der CAMS-Beurteilung und der Behandlungsplan in der ersten Sitzung mindestens 30 bis 40 Minuten, aber typischerweise volle 50 Minuten dauert (Archuleta u. a. 2014; Comtois u. a. 2011). Für Behandelnde, die neu mit CAMS arbeiten, ist das Tempo der Intervention eine der größten Herausforderungen, die es schon früh zu bewältigen gilt. Menschen, die mir bei einer CAMS-Risikoeinschätzung zusehen, stellen fest, dass ich die Beurteilung schnell vorantreibe, ohne überstürzt oder ungeduldig zu erscheinen. Das richtige Tempo kommt mit der Erfahrung und dem Beherrschen der Gesprächstechnik. Ich tendiere dazu, interaktiv zu sein und sage häufig Dinge wie: »Okay, das klingt wirklich wichtig, lassen Sie uns das markieren und später darauf zurückkommen.« Generell lauten die Tempoziele für die erste CAMS-Sitzung wie folgt:

- Abschnitt A Assessment = 20 Minuten
- Abschnitt B Assessment = 10 Minuten
- Abschnitt C (einschließlich des CAMS-Stabilisierungsplans) Behandlungsplanung = 20 Minuten

Zugegeben, das ist eine Menge Arbeit in einer 50- bis 60-minütigen Sitzung, aber mit ein wenig Übung und Erfahrung sind das realistische Zeitangaben.

Diese Überlegungen zum Tempo unterstreichen, wie wichtig es ist, das Thema Suizid innerhalb der ersten *5 bis 10 Minuten* einer Sitzung anzusprechen (unabhängig davon, ob man ein Screeninginstrument einsetzt oder nicht). Viele Behandelnde lehnen es ab, in einem klinischen Kontakt so früh den Fokus auf das Suizidrisiko zu legen, insbesondere wenn es sich um eine erste Begegnung mit einem neuen Patienten oder einer neuen Patientin handelt. Skeptische Therapeuten und Therapeutinnen haben vielleicht das Gefühl, dass ein direktes Angehen eines so sensiblen Themas abschreckend sein könnte, und von dem ablenken, worüber Patientinnen und Patienten sprechen wollen. Wenn das Thema jedoch sachlich und einfühlsam angesprochen wird, werden die meisten Patientinnen und Patienten, für die es nicht relevant ist, die Thematik einfach verwerfen, während andere innehalten und oft bereit sind, das Problem anzugehen.

Weil es beim Thema Suizid um Leben und Tod geht, ist es eine Grundsatzangelegenheit, im Sinne von »alles zu gewinnen und nichts zu verlieren«, das Thema frühzeitig und offen anzusprechen. Meiner Erfahrung nach vertieft das Aufschieben des Suizidthemas bei jemandem, der wirklich suizidgefährdet ist, ausnahmslos ein sowieso schon heikles klinisches Problem.

Mehr als einmal haben Therapeutinnen und Therapeuten in Workshops gesagt: »Ich kann mir nicht vorstellen, dass ich mit einer Patientin in der ersten Sitzung CAMS machen würde, bevor ich eine therapeutische Beziehung hergestellt habe.« Ich bin vom Gegenteil überzeugt: Wir beobachten regelmäßig, dass bemerkenswert schnell und häufig tragfähige therapeutische Beziehungen im Schmelztiegel der Suizidkrise geschmiedet werden, gerade weil wir die SSF nutzen, um den suizidalen Patienten oder die Patientin zu beteiligen. Sowohl in der Praxis als auch in der Forschung hat sich gezeigt, dass der Einsatz von CAMS das Bilden einer starken und vertrauensvollen therapeutischen Beziehung tatsächlich in Gang setzen kann. Mehr noch, suizidale Patientinnen und Patienten *schätzen* es, verglichen mit dem üblichen klinischen Vorgehen, sich auf diese Weise zu beteiligen (Comtois u. a. 2011). Aus Metaanalysen wissen wir, dass CAMS-basierte Einschätzungen als *therapeutische Assessments* fungieren: eine hoch personalisierte, gemeinsame Erfahrung mit umfangreichem direktem Feedback (Poston & Hanson 2010).

Durch das Betonen der Kooperation zwischen der behandelnden Person und der Patientin oder dem Patienten ist CAMS grundlegend darauf ausgelegt, die therapeutische Beziehung zu stärken. CAMS ermöglicht einen strukturierten Erhebungsprozess, um tief und einfühlsam in den psychischen *Schmerz und* das *Leid* eines Patienten einzutauchen, was ja unser Hauptaugenmerk ist. Dass ein Patient oder eine Patientin aktuell Suizidgedanken hat, führt zum Bearbeiten der SSF, die Fragen zu Beginn konzentrieren sich jedoch eher auf den psychischen Schmerz und das Leid als auf Suizid im engeren Sinne. Fragen, die sich spezifischer auf einen Suizid beziehen, tauchen erst später auf (Abschnitt B). Das Thema Suizid kann durchaus für manche Patientinnen und Patienten sensibel sein, aber der schnelle Übergang hin zu einer tiefen und bedeutsamen Diskussion über Schmerz und Leid wird in der Regel gut aufgenommen und kann durchaus beruhigend und tröstlich sein. Aber: Die Art und Weise *wie* Behandelnde die SSF einführen, ist entscheidend für den Erfolg.

Das Thema Suizidalität ansprechen

Eine typische Frage von Behandelnden zu Beginn einer Sitzung ist häufig: »Was hat Sie heute hergeführt?« Der Patient oder die Patientin wird dann typischerweise erste Beschwerden, Sorgen und symptombedingte Probleme vorbringen. Wie bereits in Kapitel 3 erwähnt, ist ein Screening, das Therapeutinnen und Therapeuten zu Beginn der Sitzung auf ein suizidales Risiko hinweist, äußerst hilfreich. Aber auch wenn das Screening ein erhöhtes Suizidrisiko anzeigt, empfehlen wir Ihnen, Patienten und Patientinnen bis zu 5 Minuten Zeit zu geben, um zu beschreiben, was sie durchmachen, dann können Sie auf folgende Weise zum Thema Suizidalität übergehen:

»Es klingt, als sei bei Ihnen im Moment viel los, und ich bin froh, dass Sie um Hilfe gebeten haben. Es scheint, als ob Sie erdrückt werden und dass Sie große seelische Schmerzen haben. Es scheint auch so zu sein, dass es für Sie im Moment so schwierig ist, dass Sie sogar an einen Suizid gedacht haben, zumindest laut dem Fragebogen, den Sie im Wartezimmer ausgefüllt haben. Weil ich solche Gedanken als ernsthaften Indikator dafür verstehe, wie schlimm die Dinge gerade für Sie sind, möchte ich gern Ihren psychischen Schmerz und das emotionale Leid tiefergehend erörtern. Für diesen Zweck habe ich hier ein Beurteilungsinstrument. Ich würde mir wünschen, dass wir das zusammen ausfüllen, und ich denke, dass das für uns beide hilfreich ist. Ist es in Ordnung, wenn ich meinen Stuhl neben Ihren rücke, damit wir das gemeinsam durcharbeiten können?«

Behandelnden, die kein Screening einsetzen, obliegt es, auf Schlüsselwörter wie Verzweiflung, Aussichtslosigkeit, Hoffnungslosigkeit oder Wunsch nach Erlösung genau zu achten. Wenn man eine latent suizidale Stimmung spürt, ist es wichtig, das Thema frühzeitig und direkt anzusprechen. Was ich in solchen Fällen sagen würde:

»Meine Güte, Ihre Situation hört sich wirklich erdrückend und emotional schmerzhaft an – ich bin froh, dass Sie sich Hilfe gesucht haben! Aber ich frage mich, wie schlimm das manchmal für Sie ist. Wie kommen Sie damit zurecht? Wissen Sie, für Menschen, die durchmachen, was Sie durchmachen, ist es nicht ungewöhnlich, über einen Suizid nachzudenken. Angesichts Ihrer Situation, sind Ihnen auch schon einmal solche Gedanken gekommen? Wenn ja, dann würde ich vorschlagen, dass wir gemeinsam diesen Bogen bearbeiten, das hilft mir sehr, Ihre Situation noch besser zu verstehen. Darf ich mich neben Sie setzen, damit wir diese Einschätzung gemeinsam vornehmen können?«

Ich möchte einige wichtige Merkmale in diesen Passagen hervorheben. Zuerst versichere ich dem Patienten, dass es eine gute Idee war, Hilfe zu suchen. Wir müssen für unsere Patientinnen und Patienten Hoffnungsträger sein, die sie in ihrer Entscheidung, Unterstützung zu suchen, bestätigen. Zweitens mache ich deutlich, dass ich das Gefühl, völlig überfordert zu sein, anerkenne und dass ich verstehe, dass der Patient oder die Patientin emotional leidet. Er oder sie muss hören, dass ich das Ausmaß der Situation verstehe. Drittens soll meine direkte Frage nach dem Suizid als Ausdruck dafür interpretiert werden, wie schwierig und schmerzhaft die Situation des Patienten ist; Suizidgedanken sind angesichts des Ausmaßes seines Schmerzes verständlich. Viertens verlagere ich bewusst unseren klinischen Fokus, indem ich die Notwendigkeit einer weitergehenderen Beurteilung der *Schmerzen und Leiden* des Patienten hervorhebe. Dies muss *gemeinsam* erfolgen, was bei unseren Bemühungen, auf die von den Patienten vorgebrachten Bedenken einzugehen, hilfreich sein wird. Fünftens bitte ich respektvoll darum, zum Ausfüllen der SSF neben dem Patienten Platz nehmen zu dürfen. Der Patient soll wissen, dass ich bei null anfange; dass der Patient weitermacht, ist mein vorrangiges Anliegen.

Abschnitt A der SSF ausfüllen

An dieser Stelle ist es sinnvoll, auf unsere Fallgeschichte von »Herrn B.« aus dem ersten Kapitel zurückzukommen. Mit einer gewissen Beklommenheit stimmte Herr B. meinem Vorschlag einer gründlicheren Einschätzung zu, was auch das Heranrücken meines Hockers und das Vorlegen der SSF auf einem Klemmbrett beinhaltete. Als er das Klemmbrett in die Hand nahm, sagte ich:

»Okay, Herr B., das hier nennt sich Suizidstatusform. Wenn wir alle Abschnitte ausfüllen, werden wir das Leid, das mit Ihrer Suizidalität in Verbindung stehen könnte, besser verstehen. Ich werde Ihnen bei diesem ersten Teil der Einschätzung helfen. Wenn Fragen aufkommen, kann ich sie direkt klären, damit Sie zu einer klareren Antworten kommen können. Die SSF wird mir dabei helfen, zu verstehen, wie es ist, in Ihrer Haut zu stecken.«

Die SSF-Basisbeurteilung

Zu Beginn der Einschätzung nimmt der *Patient* bzw. die *Patientin* den Stift in die Hand und füllt alle Ratingskalen aus bzw. ergänzt die qualitativen Antworten in Abschnitt A. Es gibt zwar einige Ausnahmen, aber ich bin der Meinung, dass der Patient – *und nicht der oder die Behandelnde* – die erste Seite der SSF ausfüllen sollte, weil dies eine völlig andere Dynamik ergibt. Die Patienten und Patientinnen wissen am besten über ihre suizidalen Schmerzen und ihr Leiden Bescheid. Unsere Aufgabe bei der

Einschätzung ist es, ihren Bemühungen vertrauensvoll zu folgen und sie zu unterstützen.

Der Patient beginnt mit den ersten Skalen der SSF-Basisbeurteilung (d. h. Schmerz, Stress, Unruhe, Hoffnungslosigkeit, Selbsthass und das Gesamtrisiko). Nach jedem Rating wird der Patient ermutigt, qualitative Antworten zu ergänzen bzw. den jeweiligen Satzanfang zu vervollständigen. Behandelnde dienen über die ganze Zeit des Ausfüllens von Abschnitt A als Beratende, Coach und Verbündete – sie klären alle Fragen des Patienten und unterstützen ihn bei seinen Bemühungen, den Bogen auszufüllen. Es ist in Ordnung, wenn der Patient Antwortfelder leer lassen möchte (auch Nichtbeantwortung kann nützliche Hinweise liefern). Der oder die Behandelnde sollte den Patienten ermutigen, sich nicht an einem bestimmten Item festzubeißen. Wichtig ist, sich durch die »Datensammlung« hindurchzubewegen (d. h. sich nicht auf eine Antwort übermäßig zu konzentrieren). Wenn die SSF-Basisbeurteilung abgeschlossen ist, leiten die Behandelnden den Patienten an, diese nach ihrer Wichtigkeit (1 am wichtigsten, 5 am wenigsten wichtig) zu ordnen.

Wie in Abbildung 11, S. 104, ersichtlich, hat Herr B. die SSF-Basisbeurteilung ohne Probleme ausgefüllt. Wir sehen, dass er eine hohe suizidale Belastung in Bezug auf seine Lebenssituation und seine Ehe erlebt. Im Sinne von Shneidmans Würfelmodell sehen wir Bewertungen von 5 bei psychischem Schmerz, 4 bei Stress und 3 bei Unruhe – eine Bewertung von 5-4-3. Wenn auch nicht so besorgniserregend wie eine 5-5-5-Bewertung (d. h. einer Operationalisierung von klarer und unmittelbarer Gefahr), sehen wir immer noch ein sehr hohes Risiko. Glücklicherweise ist sein Agitationswert etwas niedriger, was in meinen Augen günstig ist, da Unruhe bei vollzogenen Suiziden eine so große (tödliche) Rolle spielt. Doch Herrn B.s Bewertungen von 5 bei Hoffnungslosigkeit und Selbsthass erhalten unbedingt meine Aufmerksamkeit, weil sich in unserer Forschung gezeigt hat, dass diese beiden Variablen das Gesamtrisiko, das er mit 3 beziffert hat, signifikant mildern können (Jobes u. a. 2009b). Auch bei der Rangordnung nach Wichtigkeit erhalten Hoffnungslosigkeit und Selbsthass die Plätze 1 und 2, was ebenfalls ein Grund zur Besorgnis ist. Sein Gefühl der Hoffnungslosigkeit (»in der Falle zu sitzen«) und sich selbst als »Verlierer« zu sehen, ist unter Umständen eine besorgniserregende Kombination; er fühlt sich hoffnungslos festgefahren und ist voller Selbsthass.

ABBILDUNG 11 SSF-Basisbeurteilung von Herrn B.

Wichtigkeit	
3	1. Beurteilen Sie den **psychischen Schmerz** (Gefühle von Verletzung, Leid oder Elend, *nicht* Anspannung, Stress oder körperlicher Schmerz): niedriger psychischer Schmerz — hoher psychischer Schmerz 1 2 3 4 (5) Ich finde psychisch am schmerzhaftesten: mein Leben, meine Ehe
4	2. Beurteilen Sie das Ausmaß Ihres aktuellen **Stresses** (allgemeines Gefühl, unter Druck zu stehen, von etwas überfordert zu sein): niedriger Stress — hoher Stress 1 2 3 (4) 5 Für mich ist am meisten mit Stress verbunden: alles
5	3. Beurteilen Sie Ihre **innere Unruhe** (emotionale Dringlichkeit, das Gefühl, Sie müssten irgendetwas tun; nicht Verärgerung oder Gereiztheit): niedrige innere Unruhe — hohe innere Unruhe 1 2 (3) 4 5 Ich habe am ehesten das Bedürfnis, etwas zu tun, wenn: ich mich mit meiner Frau streite
1	4. Beurteilen Sie Ihre **Hoffnungslosigkeit** (die Erwartung, dass sich die Dinge nicht bessern, ganz egal, was Sie tun): wenig Hoffnungslosigkeit — viel Hoffnungslosigkeit 1 2 3 4 (5) Ich bin am meisten hoffnungslos in Bezug auf: das Gefühl, in der Falle zu sitzen
2	5. Beurteilen Sie Ihren **Selbsthass** (das allgemeine Gefühl, sich selbst nicht zu mögen, kein Selbstwertgefühl zu haben, sich selbst nicht zu respektieren): wenig Selbsthass — viel Selbsthass 1 2 3 4 (5) Was ich an mir am meisten hasse, ist: ich bin ein Versager

6. Beurteilen Sie Ihr **Suizidrisiko insgesamt**:
extrem niedrig (werde mich *nicht* umbringen) — extrem hoch (werde mich umbringen)
1 2 (3) 4 5

Ausrichtung des Suizids auf sich selbst oder andere

Die nächsten beiden Fragen in Abschnitt A der SSF erfassen, ob sich das Suizidrisiko des Patienten auf »sich selbst« oder »andere« (beides oder keines) bezieht. Diese Einschätzung ist in Bezug auf einige meiner frühen theoretischen Arbeiten zu *intrapsychischer* vs. *interpsychischer* Suizidalität relevant (JOBES 1995a).

Ein intrapsychisch suizidaler Patient leidet an internaler/egozentrischer Suizidalität. Im Gegensatz dazu wurzelt die Suizidalität eines interpsychisch suizidalen Patienten in beziehungsorientierten Faktoren. Die Theorie besagt, dass intrapsychisch suizidale Patienten ein höheres Risiko für einen *vollendeten* Suizid haben, während interpsychisch suizidale Patienten mit einem höheren Risiko einen *Suizidversuch* unternehmen. Paradoxerweise deutet die Theorie (und einige unserer Daten) darauf hin, dass intrapsychisch suizidale Patientinnen und Patienten weniger geneigt sind, sich in Behandlung zu begeben, aber möglicherweise besser auf eine solche ansprechen, wenn sie es denn dann tun. Umgekehrt sind interpsychisch suizidale Patientinnen und Patienten zwar eher dazu geneigt, sich um Hilfe zu bemühen, aber sie sind möglicherweise weit weniger empfänglich für die üblichen psychiatrisch-psychotherapeutischen Behandlungen (JOBES 1995a; JOBES u.a. 2005; siehe auch FAZAA & PAGE 2005). Herr B. hat beide Fragen mit einer 5 bewertet (siehe Abbildung 12, S. 106), was sofort eine kurze Diskussion darüber auslöst, inwiefern er es »nicht mehr aushalten kann« und dass seine Familie ohne ihn »besser dran wäre«. Diese Bewertungen und diese Diskussion erhalten unbedingt meine Aufmerksamkeit insofern, als Herr B. im Suizid sowohl einen Weg sieht, um dem Schmerz zu entkommen, als auch ein bestürzendes »Geschenk« an die Menschen, die ihn lieben (im Einklang mit JOINERS [2005] Konstrukt der »wahrgenommenen Belastung« für andere). Darüber hinaus haben Untersuchungen gezeigt, dass hohe Werte in der Ausrichtung sowohl auf sich selbst als auch auf andere das Gesamtsuizidrisiko deutlich erhöhen können (LENTO u.a. 2013b). Konkret waren höhere Werte auf der Skala »Selbst« mit höheren Ratings auf der Beck-Suizidgedanken-Skala (BSS) assoziiert. Dieser Trend wurde jedoch durch das Rating auf der Skala »Andere« in schützender Weise abgemildert. Das heißt, Personen mit hohen »Selbst«-Ratings und hohen »Anderen«-Ratings erreichten auf der BSS niedrigere Werte als Personen mit einer Kombination aus hohen »Selbst«-Ratings und niedrigen »Anderen«-Ratings. Studien von O'CONNOR u.a. (2014a) liefern weitere Unterstützung für diesen Befund: Dort fand sich ein Zusammenhang zwischen einem hohen Maß an *intrapersonellem* Zukunftsdenken (d. h. Gedanken über sich selbst und niemand anderen) und wiederholten Suizidversuchen.

ABBILDUNG 12 Herrn B.s Ausrichtung auf sich selbst oder andere

1. Inwiefern sind Ihre Suizidgedanken abhängig von Gefühlen und Gedanken über sich selbst?

Überhaupt nicht				Völlig
1	2	3	4	(5)

2. Inwiefern sind Ihre Suizidgedanken abhängig von Gefühlen oder Gedanken anderen gegenüber?

Überhaupt nicht				Völlig
1	2	3	4	(5)

Gründe für das Leben vs. Gründe für den Tod

Der nächste Punkt ist die Erfassung von Gründen für das Leben vs. Gründe für den Tod. Dieser Abschnitt kann in jeder für den Patienten, die Patientin geeigneten Weise ausgefüllt werden. Zum Beispiel beginnen einige Patienten mit den Gründen für den Tod und richten nur widerstrebend, mit Ermutigung des Behandlers, ihre Aufmerksamkeit auf die Gründe für das Leben. Die Patienten und Patientinnen sollten so viele Felder ausfüllen, wie es für sie stimmig ist. Sie müssen nicht alle Felder ausfüllen. Nach dem Ausfüllen wird der Patient, die Patientin gebeten, die Positionen von der wichtigsten bis zur unwichtigsten zu ordnen (1 bis 5 für beide Seiten der Tabelle). Wie bei allen qualitativen SSF-Fragen ist es nicht entscheidend, dass jemand alle fünf Zeilen mit Antworten füllt – die jeweilige Vollständigkeit (oder auch Unvollständigkeit) ist eine nützliche Informationsquelle.

Bei Herrn B. sehen wir (siehe Abb. 13, S. 107), dass sich die Gründe für das Leben auf seine Familie konzentrieren; paradoxerweise bezieht sich eine der Gründe für den Tod auch auf seine Familie – so ist die Natur suizidaler Gedanken. Ähnlich wie in den SSF-Basisbeurteilungen, konzentrieren sich Herrn B.s Gründe für den Tod auf das Gefühl, in der Falle zu sitzen, ein Verlierer zu sein und sein tiefes Elend. Das Fehlen von weiteren Gründen für das Leben, insbesondere das Fehlen von zukunftsgerichtetem Denken, ist doch beunruhigend, da wir wissen, dass jeder Gedanke, der sich auf die Zukunft bezieht, in egal welchem Teil der SSF, ein Schutzfaktor sein kann (Jobes 2004b; Nademin u. a. 2005).

ABBILDUNG 13 Herrn B.s Gründe für das Leben vs. Gründe für den Tod

Wichtigkeit	Gründe für das Leben	Wichtigkeit	Gründe für den Tod
1	Frau	3	Frau und Kinder
2	Kinder	1	das Gefühl, in der Falle zu sitzen, Flucht
		2	Versager
		4	erbärmlich

Wunsch zu leben vs. Wunsch zu sterben

Im Anschluss an den Abschnitt zu GFL und GFT wird der Patient bzw. die Patientin ermutigt, seinen bzw. ihren »Wunsch zu leben« (WZL) vs. »Wunsch zu sterben« (WZS) auf einer Skala von 0 bis 8 zu bewerten. Diese Bewertung ist durch eine Arbeit von Kovacs und Beck (1977, siehe Kapitel 2, S. 53) inspiriert. Kovacs und Beck lieferten mit ihrer Hypothese zur »inneren suizidalen Debatte« sowohl eine wertvolle Theorie zur Ambivalenz suizidalen Denkens als auch einen frühen Ansatz zur Differenzierung von Suizidrisiken. Einige Jahre später konnten Beck und Kollegen. an einer großen Stichprobe von suizidalen Patientinnen und Patienten, die über mehrere Jahre beobachtet wurden, zeigen, dass einfache Selbsteinschätzungen des Wunsches zu leben vs. des Wunsches zu sterben mit signifikanten Odds Ratios für tatsächliches suizidales Verhalten verbunden waren (Brown u. a. 2005b). Mit anderen Worten, die Beurteilungen der Patienten bezüglich ihres WZL und WZS können dazu verwendet werden, den Suicide Index Score (SIS) zu bilden. Dieser wird berechnet, indem man den WZS-Score eines Patienten von seiner WZL-Score subtrahiert. In der Studie von Brown u. a. (2005b) begingen die Patienten mit hohen Bewertungen des WZS signifikant häufiger Suizidversuche sowie vollendete Suizide.

Unser Team im CUA Suicide Prevention-Labor hat die SIS-Methodik in einer Reihe von Querschnittsuntersuchungen (Corona u. a. 2013; O'Connor u. a. 2012b; O'Connor u. a. 2012c) und Studien über Behandlungsergebnisse (Jennings 2015; Jennings u. a. 2012; Lento u. a. 2013a) angewandt. Wir untersuchten die 9-Punkte-Version von WZL vs. WZS der SSF (die durch 3 teilbar ist, entsprechend dem ursprünglichen Ansatz von

Kovacs und Beck). Wenn die WZL- und WZS-Scores in 3-Punkt-Skalen umgerechnet werden, variiert der SIS im Bereich von +2 (hohe WZL) bis -2 (hohe WZS). Ähnlich wie die Gruppe um Beck finden wir es hilfreich, die SIS drei verschiedenen Gruppen einzuordnen: WZL (+2 und +1) vs. ambivalent (wobei die SIS-Berechnung 0 ist) vs. WZS (-1 und -2). Wenn wir die Werte von Herrn B. (WZL von 2 und WZS von 6) auf der 9-stufigen Skala konvertieren, erhalten wir einen SIS-Score (1-3 = -2), der ihn der Hochrisikogruppe zuordnet – seine psychische Bindung an den Suizid ist offensichtlich hoch (siehe Abb. 134, S. 109).

SSF-Wunderfrage

Die letzte Frage in der SSF ist die Wunderfrage, ich nenne sie manchmal auch Zauberstab-Analyse. Mit anderen Worten: »Wenn wir auf magische Weise eine Sache in Ihrem Leben verändern könnten, die Ihr Suizidrisiko vollständig beseitigen würde, was wäre das?« Patienten und Patientinnen antworten hier manchmal unerwartet, geradezu abstrus – »meinen Mann wieder zum Leben erwecken« oder »wenn ich eine Zeitmaschine hätte, um alles zu erledigen« – Antworten, die für uns klinisch wenig brauchbar sind. Mit anderen können wir in der Therapie durchaus arbeiten – »über meine Schuld, ein schlechter Vater zu sein, hinwegkommen« oder »ein Medikament zu finden, das meine Stimmung stabilisiert«. Die Bandbreite der Antworten auf die Wunderfrage ist interessant. Wie bei anderen offenen SSF-Fragen können Patientinnen und Patienten antworten, was sie wollen. Zum Beispiel finden einige mehr als eine Antwort, während anderen gar nichts einfällt. CAMS-Behandelnde sollten weder zu direktiv noch zu restriktiv auf die Art und Weise, wie jemand diese oder eine andere offene Frage der SSF beantwortet, reagieren.

Bei Herrn B. sehen wir in Abbildung 14 erneut einen kryptischen Hinweis: »frei – nicht gefangen zu sein«. Dies ist die dritte Erwähnung des Gefühls, in der Falle zu sitzen. Es ist keineswegs ungewöhnlich, dass ein oder zwei Themen in der SSF beharrlich wiederkehren. Aus den Arbeiten von Williams (2001) und O'Connor (2011) wissen wir jedoch, dass das Gefühl, in der Falle zu sitzen, ein häufiges Phänomen ist, das viele suizidale Menschen quält. In einer Längsschnittstudie dieser Arbeitsgruppe über vier Jahre waren das Gefühl, in der Falle zu sitzen, und die Häufigkeit von Suizidversuchen in der Vorgeschichte die einzigen signifikanten Prädiktoren für zukünftiges suizidales Verhalten in einer Stichprobe von Überlebenden eines Suizidversuchs (O'Connor u. a. 2013). Ein Suizid kann also ein Fluchtmechanismus sein, was als weiteres gängiges psychologisches Konstrukt suizidaler Zustände (Baumeister 1990) gesehen wird, auch in der eigenen Forschung zur SSF (Jobes & Mann 1999, 2000).

ABBILDUNG 14 Herrn B.s Wunsch zu leben versus Wunsch zu sterben und die SSF-Wunderfrage

Mein Wunsch zu leben, ist:

Überhaupt nicht vorhanden sehr stark

1 2 3 4 5 6 7 8

Mein Wunsch zu sterben, ist:

Überhaupt nicht vorhanden sehr stark

1 2 3 4 5 6 7 8

Was mir am meisten helfen würde, nicht mehr suizidal zu sein, wäre

frei, nicht gefangen zu sein ....

Abschluss von Abschnitt A

Wie erwähnt, sollte die erste Seite der SSF nicht überstürzt bearbeitet werden, aber auch ohne sich an irgendeinem Teil von Abschnitt A festzubeißen. Es sollte ein Gleichgewicht angestrebt werden zwischen Drängeln und sich in Details zu verlieren.

Die 15 bis 25 Minuten, in denen der Abschnitt A eigenhändig vom Patienten in Kooperation mit der behandelnden Person ausgefüllt werden, sind meiner Ansicht nach entscheidend für den Erfolg von CAMS. Der Prozess der Einbindung des Patienten – über coachen, klären und assistieren – schafft eine wichtige Synergie, die das Rückgrat von CAMS ist. Sollten wir eines Tages Studien zu den Veränderungsmechanismen im Rahmen von CAMS durchführen, bin ich überzeugt, dass das gemeinschaftliche Ausfüllen der SSF ein grundlegender Faktor für therapeutische Veränderungen sein wird. Im besten Fall wird der bleibende und wichtige Eindruck vermittelt: »Ich bin wirklich daran interessiert, Ihren Schmerz und Ihr Leiden zu verstehen, indem ich Ihre Welt so sehe, wie Sie sie erleben.«

Abschnitt B in der SSF ausfüllen

Nach Abschluss von Abschnitt A ist der Übergang zu Abschnitt B besonders wichtig. Der Therapeut bzw. die Therapeutin bleibt neben dem Patienten sitzen und nimmt die SSF wieder an sich, um Abschnitt B auszufüllen (Beurteilungsabschnitt der Behandelnden). Wie in Kapitel 3 beschrieben, enthält dieser Abschnitt eine Liste empirisch fundierter Risikofaktoren und Warnzeichen für einen Suizid.

Um diesen Übergang einzuleiten und den Patienten bzw. die Patientin auf die nächste Phase der SSF-Einschätzung einzustimmen, können Behandelnde sagen:

»Wir haben gerade einen wichtigen Teil unserer Beurteilung abgeschlossen, und ich habe das Gefühl, dass ich den Schmerz und das Leiden, die Sie haben suizidal werden lassen, viel besser verstehe. Es gibt noch eine zusätzliche Reihe von Fragen, die ich mit Ihnen zusammen betrachten möchte. Zusammen mit den Informationen auf der ersten Seite werden die uns helfen, einen praktikablen Behandlungsplan für einen effektiven Umgang mit Ihrem Schmerz und Ihrem Leiden aufzustellen.«

Wichtig ist, die Fragen in Abschnitt B sachlich durchzugehen. Jede Frage wird dem Patienten bzw. der Patientin möglichst offen gestellt, ohne dass die Stimme des Behandlers den Anschein einer Verurteilung erweckt oder dass eine bestimmte Antwort erwünscht sei. Der Patient bzw. die Patientin schaut zu, wie der Behandler die Punkte in Abschnitt B vervollständigt. Abbildung 15 zeigt den Abschnitt B von Herrn B.

Im Folgenden werden die einzelnen empirisch fundierten Punkte von Abschnitt B diskutiert, damit Sie sich mit jeder Frage vertraut machen, diese gut abklären und diese wichtigen und notwendigen Informationen effektiv sammeln können. Ich werde mich weiterhin auf die Antworten in Abbildung 15 beziehen, um die wichtigsten Punkte in Bezug auf unser Fallbeispiel genauer zu veranschaulichen. Ich möchte außerdem darauf hinweisen, dass es Hunderte von potenziellen Risikovariablen gibt, die für Abschnitt B infrage kämen (Maris u. a. 2000). Aus Gründen der Übersichtlichkeit und Effektivität haben wir nur jene Variablen beibehalten, die sowohl eine solide empirische Fundierung als auch einen signifikanten klinischen Nutzen haben.

ABBILDUNG 15 Abschnitt B von Herrn B. in der SSF

(Ja)	Nein	**Suizidgedanken**	Beschreiben Sie: an den meisten Abenden, vor dem Schlafengehen		
		Häufigkeit	2–3 mal pro Tag	…. pro Woche	…. pro Monat
		Dauer	…. Sekunden	30 Minuten	2 Stunden
(Ja)	Nein	**Suizidplan**	Wann: abends, spät in der Nacht		
			Wo: im Büro, zu Hause		
			Wie: mit einem Kopfschuss	Zugang zu Suizidmitteln:	(Ja) Nein
(Ja)	Nein	**Suizidvorbereitungen**	Beschreiben Sie: hat Abschiedsbriefe verfasst		
(Ja)	Nein	**Probehandlungen**	Beschreiben Sie: hat sich die Waffe an die Stirn gehalten		
Ja	(Nein)	**Suizidanamnese**	Ein Versuch	Beschreiben Sie:	
			Mehrere Versuche	Beschreiben Sie:	
Ja	(Nein)	**Impulsivität**	Beschreiben Sie: »Niemand würde sagen, dass ich impulsiv bin.«		
(Ja)	Nein	**Substanzmissbrauch**	Beschreiben Sie: Trinkexzesse, war schon mal abstinent		
Ja	(Nein)	**Bedeutende Verluste**	Beschreiben Sie:		
(Ja)	Nein	**Sich als Belastung für andere wahrnehmen**	Beschreiben Sie: »Sie werden ohne mich besser dran sein.«		
(Ja)	Nein	**Soziale Isolation / Beziehungs-schwierigkeiten**	Beschreiben Sie: zieht sich von anderen zurück, Eheprobleme		
Ja	(Nein)	**Gesundheitliche Probleme / Schmerzen**	Beschreiben Sie: keine		
(Ja)	Nein	**Schlafstörungen**	Beschreiben Sie: manchmal extreme Schlaflosigkeit, schon länger bestehende Schlafstörungen		
(Ja)	Nein	**rechtliche / finanzielle Schwierigkeiten**	Beschreiben Sie: keine rechtlichen Probleme, hohe finanzielle Belastung		
(Ja)	Nein	**Schamgefühle**	Beschreiben Sie: nennt sich Loser, »Ich bin ein Versager.«		

Suizidgedanken

Abschnitt B beginnt mit der Einschätzung von Suizidgedanken, die per Definition an allen suizidalen Verhaltensweisen beteiligt sind (Jobes u. a. 1991; Rosenberg u. a. 1988). Art und Inhalt dieser Gedanken sind für uns entscheidend. Handelt es sich um eine kurze Fantasie oder um etwas, das gründlich und konkret durchdacht wurde? Wenn wir nach Suizidgedanken fragen, versuchen wir, das Ausmaß der aktiven Auseinandersetzung mit dem Thema abzuschätzen. Deshalb bitten wir die Patienten und Patientinnen, ihre Vorstellungen zu beschreiben und die Häufigkeit und Dauer ihrer Suizidgedanken zu bestimmen. Verbunden mit Suizidgedanken ist das wichtige Konstrukt der »Absicht«, mit dem Suizidforscher und Behandelnde seit Jahren ringen (Wagner u. a. 2002). Am meisten besorgt uns natürlich, wenn ein Patient beabsichtigt, seine biologische Existenz zu beenden. Aber die überwiegende Mehrheit der Suizidpatienten ist bei Weitem nicht absolut entschlossen zu sterben. Deshalb müssen wir uns zusammen mit den Patientinnen und Patienten bemühen, den Zweck und die Bedeutung ihrer Suizidgedanken zu verstehen. Wenn wir gemeinsam das Ziel, die Art der Absicht und den funktionalen Nutzen der Suizidgedanken verstehen können, sind wir viel besser in der Lage, tatsächlich zu helfen und Leben zu retten.

Suizidplan

Demzufolge ist das Verständnis von Suizidplänen ein wichtiger nächster Schritt, um zentrale Aspekte der psychologischen Absicht zu ergründen, insbesondere im Zusammenhang mit dem Konstrukt der *Letalität* (d. h. der objektiven körperlichen Gefahr, die von einer bestimmten Suizidmethode ausgeht). Die sensible Würdigung der Bedeutung des Suizidplans ist dabei entscheidend (Stefansson u. a. 2012). Interessanterweise fanden Joiner u. a. (2003), dass der »schlimmste Suizidplan« und die »schlimmsten Suizidvorbereitungen« den zukünftigen Tod durch Suizid vorhersagen (während die gegenwärtigen oder »schlimmsten« Suizidgedanken den späteren Tod nicht vorhersagen konnten). Aus diesen Gründen würdigen wir zwar die Rolle der Suizidgedanken, aber Ausmaß und Ernsthaftigkeit der Planung und Vorbereitung des Suizids sind von größerer Wichtigkeit (genau aus diesem Grund erscheinen diese Konstrukte in der SSF in Abschnitt B).

Wir wissen, dass die Eindeutigkeit, Detailliertheit und die Konkretheit eines Suizidplans einen hilfreichen Einblick in die Ernsthaftigkeit der Suizidabsicht und Letalität geben. Mit anderen Worten: Jemand mit einem vagen, ungenauen oder unspezifischen Plan will viel weniger ernsthaft durch einen Suizid sterben. Demgegenüber ist ein Patient, der einen eindeutigen und detaillierten Plan mit einem bestimmten Ort, einer bestimmten Zeit und einem bestimmten Datum hat, psychologisch weit mehr in seinen Suizid verstrickt und zeigt damit ein schwerwiegenderes Maß an psychologischer Absicht. In diesem Zusammenhang sollte erwähnt werden, dass wir bei älteren Patientinnen und Patienten entschlossenere und gründlich geplante Suizidhandlungen mit weniger gewalttätigen Methoden und weniger Warnhinweisen für potenzielle Suizidabsichten sehen (Conwell u. a. 1998). Der Plan ist von großer Bedeutung.

Um den Schweregrad der Suizidabsicht genauer beurteilen zu können, werden in der SSF zusätzliche Angaben zum »Wann«, »Wo« und »Wie« eines Suizidplans abgefragt sowie plus der Zugang zu Suizidmitteln (z. B. hat die Person ein Versteck mit tödlichen Medikamenten oder Zugang zu einer Waffe?). Die Benennung einzelner Bestandteile eines Suizidplans liefert auch nützliche Informationen für die gezielte Ausarbeitung von Strategien zur Restriktion von Suizidmitteln in der späteren gemeinsamen Behandlungsplanung.

Bei Herrn B. ergab diese spezielle Befragung in Abschnitt B ein bemerkenswertes Ergebnis: Er hatte schon seine bevorzugte Waffe ausgewählt und sagte: »Ich würde mir zwischen die Augen schießen.« Er hatte mit der Idee gespielt, sich die Mündung der Waffe in den Mund zu stecken, war aber besorgt, er könne irgendwie überleben und dann nur noch dahinvegetieren. Herr B. hatte nicht näher über alternative Methoden nachgedacht, sondern nur vage eine Überdosis in Betracht gezogen, aber auch hier befürchtet, es könne eine gewisse Überlebenschance geben. Dieser Grad an Genauigkeit eines derart tödlichen Plans ist äußerst beunruhigend. Herr B. hatte über das Thema ausführlich nachgedacht und scheint bei einem Suizidversuch keinerlei Überlebenschance lassen zu wollen. Aus diesem Grund war ich nun bezüglich des Suizidrisikos meines Patienten besonders beunruhigt.

Wie bereits erwähnt, können in der SSF zwei verschiedene Suizidpläne berücksichtigt werden, was nicht ungewöhnlich ist. Auch wenn Patienten manchmal noch mehr Pläne haben, sind mehr als zwei Pläne relativ selten, und ich höre gewöhnlich mit den beiden vorrangigen Plänen auf (Florentine & Crane 2010; Hawton 2007).

Suizidvorbereitungen

Viele suizidale Menschen treffen Vorbereitungen, bevor sie einen Suizidversuch unternehmen bzw. sich das Leben nehmen (Rudd 2008; Rudd & Joiner 1998). Im Allgemeinen steht das Vorbereitungsverhalten oft in Zusammenhang mit der Organisation des Suizidversuchs selbst, wie z. B. die Beschaffung tödlicher Mittel, die Recherche im Internet zur Bestimmung einer tödlichen Dosis von Medikamenten oder die Suche nach einem geeigneten Ort, an dem die Wahrscheinlichkeit, dass sich jemand einmischt, gering ist. Andere Vorbereitungen können darin bestehen, seine Angelegenheiten in Ordnung zu bringen, ein Testament oder Abschiedsbriefe zu verfassen, ein Abschiedsvideo zu drehen, eine hintersinnige Facebook-Nachricht zu posten, eine Lieblingsbeschäftigung ein letztes Mal auszuführen, sich von Freunden und Familie zu verabschieden oder wertvolle Besitztümer zu verschenken. All diese Verhaltensweisen weisen auf ein deutlich erhöhtes Risiko hin, sind der Vorlauf einer Selbsttötung.

Wie bereits erwähnt, hatte Herr B. schon Abschiedsbriefe an seine Frau und seine Kinder verfasst und berichtet, dass er seine Angelegenheiten in Ordnung gebracht habe, was beides als unmittelbarer Ausdruck seiner geistigen und physischen Anstrengungen, sich das Leben zu nehmen, betrachtet werden kann.

Suizidale Probehandlungen

Neben den Vorbereitungen für einen Suizid gibt es weitere, damit zusammenhängende Verhaltensweisen, die als Probehandlungen bezeichnet werden (Rudd 2008). Derartige Verhaltensweisen umfassen in der Regel ein konkretes Durchspielen des geplanten Suizidversuchs. Beispielsweise kann jemand ein Seil aufhängen, einen Balken in der Garage finden, das Seil in einer bestimmten Länge knüpfen, einen niedrigen Hocker aufstellen und sogar auf den Hocker steigen und die Schlinge um das Genick legen, ohne dann vom Hocker zu springen. Eine solche Probehandlung ist ernst – manchmal wird sie nur knapp vor einem eigentlichen Versuch beendet. Von vielen Menschen, die sich suizidiert haben, ist bekannt, dass sie sich geladene Waffen an den Kopf gehalten, den Lauf der Waffe an verschiedenen Stellen platziert oder in den Mund gesteckt haben.

Auch Herr B. hat über die Position des Einschusses viel nachgedacht – ein klares Zeichen für eine potenziell tödliche Absicht. Generell ist es wichtig, solche Verhaltensweisen zu identifizieren, da sie von allen vorbereitenden Verhaltensweisen am gefährlichsten sind. Indem Probehandlungen ausgeführt werden, geht eine suizidale Person bildlich gesprochen auf den Abgrund des Todes zu und schwankt beim Blick über den Rand.

Suizidversuche in der Vorgeschichte, Suizidanamnese

Suizidversuche in der Vorgeschichte gelten seit Langem als wichtiger Risikofaktor für zukünftiges suizidales Verhalten (Sveticic & de Leo 2012). Die Arbeiten von Rudd und Joiner (1998; Joiner u. a. 2005) zeigten deutliche Unterschiede zwischen Menschen, die nur Suizidgedanken (Suizidwünsche) hatten, Menschen, die einen einzigen Versuch unternommen hatten, und Menschen, die zwei oder mehr Versuche unternommen hatten. Das Risiko für suizidales Verhalten in der Zukunft steigt signifikant mit jedem Suizidversuch in der Vergangenheit, vor allem wenn es mehrere Suizidversuche gegeben hat. In diesem Zusammenhang sollte der Behandelnde in erster Linie »echte« Versuche bewerten, nicht oberflächliche Kratzverletzungen oder kleinere Überdosierungen. Obwohl die Vorgeschichte bei unserer Risikobeurteilung eine bedeutende Rolle spielen sollte, berichtet eine französische Studie, dass Männer, die sich suizidiert hatten, seltener Suizidversuche in der Vergangenheit aufwiesen als Frauen, sodass auch hier Genderaspekte für unser Verständnis des Suizidrisikos relevant sein können (Younes u. a. 2015).

Bei Herrn B. gibt es zwar keine Suizidversuche in der Vorgeschichte, aber das Ausmaß seiner suizidalen Einengung und seiner Planung ist ernst. Wie in seiner SSF ersichtlich, denkt er zwei- bis dreimal täglich über einen Suizid nach und zwar über einen Zeitraum von 30 Minuten bis zwei Stunden. Dass diese Situationen spät nachts auftreten, wenn er allein, eventuell intoxikiert in seinem Arbeitszimmer sitzt – seine Lieblingswaffe in bequemer Reichweite in der Schreibtischschublade – ist besonders beunruhigend.

Impulsivität

Da Suizidversuche oft in aufgewühlten, dysregulierten und hochgradig impulsiven Zuständen unternommen werden, ist es wichtig zu erfahren, wie der Patient oder die Patientin die eigene Impulsivität einschätzt. Impulsivität lässt sich im Allgemeinen als Verhaltensweisen und Handlungen charakterisieren, die nicht gut durchdacht waren (Anestis u. a. 2014). Das Risiko erhöht sich noch weiter, wenn solche Verhaltensweisen selbstzerstörerisch in ihrer Natur sind. So gibt es beispielsweise Zusammenhänge zwischen Suizidversuchen und Schlägereien in der Vorgeschichte (Bridge u. a. 2015b; Simon u. a. 2002; Simon & Crosby 2000), Verhaltens- und Impulskontrollstörungen (Nock u. a. 2009) und geringer Vorbedachtheit (d. h. der verminderten Fähigkeit, die Folgen des eigenen Handelns zu durchdenken; Klonsky & May 2010). In Wahrheit ist Impulsivität ein komplexes Konstrukt mit vielen Unterkomponenten (z. B. die Frage nach einer state- vs. trait-Impulsivität), was eine Bewertung über eine einfache Ja/Nein-Frage schwierig machen kann. Aber in vielerlei Hinsicht liefert die Frage nach der Impulsivität den Patientinnen und Patienten eine Gelegenheit, über diesen Aspekt ihres Verhaltens nachzudenken: wie sie es einschätzen und wie andere ihre Impulsivität einschätzen, was an sich eine wichtige Übung ist. Herr B. berichtet, dass sein Verhalten rational sei – »niemand würde sagen, dass ich impulsiv bin«.

Substanzmissbrauch

Ein weiterer Risikofaktor in Zusammenhang mit suizidalem Verhalten ist Substanzmissbrauch (Esposito-Smythers & Spirito 2004; Nock u. a. 2009). Wir wissen, dass Substanzmissbrauch signifikant zu impulsivem Verhalten beiträgt und generell die Impulskontrolle verringert. Darüber hinaus begehen viele Menschen im intoxikierten Zustand Suizid (Borges & Rosovsky 1996; Hufford 2001). Während die Beziehung von Alkohol und Suizid in der Literatur gut belegt ist (Wilcox u. a. 2004), zeigen viele Studien auch einen klaren Zusammenhang zwischen Abhängigkeitserkrankungen und Suizid und zwar sowohl kurzfristig (Hufford 2001) als auch längerfristig (Esposito-Smythers & Spirito 2004). Herr B. räumt Episoden von Trunkenheit ein, merkt aber an, dass es Zeiten von Abstinenz (bis zu zwei Jahre) gegeben hat. Sein Trinkverhalten in letzter Zeit ist ein ernsthaftes Problem, das sein Suizidrisiko erheblich erhöht.

Bedeutende Verluste

Seit vielen Jahren ist bekannt, dass Suiziden häufig Verluste vorangehen (Maris u. a. 1992). Diese Verluste können groß oder klein sein; es kann sich um einen besonders großen Verlust oder um eine Anhäufung mehrerer kleinerer Verluste handeln. Beispiele sind eine Scheidung, eine Trennung in einer Liebesbeziehung, eine finanzielle Katastrophe, der Tod eines geliebten Menschen oder eines Haustieres – buchstäblich jedes handfeste Ereignis kann bedeutsam sein (z. B. AJDACIC-GROSS u. a. 2008; BRENT u. a. 1993; JOUBERT u. a. 2012; STACK & SCOURFIELD 2015). Darüber hinaus können suizidauslösende Verluste auch symbolisch sein – zum Beispiel der Rückzug aus einer sinnstiftenden Berufstätigkeit. Obwohl Verluste oft einem Suizid vorausgehen, führen diese Verluste in der Regel nicht allein zu einem Suizid (MARIS u. a. 1992). Bei Herrn B. gibt es keine offensichtlichen bedeutenden Verluste, die sein Suizidrisiko erhöhen.

Soziale Isolation, Beziehungsprobleme

Nach soziologischen Erkenntnissen sind soziale Faktoren maßgeblich an suizidalen Verhaltensweisen beteiligt (DURKHEIM 1951). Wir wissen zudem, dass zwischenmenschliche Beziehungen und soziale Integration Menschen jeden Alters vor einem Suizid schützen (DANIEL & GOLDSTON 2012; EISENBERG & RESNICK 2006; MCLAREN & CHALLIS 2009; ROWE u. a. 2006). Aus klinischer Perspektive ist es wichtig, hoch suizidale Menschen möglichst nicht allein zu lassen. Zwar ist Herr B. weniger isoliert als andere, aber er räumt ein, dass er sich von seiner Familie und seinen Freunden zurückzieht und lange, unglückliche Abende vertieft in Suizidgedanken allein in seinem Arbeitszimmer verbringt. Wir wissen auch, dass bei den meisten der von uns untersuchten suizidalen Patientinnen und Patienten Beziehungsprobleme im Vordergrund stehen (JOBES u. a. 2004), was sich auf Liebesbeziehungen beziehen, aber auch Freundschaften oder die Familie betreffen kann (siehe auch JOINER 2005). Bei Herrn B. sind es Eheprobleme, die wesentlich zu seinen Suizidgedanken beitragen.

Sich als Belastung für andere wahrnehmen

Nach JOINER (2005) ist das Konstrukt der »wahrgenommenen Belastung für andere« (engl. »perceived burdensomeness«) eine weitere beziehungsorientierte suizidale Tendenz, die sich von sozialer Isolation oder Beziehungsproblemen unterscheidet. Sich selbst als Bürde für andere zu erleben, kann einen gefährlichen Sog erzeugen –, dass der Suizid zu einem »Geschenk« für Angehörige wird, die durch die Schwierigkeiten der suizidalen Person belastet sind. In einigen Fällen erscheint diese Idee fast wie eine fixe Wahnvorstellung. So versicherte ein 17-jähriger Junge in meinem

Büro seiner flehenden und weinenden Mutter, dass das erste Jahr für sie zwar hart sein würde, sie aber am Ende doch froh sein würde, wenn er nicht mehr da wäre; die beiden stritten miteinander, während der Vater mit tiefem Entsetzen zuschaute. Auch wenn es vielleicht keine Wahnvorstellungen sind, so ist Herr B. doch eindeutig der Ansicht, dass seine Familie von seinem Tod profitieren würde.

Gesundheitliche Probleme / Schmerzen

Es gibt verschiedene Hinweise darauf, dass gesundheitsbezogene Probleme generell, insbesondere chronischer Natur, eine Rolle bei Suizidalität spielen können (Giner u. a. 2013; Maris u. a. 2000; Sanna u. a. 2014). Während viele ein Leben mit chronischen körperlichen Schmerzen leben, finden manche diese Zustände vollkommen unerträglich, was zu einem erhöhten Suizidrisiko führen kann, genährt durch den Wunsch zu entkommen (Hooley u. a. 2014; Smith u. a. 2004). In Herrn B.s Fall gibt es keine erkennbaren Gesundheitsprobleme, die zu seinem suizidalen Leiden beitragen.

Schlafstörungen

In den letzten zehn Jahren wuchs das Interesse an der Bedeutung von Schlafstörungen bei Suizidalität, insbesondere an der gefährlichen Rolle der Schlaflosigkeit (Pigeon u. a. 2012b). Schlafstörungen im Sinne von Schlaflosigkeit, Hypersomnie und Albträumen erhöhen nachweislich das Suizidrisiko bei Jugendlichen (Goldstein u. a. 2008). Darüber hinaus standen bei einer Stichprobe von 423 an einem Suizid verstorbenen Kriegsveteranen Schlafstörungen mit einem kurzfristig erhöhten Suizidrisiko in Zusammenhang (Pigeon u. a. 2012a). Bemerkenswert ist, dass Herr B. in letzter Zeit unter Schlaflosigkeit leidet und dass er auch in der Vergangenheit schon Schlafstörungen hatte. Er gibt außerdem an, dass seine Alkoholexzesse ihm beim Einschlafen helfen, dass er aber mitten in der Nacht desorientiert aufwacht und Schwierigkeiten hat, wieder einzuschlafen.

Rechtliche und finanzielle Schwierigkeiten

Wir wissen, dass auch juristische Schwierigkeiten erheblich zu einem Suizidrisiko beitragen können (z. B. Brent u. a. 1993). Suizidversuche und vollendete Suizide sind bei Personen in Haft- oder Arrestzellen (oft wegen

Fahrens unter Alkoholeinfluss aufgegriffen), ein beachtliches Problem. Insbesondere kurz nachdem eine Person zum ersten Mal mit einer juristischen Anschuldigung konfrontiert ist, besteht oft ein beträchtliches Suizidrisiko (Oordt u. a. 2005). Auch finanzielle Probleme wie Armut, Arbeitslosigkeit, (Steuer-)Schulden, und einfach die Tatsache, nicht über die Runden zu kommen, können zu einem erhöhten Suizidrisiko beitragen (Coope u. a. 2015; Pompili u. a. 2011). Herr B. hat keine offensichtlichen juristischen Probleme, aber es gibt einige finanzielle Stressfaktoren.

Schamgefühle

Schließlich sind Schamgefühle ein Risikofaktor, der mit anderen Faktoren in Zusammenhang stehen kann und gleichzeitig ein Risikofaktor für sich ist. Schamgefühle können eine Schlüsselrolle spielen, wenn es darum geht, der Enthüllung von vergangenen Fehltritten oder Erfahrungen zu entgehen, die in den Augen anderer nicht tragbar sind. Ich kenne zum Beispiel Fälle von Priestern, die wegen Kindesmissbrauchs angeklagt wurden und die einen Suizidversuch unternommen oder sich suizidiert haben, anstatt sich einem beruflich und persönlich demütigenden Prozess zu stellen. Umgekehrt kann auch Opfer von Missbrauch zu sein eine kritische Rolle bei suizidalem und selbstverletzendem Verhalten spielen (Linehan 1993a). In unserer Arbeit mit Angehörigen des Militärs sehen wir, dass Schamgefühle ein wichtiger Faktor für das Suizidrisiko unter Soldaten sein können, bei denen Härte und Belastbarkeit im Mittelpunkt des Selbstverständnisses stehen (siehe Bryan u. a. 2012; Bryan u. a. 2013; Jobes 2013c). Mein Patient Herr B. schämt sich dafür, dass er ein solcher »Verlierer« und ein »Versager« im Leben geworden ist.

Abschluss von Abschnitt B

Nach Abschluss von Abschnitt B der SSF sind Behandler und Patient bereit, sich Abschnitt C zuzuwenden, der sich auf einen gemeinschaftlichen suizidspezifischen Stabilisierungsplan fokussiert und auf die Entwicklung eines Behandlungsplans, der insbesondere die Triebfedern der Suizidalität ins Visier nimmt. Typischerweise könnte ich sagen:

»Ich weiß Ihre Bereitschaft zu schätzen, diese Beurteilung mit mir gemeinsam durchzuführen. Ich denke, wir haben jetzt beide ein viel besseres Gespür dafür, was bei Ihnen los ist und warum Sie an einen Suizid gedacht haben. Dies zu verstehen, ist entscheidend, um alternative Wege finden zu können, mit Ihrem Schmerz und Leid umzugehen. Haben Sie noch Fragen, bevor wir mit der Arbeit an Ihrem Behandlungsplan beginnen?«

Fallbeispiel: Risikobewertung bei Herrn B.

Angesichts der gesammelten Informationen aus den Abschnitten A und B, würde ich das Suizidrisiko von Herrn B. als ziemlich hoch einschätzen. Tatsächlich erstaunt es mich, dass er überhaupt noch am Leben ist, und ich bin fast überrascht von seiner Bereitschaft, sich überhaupt mit mir zu treffen. Die meisten Behandelnden wären bei diesem substanziellen Risiko bestrebt, ihn sofort ins Krankenhaus einzuweisen, und auch ich habe diese Option ernsthaft in Betracht gezogen. Im Rahmen von CAMS bemühen wir uns jedoch, das Bestmögliche zu tun, um einen Krankenhausaufenthalt – wann immer es möglich ist – zu vermeiden, und stützen uns nur als letztes Mittel auf die stationäre Versorgung. Herrn B.s SSF-Basisbeurteilung zeugt von erheblichem Leid, und sein Selbsthass und seine Hoffnungslosigkeit bereiten mir große Sorgen. Er berichtet, dass sein Suizidrisiko sowohl mit seinem Selbstbild als auch mit seinen wichtigsten Beziehungen zusammenhängt. Herrn B.s Gründe zu leben werden von seinen Gründen zu sterben übertroffen, und insgesamt scheint er dem Sterben näher als dem Leben. Außerdem ist Herrn B.s Gefühl, in der Falle zu sitzen, für mich besonders besorgniserregend.

Aus Abschnitt B der SSF geht hervor, dass Herr B. viel Zeit und Energie in die Vorstellung investiert hat, sein Leben mit dem tödlichsten aller Suizidmittel zu beenden. Er hat seine Angelegenheiten in Ordnung gebracht und sogar Entwürfe für Abschiedsbriefe geschrieben. Auch sein Alkoholkonsum und die bisher unzureichende psychiatrische Behandlung lassen nichts Gutes ahnen.

Glücklicherweise gibt es keine berichteten Suizidversuche in der Vorgeschichte bei einer ansonsten sehr düsteren Reihe von Risikofaktoren. Und doch sitzt Herr B. im Büro eines Psychologen, der mehr und mehr wesentliche Informationen über sein Ringen mit dem Suizid und seinen

Leidensweg bis hierhin mit ihm zusammenträgt. Noch lebt er und spricht, anstatt tot zu sein und zu schweigen – dies sind vielleicht die wichtigsten (sogar erfreulichsten) Aussagen, die wir zu diesem Zeitpunkt über Herrn B. haben.

Zusammenfassung und Schlussfolgerungen

Die Abschnitte A und B der SSF in der ersten Sitzung mit einem Patienten oder einer Patientin zu bearbeiten, ist für das Gelingen von CAMS entscheidend. Alles an CAMS ist darauf ausgerichtet, die therapeutische Allianz zu stärken und den Patienten oder die Patientin stärker in die Sorge um sich selbst einzubeziehen. Abschnitt A soll den Patientinnen und Patienten ausdrücklich vermitteln, dass sie die Experten für die eigene Erfahrung sind. Die Aufgabe der Behandelnden wiederum ist es, das Suizidrisiko mit deren Augen zu sehen. Die Patientensicht auf das innere Ringen ist der Goldstandard der Beurteilung; die Aufgabe der Behandelnden ist es, der sprichwörtliche Goldschürfer zu sein, der nach den Nuggets in der suizidalen Wahrheit sucht, um diese Wahrnehmungen einfühlsam zu würdigen und zu verstehen.

Abschnitt A legt den Schwerpunkt mehr auf den Schmerz und das Leiden als auf den Suizid an sich. Danach wird in Abschnitt B der Fokus auf empirisch begründete Suizidrisikofaktoren und Warnzeichen gerichtet und liefert eine objektive Perspektive auf verschiedene Variablen im Zusammenhang mit Suizidalität. Durch das absichtliche Verlagern nach Abschnitt B wird dieser Beurteilungsschritt gegenüber Abschnitt A, der sich auf die Phänomenologie und das innerpsychische Ringen des Patienten mit dem Suizid konzentriert, zweitrangig. Mit einer solchen Risikobewertung unterstreichen wir einen empathischen und kooperativen Ansatz, indem wir mit dem Patienten, der Patientin in einer konzertierten Anstrengung zusammenarbeiten, und wir umgehen den Machtkampf im Spannungsfeld von Suizid und Hospitalisierung bzw. Nicht-Hospitalisierung. Wir steigern so die Wahrscheinlichkeit, eine kooperative Allianz zu bilden und fördern die Motivation von Patienten bzw. der Patientin, die in dem patientendefinierten, an den Triebfedern der Suizidalität orientierten CAMS-Behandlungsplan verankert und operationalisiert werden kann.

Was Herrn B. betrifft, so sind die Herausforderungen, vor denen wir bei der Behandlung stehen, gewaltig. In den Antworten von Herrn B. in Abschnitt A und B der SSF finden sich viele Gründe, sich Sorgen zu machen. Herr B. sollte sicherlich als eine Person mit hohem Suizidrisiko betrachtet werden, er hat Zugang zu tödlichen Suizidmitteln und eine erhebliche psychologische Bindung an den Tod. Angesichts seines hohen Gesamtrisikos wird es eine Herausforderung sein, eine stationäre Einweisung abzuwenden. Doch im Rahmen von CAMS versuchen wir genau das. Als Nächstes entwickeln wir einen ambulanten und gleichzeitig sicheren Behandlungsplan, der ausdrücklich darauf ausgelegt ist, das Leben von Herrn B. zu retten.

KAPITEL 5: **CAMS-Behandlungsplanung** Gemeinsam einen suizidspezifischen Behandlungsplan erstellen

Wie wir alle wissen, werden in der Literatur Hunderte verschiedene Formen von Psychotherapie beschrieben. In der Zeit, als ich die ersten Kurse in unserem Graduiertenprogramm unterrichtete, war es üblich, in den drei großen Theorieschulen zu denken: psychoanalytisch, verhaltenstherapeutisch und humanistisch. Heutzutage haben sich diese Hauptströmungen weiterentwickelt und vermischt. Zum Beispiel hat sich die psychoanalytische Theorie zu einer Vielzahl von »psychodynamischen« Strömungen entwickelt, darunter die Ich-Psychologie, die Triebtheorie, die Objektbeziehungen und die Selbstpsychologie, um nur einige zu nennen. Humanistische, patientenzentrierte und existenzielle Psychotherapie werden weiterhin begeistert praktiziert, und die Ideen und Konstrukte dieser Traditionen sind ebenfalls allgegenwärtig. Die Verhaltenstherapie (insbesondere Verhaltensaktivierung; siehe Dimidjian u. a. 2006; Martell u. a. 2013), kombiniert mit kognitiven Ansätzen, ist seit Jahrzehnten eindeutig im Aufstieg begriffen und weist insgesamt die besten empirischen Daten auf. Innerhalb dieser Tradition rückt inzwischen eine neue Generation von sogenannten »Psychotherapien der dritten Welle«, die das Konzept der Achtsamkeit besonders hervorheben, in den Mittelpunkt. Beispiele sind die achtsamkeitsbasierte kognitive Therapie (Segal u. a. 2012), Akzeptanz- und Commitmenttherapie (Ducasse u. a. 2014; Hayes u. a. 2011) und andere ähnlich ausgerichtete integrative Ansätze (Kahl u. a. 2012; Roemer & Orsillo 2009).

Über die verschiedenen Schulen hinaus gibt es unzählige weitere Tools im Werkzeugkasten von Behandelnden. Innovationen wie Prolonged Exposure (PE; Foa u. a. 2007; Powers u. a. 2010), Cognitive Processing Therapy (CPT; Matulis u. a. 2014; Resick & Schnicke 1992) und Eye-Movement-Desensitization-and-Reprocessing-Therapie (EMDR; Shapiro 1996) stehen für die Behandlung verschiedener Arten von Traumata zur Verfügung. Die Mentalisierungstherapie nach Bateman und Fonagy (2006, 2009) ist ein weiterer neuerer Ansatz zur Behandlung von komplexen Persönlichkeitsstörungen (siehe auch Allen u. a. 2008). Biofeedback (Nestoriuc u. a. 2008; Siepmann u. a. 2008) und Hypnose (Patterson & Jensen 2003) werden seit einigen Jahren zur Behandlung eines ganzen Spektrums von psychischen Erkrankungen eingesetzt. Aus dem medizinischen Bereich gibt es Psychopharmaka (Mark 2010), die Elektrokrampftherapie (Kayser u. a. 2011), die transkranielle Magnetstimulation (Slotema u. a. 2010) und die verblüffende Wirkung von Ketamin-Infusionen (Price u. a. 2009). Im Hinblick auf die Behandlungsmodalitäten gibt es natürlich Einzel- und Gruppentherapie, Paartherapie, Familientherapie oder In-vivo-Expositionsbehandlungen, die im öffentlichen Raum oder bei dem Patienten oder der Patientin zu Hause durchgeführt werden. Schließlich gibt es eine breite Palette von Settings, von Kliniken über Beratungszentren, Krisendienste, stationäre Einrichtungen, gemeindenahe psychosoziale Einrichtungen, Tageskliniken oder -stätten und dergleichen mehr.

Als pragmatischer Therapeut befürworte ich jede Theorie, Behandlung oder Modalität (oder jede Kombination davon), mit der psychische Störungen wirksam behandelt werden können, die Symptome verringern und letztlich den Schmerz und das Leiden meiner Patientinnen und Patienten lindert. Als Wissenschaftler neige ich dazu, jene zu präferieren, die mit Daten belegt sind, obwohl ich aus 25 Jahren klinischer Erfahrung weiß, dass es viele wirksame Behandlungen gibt, zu denen noch keine Forschungsergebnisse vorliegen. Bei sonst gleichen Bedingungen habe ich eine klare Vorliebe für wirksame Behandlungsansätze mit empirischen Belegen.

Angesichts der Bandbreite an Behandlungsmöglichkeiten und »Wahrheiten« darüber, was hilft, konnte ich mir nie vorstellen, mich auf ein Lager, eine bestimmte Theorie oder Behandlungsrichtung zu beschränken. Ursprünglich wurde ich psychodynamisch ausgebildet und wendete diese Perspektive auf das Verständnis von Suizidrisiken an (siehe Jobes 1995b; Jobes & Karmel 1996). Im Lauf der Jahre lernte ich die Abwehranalyse besonders zu schätzen (vgl. McWilliams 2011). Aber meine jetzige Praxis ist durchsetzt von einsichtsorientierten und kognitiv-behavioralen Techniken sowie von verschiedenen humanistischen, interpersonellen und existenziellen Ansätzen. Offensichtlich verfolge ich, wie viele andere, einen integrativen Ansatz und weiß um den Wert von Gruppenpsychotherapie, die Vorteile von umsichtig angesetzten Psychopharmaka, den Nutzen von Paartherapie und die Kraft der Hypnose.

Rückblickend war eine meiner denkwürdigsten Erfahrungen zu Beginn meiner beruflichen Karriere, Zeuge der Veränderungskraft der

Elektrokonvulsionstherapie (EKT) bei einem schwer depressiven, suizidalen Patient in der Klinik zu werden. Dieser einst hochrangige und angesehene Regierungsbeamte war nicht mehr in der Lage, sich selbst zu versorgen, in den Nächten stuhl- und urininkontinent; sein körperlicher Zustand verschlimmerte sich zusehends. Zu unserem Erstaunen sprang derselbe Mann nach seiner dritten EKT-Behandlung frühmorgens buchstäblich aus seinem Zimmer und begrüßte das Team auf der Station mit einem breiten Lächeln: »Guten Morgen, allerseits! Ist das nicht ein wunderbarer Tag?« Wenn man Zeuge von der therapeutischen Kraft des gesamten Behandlungsspektrums bei schwersten psychischen Erkrankungen wurde, ist es nur schwer möglich, die Vorteile einer therapeutischen Flexibilität und des gesamten Spektrums der verfügbaren Behandlungsoptionen nicht pragmatisch zu nutzen. Ich für meinen Teil möchte jeden Therapiepfeil, den ich in meinem Köcher finden kann, einsetzen im Bestreben, meinen leidenden Patientinnen und Patienten zu helfen.

Ich weiß jedoch, dass viele Behandelnde keinen integrativen Ansatz verfolgen. In der Tat ist die Tatsache, dass sich viele Fachleute ausschließlich mit einem bestimmten therapeutischen Ansatz oder einer theoretischen Ausrichtung identifizieren, ein Härtetest für die professionelle Akzeptanz und den routinemäßigen Einsatz von CAMS. Wie in Kapitel 1 dargestellt, war es über die Jahre hinweg bei der Entwicklung von CAMS ein Hauptziel, gezielt eine Intervention zu entwickeln, die auf breitester Basis zur Behandlung von Suizidalität eingesetzt werden kann, unabhängig von der theoretischen Ausrichtung der behandelnden Person, dem bevorzugten Behandlungsansatz, der Profession oder dem Behandlungssetting. Während CAMS unmittelbare Anforderungen an die therapeutische Haltung und Beurteilung stellt, kann die Behandlungsplanung jede Art von Therapie umfassen, die für die erfolgreiche Behandlung von patientendefinierten Auslösern der Suizidalität geeignet ist. In dieser Hinsicht habe ich immer wieder verfochten (z.B. Jobes & Drozd 2004), dass CAMS weder das therapeutische Urteilsvermögen an sich reißt noch die anzuwendende Theorie oder Behandlungsart diktiert. In diesem Kapitel werden daher zunächst allgemeine konzeptionelle Aspekte dargestellt und anschließend die CAMS-Behandlungsplanung Schritt für Schritt erläutert.

Übersicht zur Behandlungsplanung im Rahmen von CAMS

Im Zuge der suizidspezifischen Behandlungsplanung sollten Sie sich grundsätzlich folgende Frage stellen: »Wenn Suizid für diese Person die beste Möglichkeit ist, ihren Schmerz und ihr Leiden zu bewältigen, *warum spricht dann diese Person mit mir – einem Profi* für psychische Gesundheit – *über dieses Thema*?« Die Antwort ist immer, dass der Patient bzw. die Patientin mit Ihnen spricht, weil er oder sie sich noch nicht entschieden hat, dass ein Suizid der beste Weg ist; der Patient bzw. die Patientin ist *ambivalent*, was eine Eingangstür erzeugt, durch die man gemeinsam treten kann, um eine lebensrettende Behandlung zu entwickeln.

Auch wenn suizidale Patienten in der Regel ambivalent sind, kann die Versuchung für einen Suizid äußerst groß und zwingend sein. In dieser Hinsicht müssen Behandelnde die zeitlichen Aspekte des Behandlungsplans geschickt aushandeln. Zeitliche Erwägungen sind wichtig, weil es für eine hochgradig suizidale Person unvernünftig erscheint, den Suizid als eine Option *auf unbestimmte Zeit* aufzugeben. Stattdessen ist es sinnvoll, dass Behandelnde eine bestimmte Zeitspanne aushandeln, in der die Behandlung eine faire Chance erhält. Wir empfehlen, die Option eines Suizids aufzuschieben. Mein Argument gegenüber dem Patienten, mit dem ich versuche, »einen Fuß in die Tür zu bekommen«, ist folgendes:

»Bevor Sie sich das Leben nehmen und Ihr Leiden beenden, schlage ich vor, dass wir einer evidenzbasierten suizidspezifischen Behandlung eine vernünftige Chance geben und versuchen Ihnen zu helfen, andere Wege der Bewältigung zu finden. Natürlich gibt es unzählige andere Optionen – wie etwa Suizid –, über die Sie später ohne meine Unterstützung nachdenken können.«

Der letzte Teil dieser Erklärung mag unnötig provozierend klingen. Aber mit dem richtigen Ton ist eine solche Aussage nicht nur vernünftig, sondern auch empathisch und entschärft in der Regel einen drohenden Machtkampf. Am wichtigsten ist vielleicht, dass diese Aussage und Haltung dem ohnehin schon angeschlagenen Patienten das Gefühl von Macht und Autonomie lässt, ihm die Möglichkeit eines Suizids zugesteht. Meiner Meinung nach besteht eine der wirkungsvollsten klinischen Interventionen darin, mit dem

Patienten oder der Patientin offen über die Idee zu verhandeln, den Suizid auf einen späteren Zeitpunkt zu verschieben. Die damit einhergehenden Herausforderungen können folgendermaßen zusammengefasst werden: Was kann die Therapeutin von einem suizidalen Patienten vernünftigerweise erwarten? Und umgekehrt, was ist aus der Perspektive der suizidalen Patientin vernünftig im Hinblick auf das fortgesetzte Aushalten unerträglich wirkenden suizidalen Leidens mit der Aussicht auf eine potenziell wirksame Behandlung, die sich letztlich als lebensrettend erweisen könnte?

Ich betone gegenüber meinen suizidalen Patientinnen und Patienten, dass es aus klinischer Sicht vernünftig und notwendig ist, Behandlungspläne auszuarbeiten. Im Rahmen von CAMS werden sie gebeten, sich auf einen gemeinsam ausgehandelten suizidspezifischen Behandlungsplan für einen fixen Zeitraum festzulegen. Zudem raten wir im Rahmen von CAMS von jeglichem Zwang oder moralischem Druck sowie einem »Open End« bei der Behandlungsplanung ab. Wie schon erwähnt, erkenne ich während des Aushandelns offen an, dass sich der Patient selbstverständlich *später* das Leben nehmen kann (wenn er nicht anderweitig mit einer auf die Rettung dieses Lebens ausgerichteten Behandlung beschäftigt ist). Aber ich betone nachdrücklich, dass der Patient, während er sich in der suizidspezifischen und zeitlich begrenzten Behandlung befindet, sich – wie ich auch – voll und ganz dieser lebensrettenden Behandlung widmen muss. Bei dieser Behandlung wird stets sorgfältig geprüft, ob es praktikable Alternativen zur Endgültigkeit des Suizids gibt.

Darüber hinaus mache ich deutlich, dass ich nicht zögern werde, wenn meine Patientinnen und Patienten eine klare und unmittelbare Gefahr für sich selbst oder andere werden (wie im Aufklärungsbogen erläutert, den sie zu Beginn der Behandlung gelesen und unterschrieben haben), meinen beruflichen Pflichten nachzukommen und sie gemäß den gesetzlichen Bestimmungen, die ein solches Eingreifen vorschreiben, in eine Klinik zu bringen (Jobes & O'Connor 2009). Aber alles, was vor dieser medizinisch-rechtlichen Schwelle liegt, lässt Behandelnden sowie Patientinnen und Patienten viel Spielraum für einen möglicherweise lebensrettenden Behandlungsplan. Ich weise gewöhnlich darauf hin, dass der Patient oder die Patientin alles zu gewinnen und wirklich nichts zu verlieren hat, wenn er oder sie der Behandlung eine Chance gibt.

Für das erfolgreiche Aushandeln eines Behandlungsplans ist es unerlässlich, dass die Patientinnen und Patienten glauben und fühlen, dass sie eine gewisse Kontrolle behalten, indem sie sich bewusst werden, dass sie ihr Leben später noch beenden können, *nachdem* sie der Behandlung eine faire und angemessene Chance gegeben haben. Immer wenn ich etwas in dieser Richtung sage, mache ich absolut klar, dass ich einen Suizid nicht als sinnvolle Option befürworten und niemals als die optimale Lösung »absegnen« werde. Das werde ich nicht tun. Folglich wird meinen suizidalen Patientinnen und Patienten eine grundlegende Wahl gestellt: Wollen sie noch etwas länger leben, um zu sehen, ob die Behandlung dazu beitragen kann, ihr Leben lebenswert und schmerzfreier zu machen? Oder entscheiden sie sich gegen diese Behandlung und für das weiterhin unerträgliche Leiden mit den damit verbundenen Konsequenzen? Dies ist eine gewichtige Entscheidung, aber ich denke, dass sie dem Patienten oder der Patientin deutlich gemacht werden muss. Die Therapeutinnen und Therapeuten müssen daher mit Geschick ein zeitlich begrenztes Behandlungsangebot unterbreiten, das normalerweise zu einer bewussten Entscheidung *für das Leben* inspiriert – zumindest für den Augenblick –, um herauszufinden, was machbar ist (was immer einen Hoffnungsschimmer entfacht).

Mit einer ähnlichen Haltung wie in Kapitel 1 beschrieben, verwende ich oft die folgende therapeutische Metapher zur Beschreibung der CAMS-Behandlungsplanung:

»Ich möchte, dass Sie mit mir über einen therapeutischen ›Road Trip‹ nachdenken. Auf dieser Reise übernehmen Sie die Rolle des Fahrers und ich die des Navigators. Ich habe diese Reise schon oft gemacht, kenne die Straßen gut und habe ausgezeichnete Karten und ein GPS. Aber diese Reise verläuft mit jedem Fahrer auf einer anderen Route. Sie ist individuell, je nachdem wer fährt und je nachdem, wie wir beschließen, miteinander zu fahren – welche Straßen wir nehmen, wann wir anhalten und wie schnell oder langsam wir uns entscheiden vorwärtszukommen. Damit diese Reise gelingt, müssen Sie sich, wie ich auch, auf die Reise einlassen. Ich weiß, dass unser gewünschtes therapeutisches Ziel schwer zu finden sein kann, und offen gesagt kann es vorkommen, dass wir auf dem Weg ein paar Mal falsch abbiegen. Dennoch bin ich zuversichtlich, dass wir dorthin gelangen können, wo wir hinwollen, wenn wir als reisendes Team zusammenarbeiten.

Weil ich weiß, dass Sie sehr leiden, bitte ich Sie lediglich darum, für eine begrenzte Zeit, nämlich mindestens drei Monate, mit mir zu reisen. Anschließend können wir gemeinsam entscheiden, ob wir unsere Reise fortsetzen oder uns vielleicht trennen sollten, damit Sie allein oder vielleicht

mit einem anderen Navigator fahren können. Trotz Ihres Leidens halte ich diese Bitte für vernünftig, wenn man sowohl das vielversprechende Reiseziel als auch den Ernst, der von Ihnen in Betracht gezogenen Alternative, berücksichtigt.
Wenn Sie sich bereit erklären, diese Reise mit mir zu unternehmen, und zwar für einen Zeitraum, zu dem wir uns beide verpflichten, dann ist es nötig, dass wir beide ernsthaft versprechen, diese Reise uneingeschränkt anzutreten. Das bedeutet, dass Sie in das Auto einsteigen müssen, mit geschlossener und verriegelter Tür, angeschnallt und mit beiden Händen am Steuer. Diese Reise wird scheitern, wenn Sie darauf bestehen, Ihre Tür einen Spalt offen zu lassen, damit Sie aus dem Auto springen können, wenn die Straße holprig wird. Wenn das nicht geht, müssen wir Ihnen einen anderen Navigator suchen oder vielleicht sollten wir uns klarmachen, dass Sie noch nicht bereit sind, diese Art von Reise mit einer Person wie mir zu unternehmen.
Als Ihr Navigator werde ich Ihnen mit meinem Fachwissen, Kartenmaterial, GPS und meiner Erfahrung zur Seite stehen und Ihnen diese Reise für den Zeitraum erleichtern, für den wir uns beide verpflichten, damit wir das therapeutische Ziel finden können, das wir beide für Sie suchen. Ich kann Ihnen versichern, dass das Ziel ein besserer Ort ist als der, an dem Sie jetzt leben. Ein Ort, an dem Ihre Schmerzen und Ihr Leiden spürbar weniger und Ihre Fähigkeit, mit dem Leben zurechtzukommen, spürbar mehr wird.«

Ich möchte betonen, dass für diese sinnbildliche Reise beide voll und ganz im Auto sitzen müssen – keine Türen bleiben offen, keine metaphorischen Füße dürfen heraushängen. Wir bitten den Patienten, sich zu verpflichten, und der Patient wiederum darf damit rechnen, dass wir uns ebenfalls verpflichten, mit geschlossenen und verriegelten Türen und sicher angeschnallt. Wir verpflichten uns beide, diese therapeutische Reise gemeinsam anzutreten, auf der Suche nach einem Ziel, welches der Patient offensichtlich allein bislang nicht erreichen konnte. Für Patientinnen und Patienten, die diese Art von therapeutischer Reise unter diesen Reisebedingungen nicht antreten können, gibt es meiner Meinung nach grundsätzlich drei Möglichkeiten: (1) ein stationärer Krankenhausaufenthalt, wenn sie in unmittelbarer Gefahr sind, (2) die Überweisung an einen anderen Arzt oder eine andere Therapeutin, die auf andere Weise mit anderen Reisebedingungen reisen, oder (3) die Fortsetzung der Fahrt – *wenn der Patient oder die Patientin nicht in unmittelbarer Gefahr ist* – auf eigene Faust ohne meine Hilfe oder Anleitung (d. h. die offensichtliche, aber oft übersehene Möglichkeit, nicht in Behandlung zu sein; JOBES 2011).

Wie schon an anderer Stelle erörtert (WISE u. a. 2005), ist das, was ich »zeitlich begrenzte und kontingente Behandlungsplanung« nenne, möglicherweise nicht für jede suizidale Person geeignet (insbesondere nicht für Menschen mit Entwicklungsstörungen, akuter Psychose oder schwerer Persönlichkeitsstörung). Aber Behandelnde haben die Pflicht, allen potenziellen Patientinnen und Patienten (insbesondere, wenn sie suizidal sind) klar zu kommunizieren, was nach ihrer fachlichen Meinung ein vernünftiger Plan für das weitere Vorgehen ist, wobei der Fokus darauf liegt, die Behandlung im bestmöglichen Interesse der Patientinnen und Patienten fortzusetzen. Ob der Patient – in diesem Sinne auch Kunde – zustimmt und sich für den »Kauf« dieser Behandlung entscheidet, sollte ihm überlassen bleiben, ohne latente Drohungen oder Tricks. Nebenbei bemerkt: Obgleich ich kein Anhänger von Zwangsmaßnahmen zur Verhinderung von Suiziden bin, glaube ich dennoch, dass es Situationen gibt, in denen suizidale Patientinnen und Patienten stationär behandelt werden sollten, manchmal sogar gegen ihren Willen. Wie gesagt, folge ich allen gesetzlichen Verpflichtungen und Bestimmungen, wenn ein Patient oder eine Patientin eine *klare und unmittelbare Gefahr* für sich selbst und/oder andere darstellt. Aber abseits von diesen äußerst ernsten Situationen bin ich sehr daran interessiert, vernünftige Verhandlungen mit dem Patienten zu führen, die darauf abzielen, Zeit und Vertrauen zu gewinnen und dadurch ein starkes Bündnis zu schaffen, was wiederum dazu beitragen kann, die Motivation des Patienten, um sein Leben zu kämpfen, zu erhöhen.

Ich möchte diesen Abschnitt mit einem Hinweis auf einen zentralen Aspekt von CAMS abschließen. Dieses Buch handelt von der gemeinschaftlichen Einschätzung und dem *Management* von Suizidalität (Collaborative Assessment and Management of Suicidality). Ich habe vor Jahren beschlossen, dass der Ansatz das Wort *Management* statt *Behandlung* (treatment) in Bezug auf den Umgang mit Suizidalität betont. CAMS ist nicht CATS. Ganz offensichtlich finden sich sowohl in diesem Kapitel wie auch im gesamten Buch Implikationen für die Behandlung von Suizidalität. Aber der Schwerpunkt von CAMS liegt auf dem klinischen Management des Suizidrisikos, bis der Patient oder die Patientin vollständig für ein Weiterleben »gewonnen« werden konnte. Die Behandlung im Rahmen von CAMS ist dann erfolgreich, wenn die Patientinnen und Patienten sich von der

Möglichkeit eines Suizids lösen. Die Wahrheit ist, dass suizidale Menschen nur dann auf einen Suizid verzichten, wenn der Zweck oder der Nutzen des Suizids in ihrem Leben obsolet werden, nicht weil wir ihnen sagen, dass sie das nicht dürfen. Suizid im Leben der Patienten obsolet zu machen, ist ein zentrales Ziel in CAMS, weil sie ihr Denken ändern und sich voll und ganz dem Leben widmen.

Behandlungsplanung bei »suizidaler Erpressung«

Eine häufige Befürchtung von Behandelnden ist, dass suizidale Patientinnen oder Patienten einen Suizidversuch unternehmen oder sogar daran sterben, wenn die Behandelnden ihnen nicht entgegenkommen oder sich verbiegen und dass sie dann wegen Behandlungsfehlern beschuldigt und möglicherweise sogar verklagt werden. In der ersten Ausgabe dieses Buches habe ich dieses Phänomen unverblümt »suizidale Erpressung« genannt. Nach jenem ersten Abstecher in dieses brisante Thema habe ich ein ganzes Kapitel rund um die ethischen Fragen und das Risikomanagement bei »suizidaler Erpressung« geschrieben (Jobes 2011 inkl. ausführlicher Fallbeschreibungen). Manche der dort verwendeten Fallbeispiele beginnen ganz unauffällig und eskalieren später derart, dass der oder die Behandelnde wie das sprichwörtliche verschreckte Reh im Scheinwerferlicht dem drohenden Suizid eines Patienten gegenübersteht. In anderen Fällen können die Schwierigkeiten sofort offensichtlich sein. Unweigerlich enden solche Fälle damit, dass Therapeutinnen und Therapeuten Telefonanrufe zu jeder Tageszeit entgegennehmen, die gewohnten Vorgehensweisen ändern, Regeln und Grenzen modifizieren und übermäßig viel Zeit mit einem einzigen, furchteinflößenden, erschütternden Fall verbringen. Glauben Sie mir, ich kenne diese Erfahrung aus erster Hand.

Selbst ein ansonsten gewissenhafter Therapeut kann angesichts eines eskalierenden Suizidrisikos die Orientierung verlieren. Wie eben skizziert, können sich Behandelnde genötigt fühlen, Dinge zu tun, die sich nicht richtig anfühlen, die eigenen Regeln zu übertreten und ihre gängige Praxis zu ändern. Bevor sie es merken, ist die Behandlung aus dem Ruder gelaufen und gerät möglicherweise außer Kontrolle. Solche Behandlungen können sich chaotisch entwickeln, der Behandler oder die Behandlerin reagiert nur noch. Noch bedenklicher ist jedoch, dass solche Behandlungen nur selten im Interesse des Patienten oder der Patientin sind und oft dazu führen, dass kompetente und gewissenhafte Therapeutinnen und Therapeuten ausbrennen und sich in der Folge erbärmlich und inkompetent fühlen. All diese Überlegungen haben zumindest teilweise zu dem recht strukturierten, transparenten und ehrlichen Ansatz geführt, der in CAMS zum Ausdruck kommt.

Eines meiner Argumente ist die Feststellung, dass der *Verzicht* auf eine Behandlung eine ernst zu nehmende Alternative ist, die sowohl von Patientinnen und Patienten als auch von Behandelnden oft übersehen wird. Auch wenn ich weiß, dass dies für manche wie Ketzerei klingt, beharre ich auf diesem Punkt und konzentriere mich darauf, die Chancen für einen therapeutischen Erfolg zu maximieren. Und sowohl aus der Praxis als auch aus der Forschung weiß ich, dass der Patient oder die Patientin ausreichend motiviert und bereit sein muss, mit dem Therapeuten oder der Therapeutin vertrauensvoll zusammenzuarbeiten, damit die Behandlung funktioniert. Um die Motivation des Patienten nachhaltig zu stärken, ist der Behandler dafür verantwortlich, einen klaren und transparenten Rahmen für die therapeutische Arbeit zu schaffen, sodass der Patient eine bestmögliche informierte Entscheidung zum weiteren Verlauf der Behandlung treffen kann (siehe auch STREET u. a. 2009).

Ich behaupte, dass jeder Therapeut, jede Therapeutin, und insbesondere jene, die mit suizidgefährdeten Personen arbeiten, vollkommen transparent sein muss, was er oder sie mit der Person vorhat und warum. Zunächst ist unsere Aufgabe, uns eine professionelle Meinung darüber zu bilden, was im besten Interesse des Patienten ist, und danach müssen wir genau das dem Patienten verständlich vermitteln. Ein Behandlungskonzept, das gut zu den individuellen Problemen des Patienten passt, sollte anschaulich dargestellt werden, damit der Patient eine begründete Entscheidung über die Durchführung der Behandlung treffen kann. All dies sollte grundsätzlich unabhängig davon stattfinden, ob jemand suizidal ist oder nicht. Wenn jedoch Suizidalität im Spiel ist, dann muss diese meiner Meinung nach direkt und *vorrangig* behandelt werden. Wir müssen zusammen mit dem Patienten eine unmittelbare und klare Vorstellung davon haben, wie wir mit der Suizidgefahr umgehen. In diesem Punkt bin ich ziemlich unflexibel – es müssen sichere Bedingungen geschaffen werden, damit ich mit einem suizidalen Patienten vertrauensvoll zusammenarbeiten kann. Der Patient wiederum kann dann entscheiden, ob er auf mein fachliches Angebot eingehen will (oder auch nicht).

Betrachten wir als Beispiel eine besonders strittige Frage: Stellen wir uns vor, ein hoch suizidaler Patient begibt sich in Behandlung und räumt ein, dass er zu Hause eine Schusswaffe hat. Der Patient gibt zu verstehen, dass er diese Waffe nicht aus der häuslichen Umgebung entfernen möchte, auch nicht für einen relativ kurzen Zeitraum (z. B. für einen Monat). Diese Haltung ist schwierig. Zum einen darf dieser Patient rein rechtlich eine Schusswaffe besitzen. Zum anderen zeigen Studien eindeutig die tödliche Gefahr, die von einer Schusswaffe im Haushalt ausgeht (CDC 2010; Lahti u. a. 2014; Stroebe 2013). Als Therapeut kann ich mich auf das Risiko einlassen und die Weigerung des Patienten akzeptieren. Oder ich kann diesen Aspekt als »K.o.-Kriterium« betrachten und dem Patienten sagen, dass ich mich angesichts der Gefahr, die von der Waffe ausgeht, sowie seiner Weigerung, die Waffe für die Dauer der Behandlung abzugeben, nicht wohlfühle. Ich neige dazu, die Weigerung des Patienten als fehlendes Vertrauen in die Therapie zu interpretieren. Meiner Ansicht nach ist sein Standpunkt eine direkte Bedrohung für unseren Behandlungsplan und untergräbt unsere Bemühungen, sein Leben zu retten. Insofern könnte ich mich gezwungen sehen, den Fall zu beenden und den Patienten an jemand anderen zu überweisen. Um es klar zu sagen: Dies ist keine politische oder verfassungsrechtliche Frage; dies ist eine klinische Beurteilung dessen, was im besten Interesse des Patienten ist. Ich sage nicht, dass meine Patientinnen und Patienten keine Schusswaffe besitzen dürfen. Ich sage vielmehr, dass ich mir für den Zeitraum, in dem wir uns auf die Behandlung der Suizidalität geeinigt haben, das Recht vorbehalte, eine grundlegende Richtlinie für den Therapieverlauf festzulegen. Ich möchte während der Therapie nicht mit der Versuchung, die von einer Waffe ausgeht, konkurrieren.

An dieser Stelle ist es mir wichtig, auf die ethischen Probleme eines »Behandlungsabbruchs« einzugehen (Jobes 2011). Die größten ethischen Bedenken im Zusammenhang mit einem Behandlungsabbruch bestehen, wenn Therapeutinnen und Therapeuten einseitig entscheiden, die Behandlung abzubrechen und den Patienten oder die Patientin im Stich zu lassen. Der Patient oder die Patientin wird in einem vulnerablen Zustand kurzfristig aus der Versorgung entlassen, ohne dass die Therapeutin oder der Therapeut sich bemüht, eine kontinuierliche therapeutische Versorgung oder Unterstützung sicherzustellen. In Fällen, in denen die entschiedene Weigerung eines Patienten oder einer Patientin, sich an bestimmte notwendige Bedingungen einer Behandlung zu halten, die behandelnde Person dazu zwingt, die Therapie abzubrechen, ist es wichtig,

1. transparent im besten Interesse des Patienten bzw. der Patientin zu handeln;

2. sich über die notwendigen Eckpunkte der Behandlung (und die Gründe für ihre Notwendigkeit) absolut klar zu sein;
3. alles Zumutbare zu unternehmen, um den Patienten oder die Patientin in eine andere geeignete Behandlung überzuleiten;
4. Intervision in Anspruch zu nehmen und
5. die eigene Entscheidungsfindung im Interesse des Patienten bzw. der Patientin sorgfältig zu dokumentieren (es ist auch ratsam, die Intervision zu dokumentieren).

Vor einigen Jahren suchte ein Kollege Beratung bei einem besonders komplexen Fall, mit dem ich aus früheren Intervisionen ziemlich vertraut war. Mein Kollege hatte diese Frau fast drei Jahre lang therapiert; diagnostiziert waren bei ihr eine dysthyme Störung und eine Borderline-Persönlichkeitsstörung. Die Therapie hatte sich bemerkenswert turbulent gestaltet, bei anhaltender Suizidgefahr, zwei Suizidversuchen mit Überdosen und einem psychiatrischen Klinikaufenthalt. Er trat erneut an mich heran, als sich eine neue Herausforderung in ihrer schwierigen therapeutischen Beziehung abzeichnete. Die Patientin wurde zweimal pro Woche gesehen, war eine Woche lang nicht gekommen und kündigte nun an, dass sie nicht mehr zu ihrem alten, sondern zu einem neuen Psychiater gehe, der ihre umfangreiche Medikation völlig umstellen würde. Mein Kollege, ein Psychologe in Ausbildung und überrascht von dieser Entwicklung, bestand darauf, dass sie eine Schweigepflichtentbindung unterschrieb, damit er mit dem neuen Psychiater Kontakt aufnehmen könne. Die Patientin lehnte dies ab, bestand darauf, dass er nicht mit ihm spreche, und versicherte, dass der neue Psychiater mit diesem Vorgehen einverstanden sei. Mein Kollege erklärte, dass es gängige Berufspraxis und -ethik sei, die Behandlung zu koordinieren und dass es, wenn er sich mit einem anderen Mitglied ihres Behandlungsteams nicht beraten könne, nicht in ihrem Interesse und dass diese neue Vereinbarung letztlich für ihn inakzeptabel sei. Sie wollte jedoch nicht nachgeben; er spürte sogar, dass sie es zu »genießen« schien, sich ihm auf diese Weise zu widersetzen. Nachdem wir die Geschichte dieses Falls, die ethischen Grundsätze, seine Gegenübertragung und verschiedene andere Fragen diskutiert hatten, kamen wir zu dem Schluss, dass er eine entschiedene Haltung einnehmen müsse, dass seine Arbeit mit ihr enden müsse, wenn sie nicht zuließe, die Therapie mit dem Psychiater zu koordinieren. Er gewährte ihr drei Wochen Zeit, sich das gut zu überlegen. Nach Ablauf der drei Wochen blieb sie jedoch unbeirrt bei ihrer Entscheidung, und ihre wechselvolle Zusammenarbeit fand ein notwendiges Ende. In ihrer letzten Sitzung überprüfte er die Grundlage für dieses Vorgehen und bot ihr an, sie an andere Behandelnde zu überweisen. Er war auch gewillt, sie wieder zu übernehmen, falls sie ihre Meinung änderte. Sie änderte ihre Meinung jedoch nicht und verkündete verärgert, dass der neue Psychiater sowohl die medikamentöse als auch die psychotherapeutische Therapie übernehmen würde. Auch wenn dieser Fall alles andere als zufriedenstellend verlaufen ist, glaube ich, dass mein Kollege keine andere Wahl hatte und dass er diesen Fall auf angemessene und ethisch einwandfreie Art und Weise zu Ende geführt hat.

Entscheidend ist, dass man die eigene klinische Einschätzung, wie bestimmte Aspekte der Behandlung ablaufen *müssen*, kennt und geltend macht. Bei einem Patienten, der sich weigerte, bestimmte notwendige Behandlungsbedingungen zu erfüllen, habe ich zum Beispiel gesagt:

»Dass Sie sich das Recht vorbehalten, sich während Ihrer Behandlung umzubringen, ist für mich untragbar; es wird einfach nicht funktionieren, wenn wir so vorgehen. Dann müssen Sie vielleicht einen anderen Therapeuten finden – wobei ich Ihnen natürlich helfen werde – oder Sie sollten vielleicht Ihre generelle Bereitschaft, sich überhaupt in Psychotherapie zu begeben, überdenken.«

Therapeuten und Therapeutinnen in meinen Workshops sind von dieser Haltung häufig erstaunt. Daraufhin stelle ich klar, dass ich keine paradoxe Intervention nutze oder den Patienten provoziere. Ich bin mir lediglich im Klaren über meine Grenzen und die Grenzen der Behandlung, die ich anbieten kann und will. Ich empfehle suizidalen Patientinnen und Patienten, ernsthaft eine Behandlung in ihrem besten Interesse in Betracht zu ziehen *vor* der drastischen Option des Suizids. Aber wenn sie bei mir in Behandlung sind, möchte ich, dass sie voll dabei sind – und nicht bereit, bei voller Fahrt aus dem »Behandlungsauto« zu springen. Es ist daher wichtig, den therapeutischen Auftrag transparent zu machen, Behandlungspläne und Verträge sorgfältig zu entwickeln und innerhalb eines bestimmten Zeitrahmens zu arbeiten. Wir dürfen nicht zulassen, dass die Probleme der Patientin, die Suizidgefährdung oder die Persönlichkeitspathologie des Patienten dazu führen, dass »der Schwanz mit dem Hund wedelt«, sondern wir müssen für eine ordnungsgemäße Behandlung sorgen, die im besten Interesse des Patienten bzw. der Patientin liegt. Wichtig ist, dass zum Ende jedes ablaufenden Zeitraums im Behandlungsplan eine gemeinsame Diskussion darüber stattfindet, ob wir für eine weitere bestimmte Zeitspanne zusammenarbeiten.

Ich werde oft gefragt: »Wenn Sie dem Patienten sagen, dass er noch nicht bereit für eine Therapie ist, weil er eine Ihrer Bedingungen ablehnt, und dann geht er nach Hause und bringt sich noch am selben Abend um. Sind Sie dann nicht haftbar?« Ein solches Szenario wäre zweifelsohne eine Tragödie, und ich würde mich natürlich schrecklich fühlen, sollte das geschehen. Aber, ehrlich gesagt, diese Möglichkeit besteht bei jeder suizidgefährdeten Person, ob man den von mir befürworteten Ansatz verfolgt oder nicht. Das ist ein Risiko, das uns alle trifft. Unabhängig davon, ob ich einen Patienten als ungeeigneten Therapiekandidaten bezeichnet habe (z. B. weil er sich weigert, eine wichtige Behandlungsbedingung zu erfüllen), wird die Haftung über eine entscheidende Frage bestimmt, die sich im Nachhinein stellt: Befand sich der Patient in dem Moment, als er mein Büro verließ, in klarer und unmittelbarer Gefahr? Wenn die Antwort ja lautet, hätte diese Person – freiwillig oder falls nötig unfreiwillig – in die Klinik geschickt werden müssen, um Schlimmeres zu verhindern. Das Versäumnis, eine Klinikeinweisung unter diesen Umständen zu veranlassen, kann Behandelnde durchaus haftbar machen. Wenn die Antwort auf die Frage aber nein lautet, haben wir es mit einer tragischen Situation zu tun, aber dennoch mit einer Situation, in der ein einsichtsfähiger Patient weder in der Lage noch willens war, einen begründeten, zeitlich begrenzten Behandlungsvorschlag zu akzeptieren, der sein Leben retten sollte. Es gibt keine Garantie, dass man in einem solchen Szenario nicht verklagt wird, und ich bin beeindruckt von der Bereitschaft von Anwälten, selbst in äußerst dünnen Fällen zu ermitteln. Behandelnde müssen sich jedoch über ihre Routinen im Klaren sein – warum sie ihre Entscheidungen so getroffen haben und sich auf das besinnen, was im besten Interesse ihres Patienten ist. Wenn diese Haltung zusätzlich durch die Theorien und vor allem durch empirische Daten unterfüttert werden kann, ist sie im Nachhinein noch besser zu verteidigen. In Kapitel 8 stelle ich dar, inwiefern eine detaillierte und gründliche Dokumentation entscheidend ist im Hinblick auf eine »Besserwisserei« im Nachhinein, zu der es bei mutmaßlichen Behandlungsfehlern unweigerlich kommt, denn mit dem Wissen von morgen sieht die Welt von heute ganz anders aus.

Die Erfahrung hat mich gelehrt, dass die Alternative zu meiner Haltung nicht zu verantworten ist – dass Behandelnde wissentlich eine therapeutische Beziehung mit Patienten oder Patientinnen eingehen (oder fortsetzen), die entscheidende und notwendige Behandlungsbedingungen ablehnen. Das gleicht, bildlich gesprochen, dem wissentlichen An-Bord-Gehen (oder Weitersegeln) trotz eines großen Lecks im Schiffsrumpf: ein Lose-Lose-Szenario für Behandelnde und Patienten. Wenn aber die Therapeutin oder der Therapeut die Bedingungen einer unangemessenen Behandlung hinnimmt, ist das so, als würde er dem Patienten sagen, dass es akzeptabel ist, unvernünftig zu sein. Wie viele von Ihnen, die dieses Buch lesen, habe ich das schon erlebt und getan. Ein solcher Ansatz funktioniert nicht, weder für den Patienten bzw. die Patientin noch für Behandelnde. Eine solche Nachgiebigkeit seitens des Behandlers angesichts einer suizidalen Erpressung ist nicht im besten Interesse des Patienten und ich kann das nicht hinnehmen (für weitere Informationen siehe STEFAN 2016).

Abschnitt C in der SSF ausfüllen

Nach diesen allgemeineren, konzeptuellen Aspekten zur CAMS-Behandlungsplanung wollen wir nun einige konkretere Aspekte betrachten.

Kapitel 4 schloss mit der Fertigstellung von Abschnitt B der SSF-Risikoeinschätzung (innerhalb der ersten CAMS-Sitzung). Wie besprochen, sollten Patient und Behandler etwa 30 Minuten dazu verwenden, Abschnitt A (in der Hand des Patienten) und Abschnitt B (in der Hand des Behandlers) durchzuarbeiten. Diese gemeinsame Risikoeinschätzung bildet nun die Grundlage für den eigentlichen suizidspezifischen Behandlungsplan im Rahmen von CAMS: die Bearbeitung von Abschnitt C (inklusive CAMS-Stabilisierungsplan).

Übersicht zum Aushandeln des Behandlungsplans

Im Folgenden finden Sie Kernelelemente, die als Richtschnur für das Aushandeln eines Behandlungsplans dienen:

1. CAMS-Behandelnde sollten mit dem Patienten, der Patientin offen über alle gesetzlichen Bestimmungen in Sachen Vertraulichkeit und bei einer eventuellen unmittelbaren Gefahr für die eigene Person sprechen. Diese wichtigen Informationen werden in der Regel im Rahmen der Aufklärung und Einwilligung in die Therapie vermittelt. Entsprechende Vordrucke sollten vor dem direkten therapeutischen Kontakt und vor

der therapeutischen Verpflichtung ausgehändigt werden. Es obliegt dem Therapeuten, der Therapeutin, alle Fragen in diesem Zusammenhang vollständig anzusprechen und zu beantworten.

2. CAMS-Behandelnde sind sich der Bedeutung des gegenseitigen Gebens und Nehmens bewusst – es bestehen berechtigte Erwartungen, die von beiden Seiten gestellt werden sollten.
3. CAMS-Behandelnde sollten ihre Empathie für den Suizidwunsch des Patienten, der Patientin kommunizieren – sie sollten anerkennen, dass Suizid verlockend sein kann, um mit anscheinend unerträglichem Leid umzugehen. Behandelnde können jedoch einfühlsam fragen: Ist ein Suizid die beste Art und Weise zurechtzukommen und Ihre Bedürfnisse zu erfüllen?
4. CAMS-Behandelnde sollten die Behandlung unter Berücksichtigung von Zeitaspekten aushandeln und darauf bestehen, alle Möglichkeiten auszuloten, suizidales Verhalten aufzuschieben.
5. CAMS-Behandelnde streben grundsätzlich eine vernünftige, vertrauensvolle und zeitlich begrenzte Übereinkunft mit dem Patienten an, damit die Behandlung eine faire Chance bekommt. Ich bitte normalerweise um drei Monate (zwölf Sitzungen), im Wissen, dass die meisten Patienten und Patientinnen nach sechs bis acht Sitzungen auf CAMS ansprechen (Jobes 2012).

Wie bereits erwähnt, liegt im Rahmen von CAMS normalerweise ein klarer Schwerpunkt auf der Entwicklung eines tragfähigen *ambulanten* Behandlungsplans während der ersten Sitzung, was naturgemäß rechtfertigt, ambulant weiterzuarbeiten und eine stationäre Behandlung abzuwenden. Eine Ausnahme bildet jedoch die Anwendung von CAMS bei suizidalen stationären Patientinnen und Patienten, bei denen der Schwerpunkt der Behandlungsplanung auf einer Entlassung und der Vorbereitung darauf liegt (Ellis u. a. 2015).

Bei herkömmlichen ambulanten CAMS-Patienten und -Patientinnen führe ich Abschnitt C, die Behandlungsplanung ein, indem ich so etwas sage, wie dies:

»Jetzt gilt es, Ihren Behandlungsplan zu entwickeln. Dafür müssen wir alle Informationen über Ihren Schmerz und Ihr Leiden sowie über das potenzielle Risiko für suizidales Verhalten berücksichtigen. Um einen wirksamen Plan zu erstellen, können wir uns auf die Abschnitte A und

B beziehen, die wir gerade ausgefüllt haben. Weil wir das Thema Suizid sehr ernst nehmen müssen, sollten wir zuerst überlegen, wie wir mit Ihrer Selbstgefährdung umgehen, und danach, wie wir mit den Problemen umgehen, die Sie dazu bringen, über einen Suizid nachzudenken. Um es klarzustellen: Wir versuchen, einen Behandlungsplan zu entwickeln, der Sie von der Klinik fernhält. Aber um dieses Ziel zu erreichen, müssen wir einen Behandlungsplan entwickeln, an den wir uns beide für eine gewisse Zeit halten wollen.«

Wenn Sie sich Abschnitt C in der SSF zur ersten Sitzung ansehen (siehe Abbildung 16, S. 140), gliedert sich der Behandlungsplan in vier Spalten:

1. Problembeschreibung und deren Reihenfolge
2. Ziele und Kriterien zur Zielerreichung
3. Interventionen und
4. Dauer

Abschnitt C der SSF sollte von den Behandelnden in Absprache mit dem Patienten bzw. der Patientin ausgefüllt werden, wobei der oder die Behandelnde weiterhin an der Seite des Patienten oder der Patientin sitzen bleibt. So gesehen sind unsere Patienten Co-Autoren des eigenen Behandlungsplans. Wichtig ist, dass bei Abschnitt C das erste Problem – das »Selbstgefährdungspotenzial« – eigentlich *nicht* verhandelbar ist, wenn wir eine stationäre Aufnahme vermeiden wollen. In der ersten CAMS-Sitzung liegt der Fokus in der Behandlungsplanung eindeutig auf der Selbstgefährdung und dann anschließend auf der Entwicklung eines krisen- und suizidspezifischen Stabilisierungsplans.

ABBILDUNG 16 Behandlungsplan

Problem Nr.	Problembeschreibung	Ziele und Kriterien zur Zielerreichung	Interventionen	Dauer
1	Selbstgefährdungs-potenzial	Sicherheit und Stabilität	Stabilisierungsplan erarbeitet	
2				
3				

JA NEIN Patientin, Patient versteht den Behandlungsplan und stimmt ihm zu?

JA NEIN Patientin, Patient ist in unmittelbarer Suizidgefahr (Krankenhausaufenthalt angezeigt)?

Unterschrift Patientin, Patient .... Datum ....

Unterschrift Therapeutin, Therapeut .... Datum ....

CAMS-Stabilisierungsplan

Ein wesentlicher Schwerpunkt zu Beginn der Behandlungsplanung ist ein durchdachter und gründlicher Stabilisierungsplan. Normalerweise empfehle ich den »CAMS-Stabilisierungsplan« (siehe Anhang). Alternativ können Sie auch die Notfallplan-Intervention von Stanley und Brown (2012) oder den Krisenbewältigungsplan von Rudd u. a. (2001) nutzen. Alle drei Interventionen verfolgen ähnliche Ziele und sind so konzipiert, dass sie die Fähigkeit des Patienten bzw. der Patientin zur Bewältigung aktueller und zukünftiger Krisen verbessern und so suizidales Verhalten verhindern oder zumindest aufschieben. Mit anderen Worten: All diese Pläne legen im Vorhinein Schritte fest, die einer leidenden Person durch dunkle suizidale Stunden helfen sollen, sodass die Person möglichst keine Zuflucht in selbstschädigendem Verhalten sucht. Wichtig ist, dass die Stabilisierungspläne ausdrücklich *nicht* zu Varianten von »Non-Suizid-Verträgen« geraten. Seit Jahrzehnten ist es sowohl in der ambulanten als auch in der stationären psychiatrischen Versorgung üblich, eine suizidale Person dazu zu bewegen, sich dazu zu »verpflichten«, am Leben zu bleiben (manchmal mit direktem Zwang). Leider werden »Non-Suizid-Verträge« immer noch verwendet, obwohl sie von Expertinnen und Experten wegen des Fehlens empirischer Belege und einem potenziell erhöhten Haftungsrisiko heftig kritisiert und gemieden werden (z. B. Jobes u. a. 2008; Stanley & Brown 2012; Lewis 2007; Rudd u. a. 2006b). Es besteht jedoch ein entscheidender Unterschied zwischen dem, *was* eine Person kurzfristig *tun wird*, wenn sie in eine suizidale Krise gerät (Schritte zur Stabilisierung), und dessen, was sie *nicht tun wird* (versprechen, keinen Suizidversuch zu unternehmen).

Alle oben erwähnten Interventionen zur Stabilisierung sind eng miteinander verwandt; wenn auch unterschiedlich aufbereitet, konzentrieren sie sich in der Regel auf die Beschränkung des Zugangs zu Suizidmitteln, Selbstberuhigung, Bewältigungsstrategien, Ablenkungstechniken, die Suche nach zwischenmenschlicher Unterstützung und auf die Frage, wie man im Notfall professionelle Hilfe in Anspruch nehmen kann. Im Rahmen von CAMS ist der Stabilisierungsplan der erste Schritt bei der Entwicklung eines größeren suizidspezifischen Behandlungsplans und dieser wird regelmäßig in jeder Sitzung überprüft, solange bis der Patient oder die Patientin die CAMS-Kriterien für eine erfolgreiche Bewältigung der Suizidalität erfüllt (d. h. drei aufeinanderfolgende Sitzungen, in denen das allgemeine Suizidrisiko erheblich reduziert ist und die verbleibenden Suizidgedanken oder -gefühle effektiv und zuverlässig beherrschbar erscheinen).

Die Stabilisierungsplanung kann auf verschiedene Weise erfolgen und CAMS-Behandelnden steht es frei, sich kreativ mit geeigneten Bewältigungsmaßnahmen auseinanderzusetzen. Wichtig ist zu Beginn vor allem die Beschränkung des Zugangs zu tödlichen Mitteln. Das ist oft der erste Schritt, nicht selten geht es darum, tödliche Mittel aus dem direkten Umfeld der Patientin oder des Patienten zu sichern oder zu entfernen. So muss z. B. eine Schusswaffe an eine vertrauenswürdige Person übergeben oder entschärft werden oder ein Tablettenvorrat außer Reichweite gebracht werden. Bryan u. a. (2011) entwickelten gute Ideen zur Prüfung der Beseitigung von Suizidmitteln unter Verwendung einer »Quittung«, die von Dritten unterschrieben werden; alternativ können Dritte eine Nachricht auf der Mailbox der Behandelnden hinterlassen, um zu bestätigen, dass die Suizidmittel entfernt wurden. Bei Mitteln, die nicht aus dem Umfeld der Patientin oder des Patienten entfernt werden können (z. B. Springen von Höhen oder Kohlenmonoxid), kann man sich darauf konzentrieren, den Zugang zu diesen Orten zu reduzieren, indem eine bestimmte Brücke vermieden wird oder indem die Autoschlüssel vom Ehepartner verwahrt werden, wenn das Auto nicht in Benutzung ist. Auch wenn der Zugang zu tödlichen Mitteln manchmal nicht verhindert werden kann, verringert ein solcher psychologischer Puffer das Risiko impulsiver Suizidversuche und belegt die Bemühung von Patientinnen und Patienten, eine gewisse Verantwortung zu übernehmen.

Die Diskussion darüber, wie der Zugang zu Suizidmitteln eingeschränkt werden kann, ist häufig die Stunde der Wahrheit zwischen Patienten und Behandlern; die Entschlossenheit beider Parteien, sich für einen bestimmten Zeitraum zu verbünden mit dem ernsthaften Ziel, das Leben des Patienten zu retten, wird auf die Probe gestellt. Manchmal ist dies eine angespannte und kontroverse Auseinandersetzung. Patientinnen und Patienten sehen den Tablettenvorrat oft als Rettungsanker und fürchten sich davor, in großer Not nicht mehr darauf zurückgreifen zu können. CAMS-Behandelnde sollten die Bindung zu einer solchen »Rettungsdecke« einfühlsam wertschätzen und die Patientinnen und Patienten gleichzeitig behutsam ermutigen, Alternativen in Betracht zu ziehen, die sie nicht das Leben kosten. Ich sage oft, dass der Zugang zu tödlichen Mitteln in *Konkurrenz* zu einer lebensrettenden Behandlung wie CAMS steht. Für mich ist die Bereitschaft, den Zugang zu Suizidmitteln einzuschränken, ein entscheidender Meilenstein in der therapeutischen Beziehung. Gleichzeitig kann eine Unnachgiebigkeit, was die Beseitigung oder Verringerung des Zugangs zu tödlichen Mitteln angeht, die Realisierbarkeit eines ambulanten Vorgehens infrage stellen. Manchmal zwingt uns ein Patt in dieser Frage dazu, einen unangenehmen Weg einzuschlagen und eine freiwillige oder gar unfreiwillige stationäre Behandlung einzuleiten; das tue ich nur sehr ungern und nur in lebensgefährlichen Situationen.

Darüber hinaus ist wichtig, einen gezielten Plan zu erstellen, für den Fall, dass Suizidgedanken oder -impulse auftreten. Eine Möglichkeit ist das Erstellen einer Bewältigungshierarchie. Im CAMS-Stabilisierungsplan werden Patientinnen und Patienten gebeten, fünf »Dinge, die ich tun kann, wenn ich in eine suizidale Krise gerate« zu benennen. In der Regel sind dies verschiedene Möglichkeiten zur Ablenkung, sich Unterstützung zu suchen oder sich zu beschäftigen, wenn die Person sich instabil fühlt. Solche Bewältigungsstrategien werden in der SSF oder ggf. auf der Rückseite einer Visitenkarte des Therapeuten notiert, welche der Patient dann im Sinne einer Krisenkarte bei sich tragen kann. Siehe auch z. B. Linehan (2014) oder Najavits (2002) zum Erarbeiten von Bewältigungsstrategien.

Die Bewältigungsorientierung passt im Allgemeinen gut zur CAMS-Philosophie. Insbesondere ist es wichtig, dass der Patient bzw. die Patientin weiß, dass es einen zuverlässigen, im Voraus festgelegten, abgestuften Plan zur Bewältigung von schwierigen Situationen gibt, falls zwischen den Sitzungen ein Notfall eintritt. Der CAMS-Stabilisierungsplan sieht vor, dass wir uns fünf Dinge ausdenken, die der Patient, die Patientin im Falle einer Krise tun kann. Diese Ideen kommen idealerweise vom Patienten oder von der Patientin, stützen die Behandlung und beinhalten in der Regel Verhaltensaktivierungen und Ablenkungstechniken. »Ausgehen und sich betrinken« ist z. B. nicht akzeptabel für den Stabilisierungsplan, während Sport, therapeutisches Schreiben oder ein Gespräch mit einem Freund gute Beispiele für hilfreiche Bewältigungsstrategien sind. Wenn ein Patient keine guten Ideen hat, schlage ich einige Dinge vor. Manche Patientinnen und Patienten ärgern sich dann, dass ihnen zur gesunden Bewältigung von Krisen nichts Gutes einfällt. Oft besteht ihr Bewältigungsrepertoire darin, sich zu betrinken oder zu kiffen, was natürlich problematisch ist. Bei Patientinnen und Patienten, die sich davon entmutigen lassen, erkenne ich einfach das Offensichtliche an: Um ihr Leben zu retten, müssen wir einen Werkzeugkasten erstellen, damit sie anders und besser zurechtkommen. Ich schlage dann verschiedene bewährte Bewältigungsstrategien vor und ermutige die Person, sie auszuprobieren, damit wir sehen können, was funktioniert und was nicht. Es folgt eine kurze Liste therapiefördernder, erprobter Bewältigungsstrategien:

- spazieren gehen
- Tagebuch schreiben
- ein heißes Bad nehmen
- Nagelpflege
- Sport im Fernsehen anschauen
- mit meinem Hund Gassi gehen
- Musik hören
- einen Freund per E-Mail kontaktieren
- ein Nickerchen machen
- etwas Künstlerisches machen
- therapeutische Bücher lesen
- einhundertmal die Haare kämmen
- in die Kirche gehen und beten
- meditieren
- ein Videospiel spielen
- eine Zeitschrift lesen
- Tiersendungen im Fernsehen anschauen
- einen Brief an einen alten Freund schreiben
- Sudoku lösen
- YouTube-Videos anschauen

Diese Liste enthält Aktivitäten, die den Patienten beschäftigen, ablenken und sein Verhalten aktivieren, ihn beruhigen oder zum Einbeziehen anderer bewegen. Nachdem fünf Bewältigungsstrategien gefunden wurden, füge ich fast schon feierlich einen sechsten Punkt hinzu: eine Notfall-Telefonnummer, unter der der Patient oder die Patientin direkte professionelle Unterstützung erhalten kann. In meinem Fall ist dies meine berufliche Telefonnummer bzw. meine private Handynummer (auch wenn mir bewusst ist, dass das nicht jeder so handhabt). Bei denjenigen, die in einer Einrichtung oder in Kliniken arbeiten, kann dies auch die Notfallnummer der Institution sein. In den USA gibt es eine nationale Rettungsnummer (800-273-Talk) mit gut ausgebildeten Mitarbeitenden und wachsender empirischer Evidenz (Gould u. a. 2007; Gould 2012). [Anm. d. Übers.: Auch in Deutschland, Österreich und der Schweiz existieren regionale Krisendienste mit Notfalltelefonen.] Ich kann verstehen, dass viele Behandelnde unsicher sind, was die Frage angeht, ob sie ihre Telefonnummer herausgeben wollen. Ich bin jedoch der Meinung, wenn diese Nummer als Teil der lebensrettenden Behandlung angeboten und klar als Privileg kommuniziert wird, wird sie nicht so oft missbraucht, wie man denken könnte. Die Datenlage zeigt eindeutig, dass Unterstützungsangebote unumgänglich sind, wenn die Möglichkeiten zur eigenen Bewältigung von suizidalen Krisen fehlschlagen (z. B. LINEHAN 1993a, 1993b; WENZEL u. a. 2009).

Wie dem auch sei, ich bin der festen Überzeugung, dass es für suizidale Patientinnen und Patienten die Möglichkeit geben sollte, im Falle eines echten Notfalls professionelle Hilfe zu suchen. Normalerweise sage ich meinen Patienten etwas in dieser Art:

»Okay, dies ist Ihre Liste mit Bewältigungsmöglichkeiten im Fall einer suizidalen Krise – eine entscheidende Komponente Ihres Stabilisierungsplans. Ihre Verpflichtung mir und der gesamten Behandlung gegenüber besteht darin, dass Sie jeden Punkt auf dieser Liste durchgehen, falls Sie in eine Krise geraten – also eine Situation, in der Sie sich impulsiv, wirklich aufgewühlt oder suizidgefährdet fühlen. Ziel ist es, dass sie lernen, auf andere Weise damit umzugehen, als Sie es gewohnt sind, und dass Sie Wege finden, wie Sie selbst aus der Krise herauskommen. Wenn Sie jeden Punkt auf Ihrer Liste befolgt haben und sich immer noch in einem Krisenzustand befinden, dann kontaktieren Sie mich auf meinem Handy. Wenn ich nicht rangehe, können Sie eine Nachricht auf der Mailbox hinterlassen, und ich werde mich in der Regel so schnell wie möglich bei Ihnen melden. Wenn Sie aber sofort mit jemandem sprechen müssen, rufen Sie die Notrufnummer an, und die Leute dort werden Ihnen helfen, bis ich mich bei Ihnen melden kann. Der springende Punkt ist, dass ich Ihnen zur Seite stehen möchte, wenn bei Ihnen ein Notfall auf Leben und Tod auftritt. Sie erkennen, ob eine Situation ein echter Notfall ist, daran, dass Sie alle fünf Bewältigungsmöglichkeiten auf der Liste abgearbeitet haben und immer noch das Gefühl haben, dass Sie sich in ernsthaften, lebensbedrohlichen Schwierigkeiten befinden. Um es ganz klar zu sagen: Rufen Sie mich erst an, nachdem Sie die fünf Punkte auf der Liste abgearbeitet haben; und wenn keiner davon zu funktionieren scheint, dann wissen Sie, dass Sie sich mit mir in Verbindung setzen müssen.«

Das Schöne an diesem Ansatz ist, dass er eine entscheidende therapeutische Botschaft klar kommuniziert: Sie *können* lernen, mit Ihren Krisen umzugehen; wenn das nicht funktioniert, werde ich mich bemühen, Ihnen direkt für echte Notfallhilfe zur Verfügung zu stehen. RUDD u. a. (2001) konzeptualisieren dies als Selbstregulierungstraining – die fünf Elemente zur Krisenbewältigung sollen die *internen* Ressourcen des Patienten zur Bewältigung einer Krise verbessern, bevor er sich an *externe* Ressourcen wendet – und sich Hilfe bei Fachleuten sucht. Dies sind auch die wichtigsten Merkmale des Sicherheitsplans von STANLEY und BROWN (2012). Sie betonen, wie wichtig es ist, dass der Patient oder die Patientin sich eine »dickere psychologische Haut« zulegt, um die Höhen und Tiefen des Lebens – die Enttäuschungen, Verletzungen und Kränkungen, die uns allen widerfahren – besser zu überstehen.

In meinen Workshops werde ich oft gefragt, ob die Patienten die Copingstrategien tatsächlich anwenden – was sollte sie davon abhalten, die Punkte 1 bis 5 zu überspringen und mich direkt anzurufen? Meine Antwort lautet, dass die meisten Patientinnen und Patienten – wenn auch nicht alle in optimaler Weise – die Interventionen nutzen, wenn diese richtig eingeführt und vorbereitet werden. Die meisten sind sich im Klaren darüber, dass die Strategie zum Teil darauf abzielt, dass sie für sich klären können, was ein psychischer Notfall ist und was nicht. In mehr als 25 Jahren Praxis war ich nur zweimal gezwungen, meine Handynummer zu ändern, was angesichts der vielen suizidalen Patienten und Patientinnen, mit denen ich über die Jahre gearbeitet habe, nicht gerade häufig ist.

Manchmal übertrage ich die erarbeiteten Bewältigungsstrategien auf die Rückseite meiner Visitenkarte – und so wird eine Krisenkarte daraus, die in jedes Portemonnaie passt. Das Mitführen einer solchen Karte hat sich für viele meiner Patientinnen und Patienten als hilfreich erwiesen, nicht selten auch auf unerwartete Weise. Vor vielen Jahren zum Beispiel arbeitete ich mit einer Patientin, der es allein dadurch besser ging, dass sie die Karte zückte und sich die einzelnen Punkte ansah. Einer anderen jugendlichen Patientin kamen die Tränen, als wir die Karte fertiggestellt hatten. Sie konnte nicht fassen, dass ich mich so sehr um sie sorgte, dass ich bereit war, meine persönliche Telefonnummer herauszugeben. Ein drittes Beispiel ist eine Patientin, die der Krisenkarte ganz und gar skeptisch gegenüberstand. Am nächsten Wochenende hatte sie es mit einer Reihe von Konflikten und Enttäuschungen zu tun. Obwohl sie sicher was, dass dies völlige Zeitverschwendung war und sie mich eh gleich würde anrufen müssen, holte sie die Krisenkarte hervor und arbeitete Punkt für Punkt ab. Die Patientin ging zuerst spazieren und führte dann ein langes Gespräch mit ihrer Mitbewohnerin – beides half nicht. Mit viel Überwindung gelangte sie zu Punkt 3, der darin bestand, ein Nickerchen zu machen. Um 19 Uhr streckte sie sich auf ihrem Bett aus, und zu ihrem Erstaunen wachte sie am nächsten Morgen um 7 Uhr auf – ein zwölfstündiges Nickerchen! Sie konnte kaum erwarten, mir in der nächsten Sitzung zu berichten, wie gut die Krisenkarte funktioniert hatte – sie hatte eine harte Nacht allein überstanden, obwohl sie sich eigentlich sicher war, dass sie mich würde anrufen müssen. Hinzuzufügen ist noch, dass die Krisenkarte sich erübrigen kann, wenn der Patient oder die Patientin mit dem Smartphone ein Foto vom Stabilisierungsplan schießt und bei Bedarf so darauf zugreifen kann.

Der CAMS-Stabilisierungsplan zielt auch darauf ab, soziale Unterstützung im Leben des Patienten zu stärken. Patient und Therapeut können die Namen von unterstützenden Bezugspersonen notieren, wie Freunde, Familie, Seelsorger usw. Die Kontaktdaten können sowohl hilfreich sein, den Patienten – wenn nötig – ausfindig zu machen, als auch dazu, im Falle einer akuten suizidalen Krise, sich durch ein Telefonat zu entlasten.

Schlussendlich ist, wie bei jeder wirksamen Therapie, entscheidend, dass der Patient oder die Patientin regelmäßig an den Sitzungen teilnimmt und nicht vorzeitig aussteigt. Selbst mit den besten Absichten können praktische Probleme die zuverlässige Teilnahme an der Behandlung verhindern. Deshalb ist es wichtig, in der ersten Sitzung möglichst viele potenzielle Hindernisse für die Behandlung zu identifizieren und Strategien zu deren Beseitigung zu entwickeln. Bei Menschen mit niedrigem Einkommen kann es beispielsweise notwendig sein, dass sie Busfahrkarten o.Ä. erhalten. Oder die Sitzungen müssen so geplant werden, dass ein Patient mit Drogenmissbrauch am ehesten nicht unter Drogeneinfluss steht oder so, dass eine Patientin mit Schlafstörungen am ehesten wach ist. Daher ist wichtig, im Voraus über den Umgang mit etwaigen Hindernissen zu sprechen.

Probleme Nr. 2 und Nr. 3 und die Behandlung suizidaler Triebfedern

Über das Erstellen eines durchdachten Stabilisierungsplans hinaus beginnt die Behandlung suizidaler Triebfedern im Rahmen von CAMS schon in der ersten Sitzung: mit der Bitte, Problem Nr. 2 und Nr. 3 in Abschnitt C der SSF zu benennen. Der Patient bzw. die Patientin soll hier die beiden wichtigsten Sorgen bestimmen, die ihn oder sie dazu bringen, über einen Suizid nachzudenken. Das Identifizieren dieser suizidauslösenden Probleme in der ersten Sitzung leitet eine fortlaufende Auseinandersetzung darüber ein, was genau zum Suizidrisiko des Patienten beiträgt. Im Rahmen von CAMS ist es wichtig, die Gedankengänge des suizidalen Gegenübers zu »verknüpfen«. Mit anderen Worten: Jedem suizidalen Zustand liegen berechtigte Gründe zugrunde. Unser Ziel ist, diese Gründe gründlich zu identifizieren, sie genau zu untersuchen und zu verstehen. Dann bemühen wir uns, diese Gründe so zu verändern, dass der Patient oder die Patientin sich nicht mehr das Leben nehmen muss.

Die beiden von den Patienten und Patientinnen genannten »suizidogenen« Probleme werden also im Abschnitt C im Behandlungsplan mit entsprechenden Zielen und verschiedenen Interventionen, die zur Behandlung dieser Probleme geeignet erscheinen, notiert.

Zum Beispiel könnte ein traumatisierter Kriegsveteran sagen: »Meine PTBS und das Zerbrechen meiner Ehe führen dazu, dass ich mich umbringen möchte.« Dann könnte der CAMS-Behandler mit dem Patienten gemeinsam entsprechende Ziele entwickeln, um das Leid durch die PTBS mit geeigneten Maßnahmen (z. B. mithilfe prolongierter Exposition oder Cognitive Processing Therapy) zu lindern. Die unglückliche Ehe ergäbe entsprechende Ziele zur Verbesserung der Kommunikation und zur Rettung der Ehe, was zu Interventionen wie dem Einüben von Kommunikationsfertigkeiten und dem Initiieren einer Paartherapie führen könnte. Abschließend folgen noch Überlegungen zur »Dosis« und Dauer (z. B. vier Sitzungen oder drei Monate mit einer Sitzung pro Woche – je nachdem, was zur Lösung des Problems angemessen erscheint).

Im Verlauf von CAMS verändern sich diese Probleme in der Regel. Darauf wird später noch vertiefter eingegangen. Im Allgemeinen gibt es zwei Arten suizidaler Triebfedern: Zum einen sind dies »direkte Triebfedern«, d. h. psychologische Kräfte, die spezifisch für den Patienten oder die Patientin sind (z. B. Gedanken, Gefühle und Verhaltensweisen) und die Person in akute suizidale Zustände treiben können. Mit anderen Worten: individuelle Suizidwarnzeichen (Tucker u. a. 2015). Suizidale Patientinnen und Patienten sind in der Regel nicht 24 Stunden am Tag und sieben Tage die Woche akut suizidgefährdet. Stattdessen werden in bestimmten Momenten die direkten Triebfedern einer suizidalen Person getriggert oder verstärkt, was die Person dazu bringt, einen Suizid in Erwägung zu ziehen. Im Gegensatz dazu sind »indirekte Triebfedern« von Suizid jene Themen oder Stressoren, die den Patienten oder die Patientin ständig beeinflussen, die aber nicht unmittelbar mit akuten suizidalen Zuständen verbunden sind. Beispiele für mögliche indirekte Triebfedern sind Obdachlosigkeit, Arbeitslosigkeit oder auch psychische Störungen – Stressoren, die im Leben einer Person vorkommen, sie aber nicht unbedingt zum Suizid treiben. Dennoch können indirekte Triebfedern die Vulnerabilität von Patientinnen und Patienten für eine schleichende oder plötzliche Aktivierung direkter Triebfedern erhöhen, die sie dann in eine akute suizidale Krise katapultieren können. In jedem Fall ist die auf die Triebfedern der Suizidalität ausgerichtete Behandlung wesentlich für CAMS und wird in Kapitel 6 weiter ausgeführt.

Commitment zur Behandlung

Der letzte Schritt in der CAMS-Behandlungsplanung in der ersten Sitzung ist das Beantworten (mit Ja oder Nein) dieser beiden Fragen: (1) »Patient*in versteht den Behandlungsplan und stimmt ihm zu?« und (2) »Patient*in ist in unmittelbarer Suizidgefahr (Klinikaufenthalt nötig)?«. Sobald diese Fragen mit »Ja« bzw. »Nein« beantwortet sind, wird der Patient bzw. die Patientin gebeten, am Ende von Abschnitt C zu unterschreiben, ebenso wie der oder die Behandelnde. Im Anschluss daran erhält der Patient eine Kopie der ersten Seiten der SSF zusammen mit dem Stabilisierungsplan und kann dann gehen. Wir ermutigen Patienten und Patientinnen üblicherweise, eine Mappe mit den einzelnen SSF-Bögen anzulegen. Mein Lieblingspatient in der RCT-Studie, die wir mit Beschäftigten der US-Army durchgeführt haben, hat seine SSF zu Hause an den Kühlschrank gehängt und besprach nach jeder Sitzung mit seiner Frau die letzte Einschätzung. Seine Frau war beruhigt, dass das Suizidrisiko ihres Mannes regelmäßig überprüft und behandelt wurde und erwies sich im Lauf seiner Behandlung als eine großartige Verbündete.

Wenn die Bemühungen zur Aushandlung eines Stabilisierungsplans schwierig verlaufen und der Patient oder die Patientin sehr ambivalent bezüglich einer ambulanten Behandlung erscheint, kann der Behandler gezwungen sein, einen stationären psychiatrischen Klinikaufenthalt zu veranlassen. Aber auch hier gilt, dass im Rahmen von CAMS ein Klinikaufenthalt das letzte Mittel ist (und nicht der erste Gedanke). Dies kann sowohl am Ende des Behandlungsplans als auch in Abschnitt D vermerkt werden.

Ein Wort zu selbstverletzendem Verhalten

Es wäre nachlässig von mir, wenn dieses Kapitel nicht auch auf selbstverletzendes Verhalten einginge, das oft auf komplexe Weise mit dem Suizidrisiko zusammenhängt. Wie viele Therapeutinnen und Therapeuten wissen, gibt es ein breites Spektrum an selbstverletzenden Verhaltensweisen bei zahlreichen Patientinnen und Patienten. Diese Verhaltensweisen können indirekt selbstschädigend sein – wie z. B. bei meinem Patienten, der täglich drei Schachteln Zigaretten rauchte und 750 ml Wodka trank und regelmäßig mit mehr als 100 Meilen pro Stunde über den Washingtoner Autobahnring fuhr. Selbstschädigendes Verhalten kann auch viel unmittelbarer sein, wie z. B. bei einer meiner stationären Patientinnen, deren Arme durch schwere Schnittverletzungen mit großen, wulstigen Narben übersät waren, was dauerhafte Schäden an Bändern und Sehnen hinterlassen hatte. Ihre Brust und ihre Beine waren außerdem übersät mit Brandnarben von Selbstverletzungen mit Zigaretten. Früher wurden diese Verhaltensweisen als »parasuizidales Verhalten« bezeichnet; in letzter Zeit wird eher der Begriff »nonsuizidale Selbstverletzung« (NSSI; nonsuicidal self-injury) verwendet, der auch im DSM-5 (American Psychiatric Association 2013) zu finden ist. Wenngleich selbstverletzendes Verhalten in der Praxis ein Albtraum sein kann, sind diese Verhaltensweisen in der Regel nicht darauf angelegt, das Leben des Patienten oder der Patientin zu beenden. Viele Menschen mit Borderline-Persönlichkeitsstörung erleben beispielsweise schwere dissoziative Zustände, die sie mithilfe von Schnittverletzungen schnell und effektiv beenden können. In solchen Fällen kann sich eine Person furchtbar verloren und von der Realität abgekoppelt fühlen, und das Schneiden dient dazu, sich wieder mit der Realität zu verbinden. Natürlich sind die Kosten für ein solches Verhalten ziemlich hoch und doch ist es für manche leidende Patientinnen und Patienten außerordentlich verführerisch. Ähnlich wie bei einem Suchtmittel kann mit den selbstverletzenden Verhaltensweisen ein ausgeprägtes »High« verbunden sein sowie psychische Gewöhnung und Entzugserscheinungen. Häufig müssen die Patientinnen und Patienten mehr und tiefer schneiden, um die gleiche Wirkung zu erzielen, und es kann schwer sein, mit dem Schneiden oder Brennen aufzuhören, nachdem man einmal angefixt ist (American Psychiatric Association 2013; Nock & Prinstein 2004).

Selbstschädigendes Verhalten ist zwar nicht per se suizidal, aber es ist offensichtlich problematisch und auch nicht völlig unabhängig von tatsächlich suizidalem Verhalten. Leider gibt es ein heikles und bedeutsames Maß an Überschneidungen zwischen selbstschädigendem und suizidalem Denken und Handeln. Manche Patientinnen und Patienten übertreiben es mit der Selbstschädigung oder verkalkulieren sich. Darüber hinaus sind Personen mit einer Borderline-Persönlichkeitsstörung zwar dafür bekannt, dass sie sich selbst immer wieder auf nicht tödliche Art verletzen, aber sie können ebenfalls entsetzlich leiden und akut suizidal werden, Suizidversuche unternehmen und durch einen Suizid versterben. Diese komplexe Überschneidung kann bei der Behandlung verwirrend und extrem herausfordernd sein.

CAMS wurde nicht gezielt entwickelt, um effektiv an Selbstschädigungen an sich zu arbeiten, sondern eignet sich besser für die Arbeit mit Suizidgedanken und suizidalem Verhalten. In Fällen, in denen das Suizidrisiko mit verschiedenem Selbstschädigungsverhalten kombiniert auftritt, ist es wichtig, sowohl die Suizidalität als auch das selbstverletzende Verhalten einzuschätzen und zu behandeln. Meine Empfehlung ist, dass eine separate Behandlungsstrategie für Selbstschädigungen in den Behandlungsplan von CAMS integriert werden sollte. In dieser Hinsicht empfehle ich die Ansätze von Linehan (1993a, 1993b, 2014) und Walsh (2014).

Abschnitt D in der SSF ausfüllen: ergänzende Dokumentation

Abschnitt D der SSF zur ersten Sitzung nennen wir im Amerikanischen oft die »HIPAA-Seite« –, weil dort enthalten ist, was gemäß dem Health Insurance Portability and Accountability Act (HIPAA; U.S. Department of Health and Human Services 1996) nötig ist. HIPAA ist ein US-Bundesgesetz und legt fest, wie Patientenakten geführt und aufbewahrt werden müssen. Diese ergänzende Dokumentation ist folglich fester Bestandteil von CAMS nach jeder Sitzung.

Wenngleich die SSF in ganz verschiedenen Settings verwendet wird, empfehle ich ausdrücklich deren Verwendung als *vorrangige* Dokumentation für Patienten und Patienten mit hohem Suizidrisiko. Die ergänzende Dokumentation komplettiert jede umfassende Akte für suizidale Patientinnen und Patienten. Sobald ein Patient oder eine Patientin die Kriterien für ein Abklingen der Suizidalität und den Abschluss von CAMS erfüllt (oder die Behandlung auf andere Art und Weise beendet wird), können Behandelnde zur üblichen Dokumentation zurückkehren. Meiner Ansicht nach ist die Verwendung der SSF der beste Standard für eine gründliche suizidspezifische Dokumentation und trägt wesentlich dazu bei, das Haftungsrisiko für mutmaßliche Behandlungsfehler zu verringern (siehe Kapitel 8). Die folgende kurze Darstellung der Hauptmerkmale der ergänzenden Dokumentation soll deren Relevanz näher beleuchten.

Psychopathologischer Befund

Gemäß den HIPAA-Richtlinien wird erwartet, dass Behandelnde regelmäßig den psychischen Zustand eines Patienten oder einer Patientin einschätzen und dokumentieren. Abschnitt D der SSF zur ersten Sitzung erleichtert diese Einschätzung und Behandelnde müssen nur bestimmte Punkte einkreisen und wenige Worte zur Erklärung hinzufügen. Für diejenigen, die mit den medizinischen Abkürzungen nicht vertraut sind: »o.p.B« steht für »ohne pathologischen Befund«[5].

Einschätzung der Diagnose nach DSM/ICD

Auch wenn ich ein Überbetonen von Diagnosen in Bezug auf ein Suizidrisiko kritisiere (Jobes 2000), bin ich keineswegs gegen eine Diagnosestellung. Diagnosen sind entscheidend, damit Behandelnde eine gemeinsame Sprache finden, Behandlungsentscheidungen treffen und zu einer prognostischen Einschätzung kommen. Deshalb ist es wichtig, diagnostische Eindrücke nach DSM-5 (American Psychiatric Association 2013) oder ICD-10 (World Health Organization 1992) festzuhalten.

Suizidrisiko insgesamt

Für eine Konzeptualisierung ist es wichtig, dass Gesamtsuizidrisiko professionell einzuschätzen (Maltsberger 1994). Am Ende des Tages sollten Behandelnde zu einer begründeten Einschätzung des Suizidrisikos kommen und diese klar und eindeutig dokumentieren. Wie in Kapitel 2 beschrieben,

5 Anmerkung der Übersetzerinnen: In der deutschen Ausgabe haben wir jenen psychopathologischen Befund in die SSF eingefügt, den wir während unseres Forschungsprojektes mit stationären Patientinnen und Patienten genutzt haben. Deshalb findet sich die ursprüngliche HIPAA-Seite nicht im Anhang, sondern nur in den Abbildungen im Kapitel, während die SSF im Anhang und bei den Downloadmaterialien »unsere« Version des psychopathologischen Befunds enthält.

können bestimmte Angaben diese Beurteilung wesentlich beeinflussen. Auf der Grundlage von empirischen Arbeiten (Brown u. a. 2005b; Corona u. a. 2013; Jennings 2015) zum »Wunsch zu leben vs. dem Wunsch zu sterben« und zu »Gründen zu leben vs. Gründen zu sterben« liegen Daten vor, die uns die Möglichkeit geben, das Gesamtrisiko eines Patienten oder einer Patientin einzuschätzen: Suizidale Patientinnen und Patienten mit einem niedrigeren Risiko hängen am Leben (d. h. es gibt einen hohen Wunsch zu leben und mehr Gründe für das Leben als Gründe für das Sterben). Demgegenüber gibt es Patientinnen und Patienten mit mäßigem Risiko (d. h. sie bewerten ihren Wunsch zu leben im Vergleich zum Wunsch zu Sterben und die Gründe für das Leben und Sterben im Wesentlichen gleich stark). Und schließlich gibt es die Hochrisikogruppe, die mehr am Sterben als am Leben hängt (d. h. einen hohen Wunsch zu sterben haben und mehr Gründe zum Sterben als zum Leben). Dies sind nicht die einzigen Anhaltspunkte, um den Schweregrad des Gesamtrisikos zu bestimmen, aber diese Angaben sollten bei der Festlegung und Dokumentation des Gesamtsuizidrisikos berücksichtigt werden.

Fallnotizen

Außerdem sollten Behandelnde in regelmäßigen Abständen einen Fallbericht verfassen, der Angaben zur Diagnose, zum Funktionsniveau, zum Behandlungsplan, zur Symptomatik, zur Prognose und dem bisherigen Verlauf enthält. Dieser Eintrag sollte einer allgemeinen Verlaufsnotiz in einer regulären Dokumentation entsprechen.

Fallbeispiel: Behandlungsplanung mit Herrn B.

Nachdem wir die Abschnitte A und B in der SSF bearbeitet hatten, war die Behandlungsplanung mit Herrn B. anfangs ein bisschen schwierig. Einerseits machte Herr B. deutlich, dass er nicht in eine Klinik wollte. Andererseits widersetzte er sich gegen meine Forderung, seine Waffen als notwendigen ersten Schritt abzugeben. Das Gespräch verlief folgendermaßen:

THERAPEUT: Okay, gut, wir haben viele wichtige Informationen über Ihren suizidalen Schmerz und ihr Leiden gesammelt ... Wenn wir uns jetzt Ihrem Behandlungsplan zuwenden, würde ich gern einen Weg finden, Sie, wenn irgend möglich, gefahrlos vom Krankenhaus fernzuhalten.
HERR B.: Richtig, ich habe null Interesse daran, in die Klapsmühle zu gehen!
THERAPEUT: Also gut, klingt, als ob wir das Ziel teilen ... Aber damit Sie nicht in eine Klinik müssen, müssen wir einen sorgfältigen Stabilisierungsplan entwickeln, und wie Sie sehen können, beginnt dieser Plan damit, den Zugang zu Ihren Suizidmitteln zu beschränken. Das erfordert in diesem Fall die Sicherung all Ihrer Schusswaffen ...
HERR B. (sichtlich verärgert): Jetzt warten Sie mal, Sie nehmen mir nicht meine Waffen weg, ich kenne meine Rechte! Das sind meine Waffen und kein Seelenklempner – nichts für ungut – nimmt mir mein verfassungsmäßiges Recht, Waffen zu tragen!
Therapeut (lange Pause, ruhig, aber bestimmt): Nun, Herr B., lassen Sie mich eins klarstellen: Dies ist keine Verfassungsfrage und es geht hier nicht um Ihre Rechte, sondern es geht darum, Ihr Leben zu retten. Und ich werde nicht mit Ihnen über Ihr verfassungsmäßiges Recht auf den Besitz von Schusswaffen diskutieren. Aber es ist meine gesetzliche und berufliche Pflicht, meine Patienten vor einer eindeutigen und unmittelbaren Selbst- und Fremdgefährdung zu schützen. Und nach unserer gemeinsamen Einschätzung hier, sehe ich das so, dass Sie durchaus eine solch große Gefahr für sich selbst sein könnten.
HERR B. (weniger wütend): Ja, mein Leben ist ein einziges Chaos und ich bin wirklich verzweifelt ...
THERAPEUT: Das höre und sehe ich, und trotz allem hat Sie irgendetwas hierhergeführt. Sollten wir nicht versuchen, den Teil von Ihnen zu würdigen, der Sie hierhergebracht hat, und alles tun, um Ihr Leben zu retten? Die Pistole in Ihrer Schreibtischschublade konkurriert mit der potenziell lebensrettenden Therapie, und wir müssen diese Versuchung beseitigen, wenn wir Ihr Leben retten wollen ... Ohne Zweifel kann die Behandlung nicht anschlagen, wenn Sie sich erschießen!
HERR B. (lacht leise): Ja, da ist was dran.
THERAPEUT: Okay, damit Sie nicht im Krankenhaus landen, müssen wir Ihre Situation und Ihre Umgebung weniger lebensgefährlich machen, was bedeutet, dass Sie Ihre Schusswaffen abgeben, und zwar für, sagen wir, die nächsten drei Monate, in denen wir versuchen, Ihr Leben zu retten.

Außerdem möchte ich, dass Sie ernsthaft das Trinken einschränken oder ganz aufhören, weil das ebenfalls eindeutig das Risiko erhöht. Sie haben mir gesagt, dass Ihre suizidalen Momente am stärksten sind, wenn Sie betrunken sind, oder? Ich bitte Sie nur um drei Monate ernsthafter gemeinsamer Arbeit, um Ihr Leben zu retten. Sie haben wirklich alles zu gewinnen und nichts zu verlieren.

HERR B. (ruhiger und versöhnlicher): Verstehe ... okay, ich bin vorerst mit an Bord, aber das ist wirklich schwer für mich. Was sollen ich denn mit meinen Waffen machen?

Dieses Gespräch ist, auch wenn es ein wenig gereizt verläuft, ein Beispiel dafür, wie ein Therapeut eine Behandlungsstrategie durchsetzt, die eindeutig im besten Interesse des Patienten ist. Es illustriert außerdem, was ich »therapeutisches Rückgrat« nenne – die feste Entschlossenheit, ja sogar das Beharren darauf, im besten Interesse des Patienten, in Übereinstimmung mit dem Gesetz, der Berufsethik, der Forschung und der Best Practice zu arbeiten. Wie schon erwähnt, machen Behandelnde angesichts suizidaler Erpressung allzu oft einen Rückzieher, was weder im besten Interesse des Patienten noch des Therapeuten oder der Therapeutin ist (JOBES 2011). Glücklicherweise hat Herr B. angesichts meiner Entschlossenheit ziemlich schnell begriffen, worauf ich hinauswollte. Und wenn wir diese entscheidende Frage nicht ausreichend verhandelt hätten, hätte ich Herrn B. wegen des hohen Suizidrisikos womöglich entweder freiwillig oder sogar unfreiwillig in die Klinik eingewiesen. Herr B. rief noch während unserer Sitzung seinen Bruder an und bat ihn, am Abend bei ihm zu Hause alle Waffen abzuholen. Er versprach, mir bis 21 Uhr eine Nachricht zu hinterlassen, um noch mal zu bestätigen, dass die Waffen entfernt wurden. Dem Bruder erschien diese Bitte zwar etwas seltsam, aber er kam ihr ohne Zögern nach. Nun hatte ich ein gutes Gefühl, dass unser Bündnis tragen und die Waffen entfernt würden und ich vertraute darauf, dass Herr B. mir anschließend eine Nachricht hinterlassen würde. Trotzdem kündigte ich an, dass ich, sollte ich diesen Anruf nicht erhalten, das als einen klaren Notfall interpretieren und die Polizei einschalten würde. Herr B. verstand diese Bedingungen, der Anruf kam verlässlich gegen 18 Uhr, und Herr B. erwähnte, dass er tatsächlich erleichtert war.

Nachdem wir dieses strittige Thema hinter uns hatten, hob sich Herrn B.s Laune während des gemeinsamen Erarbeitens des Stabilisierungsplans sogar etwas. In Abbildung 17, S. 156, ist zu sehen, dass Herrn B.s

Bewältigungsstrategien viele Verhaltensaktivierungs- und Ablenkungstechniken beinhalteten. Und ich gab – meine übliche Praxis – Herrn B. sowohl meine Handynummer (mit der Erläuterung, dass dies ein Privileg und nur in einem echten Notfall zu verwenden sei) als auch die Nummer des Krisentelefons.

Ermutigt durch die Fertigstellung des Stabilisierungsplans, gingen wir zu den Hauptproblemen von Herrn B. über (siehe Abbildung 17). Ohne Zögern erklärte Herr B., dass das, was sein Leben in Gefahr brächte, erstens seine unglückliche Ehe (Problem Nr. 2) und zweitens seine Hoffnungslosigkeit (Problem Nr. 3) seien. Die von mir vorgeschlagenen Interventionen für diese beiden suizidalen Triebfedern waren eine etwaige Paartherapie sowie einsichtsorientierte und supportive Psychotherapie, Verhaltensaktivierung bzw. einige spezifische, auf Hoffnung zielende Maßnahmen. In Abbildung 18 ist Abschnitt D in der SSF zu Herrn B. aus unserer ersten CAMS-Sitzung zu sehen.

ABBILDUNG 17 Abschnitt C von Herrn B. in der SSF

Abschnitt C (Untersuchung): Behandlungsplan

Problem Nr.	Problembeschreibung	Ziele und Kriterien zur Zielerreichung	Interventionen	Dauer
1	Selbstgefährdungspotenzial	Sicherheit und Stabilität	Stabilisierungsplan erarbeitet ✓	3 Monate
2	unglückliche Ehe	Ehe retten, Kommunikation verbessern	Paartherapie, Einsicht, KVT	3 Monate
3	Hoffnungslosigkeit	Hoffnung stärken	Hope Kit, Lesen von »Choosing to live«	3 Monate

(JA) NEIN Patientin, Patient versteht den Behandlungsplan und stimmt ihm zu?

JA (NEIN) Patientin, Patient ist in unmittelbarer Suizidgefahr (Krankenhausaufenthalt angezeigt)?

ABBILDUNG 18 Stabilisierungsplan von Herrn B.

CAMS-STABILISIERUNGSPLAN

Möglichkeiten, den Zugang zu tödlichen Mitteln zu reduzieren:

1. meinem Bruder die Waffen geben, bis 21 Uhr Nachricht zur Bestätigung hinterlassen

2. weniger trinken, AA besuchen?

3. ……

Dinge, die ich tun kann, wenn ich in eine suizidale Krise gerate (vergleichbar mit einer Krisenkarte):

1. mit dem Hund spazieren gehen

2. Sport im Fernsehen schauen

3. rausgehen und ein paar Körbe werfen

4. Tagebuch schreiben

5. versuchen, mit meiner Frau oder den Kindern zu sprechen

6. Notfallnummer (z.B. Krisendienst): 555-123-4576 (Nummer von Jobes); Krisendienst 800-273-TALK

Menschen, die ich anrufen kann, um nicht allein zu sein oder die ich um Hilfe bitten kann:

1. meinen Bruder

2. meinen Nachbarn Fred

3. ……

Die Behandlung wie vereinbart wahrnehmen:

Mögliche Hindernisse	Lösungen, um die ich mich bemühen werde:
1. Ich werde kommen.	(nicht zutreffend)
2.	

ABBILDUNG 19 Abschnitt D. von Herrn B.

Abschnitt D (Therapie): ergänzende Dokumentation nach der Sitzung

Psychischer Befund (bitte Zutreffendes einkreisen; o.p.B. = ohne pathologischen Befund):

Bewusstsein: wach somnolent soporös komatös

Sonstiges: ....

Orientierung: zur Person örtlich zeitlich zur Situation

Stimmung: euthym gehoben dysphorisch agitiert gereizt

Affektivität: flach reduziert eingeengt angemessen labil

Formales Denken: klar und kohärent eingeengt weitschweifig umständlich

Sonstiges: ....

Inhaltliches Denken: o.p.B. Zwänge Wahn Beziehungsideen bizarr düstere Gedanken

Sonstiges: ....

Abstraktionsfähigkeit: o.p.B. angemessen konkretistisch

Sonstiges: ....

Sprache: o.p.B beschleunigt verlangsamt verwaschen einfach inkohärent

Sonstiges: ....

Gedächtnis: unauffällig

Sonstiges: ....

Realitätsbezogenheit: o.p.B

Sonstiges: ....

Besondere Beobachtungen: prinzipiell kooperativ, reagiert gereizt auf das Thema Schusswaffe

Diagnostische Einschätzung / Diagnose(n):

Noch keine gesicherte Diagnose; V. a. depressive Episode, generalisierte Angststörung;

beobachten: Alkoholabusus, Schlafstörungen

....

Zusammenfassung und Schlussfolgerungen

In diesem Kapitel wurden die Grundsätze und Durchführung der Behandlungsplanung im Rahmen von CAMS dargestellt. Hoffentlich sind die Besonderheiten für die praktische Arbeit deutlich geworden. Wie beschrieben, kann CAMS unabhängig von einer theoretischen Ausrichtung und von therapeutischen Techniken eingesetzt werden; CAMS ist so konzipiert, dass das gesamte Behandlungsspektrum darin Raum findet, d. h. alle Ansätze, die geeignet sind, die suizidalen Triebfedern der Patientinnen und Patienten zu bearbeiten. Besonders entscheidend ist der Prozess in der ersten Sitzung. Der Erfolg von CAMS beruht auf einer gelungenen Verbindlichkeit und der anfänglichen gemeinsamen Einschätzung des Suizidrisikos mittels der SSF.

Das Sitzen Seite an Seite während der Risikoeinschätzung unterstreicht die Bedeutung des gemeinschaftlichen Behandlungsansatzes, bei dem der Therapeut oder die Therapeutin die Dinge mit den Augen des Patienten bzw. der Patientin sieht. Hier wird die Grundlage für die Entwicklung eines suizidspezifischen Behandlungsplans gelegt inklusive eines Stabilisierungsplans und dem Identifizieren von Problemen, die der Suizidalität zugrunde liegen. Wie bereits erwähnt, ist auch eine gründliche Dokumentation wichtig und formal wird diese mit dem Ausfüllen der ergänzenden Dokumentation auf den »HIPAA-Seiten« der SSF komplettiert. Der kollaborative Charakter von CAMS wird in der ersten Sitzung gefördert, indem eine nicht feindliche Behandlungslinie eingeführt und eine starke therapeutische Beziehung geformt wird. Mit einer guten therapeutischen Beziehung kann bei den Patientinnen und Patienten sowohl Hoffnung als auch die entscheidende Motivation geweckt werden, neue und bessere Wege für einen Umgang mit ihren Bedürfnissen zu finden.

KAPITEL 6: **CAMS-Verlaufssitzungen** Risikoeinschätzung überprüfen und Behandlungsplan aktualisieren

Ein Schwerpunkt von CAMS liegt auf der ersten Sitzung. Auch zukünftige Studien zur Wirksamkeit der verschiedenen Bestandteile von CAMS werden vermutlich die große Bedeutung der ersten Sitzung unterstreichen. Dennoch ist CAMS viel mehr als nur die erste Sitzung. Wir verstehen mittlerweile besser, was in den »Verlaufssitzungen« passiert und wie wichtig sie sind. Um es noch mal deutlich zu sagen: Verlaufssitzungen sind all jene, die auf die erste Sitzung folgen und der Abschlusssitzung vorausgehen. Es gibt keine festgelegte Anzahl von CAMS-Verlaufssitzungen, sondern so viele, wie notwendig sind, bis die CAMS-»Entlasskriterien« erreicht werden oder die Behandlung aus anderen Gründen beendet wird (siehe dazu ausführlich Kapitel 7). Aus der klinischen Forschung wissen wir, dass bei der großen Mehrheit zwölf Sitzungen ausreichen (JOBES 2012), wobei im Mittel sechs bis acht Sitzungen nötig sind (z. B. COMTOIS u. a. 2011; JOBES u. a. 2009b). Nach der ersten Auflage dieses Buches hat sich wahrscheinlich kein Bestandteil von CAMS so stark weiterentwickelt wie die Verlaufssitzungen. Weiterhin erforschen, entwickeln und gestalten wir, was die »triebfederorientierte« Behandlung im Rahmen von CAMS ausmacht (JOBES u. a. 2011, 2016).

Das Kapitel liefert zunächst einen Überblick, wie CAMS-Verlaufssitzungen gewissenhaft durchgeführt werden, bevor wir unsere Aufmerksamkeit darauf richten, wie im Rahmen der CAMS-Verlaufssitzungen patientendefinierte suizidale Triebfedern behandelt werden. Im Zuge dessen betrachten wir auch die optionale Verwendung des CAMS-Arbeitsblatts zum Verständnis der Suizidalität (siehe Anhang). Das Kapitel schließt mit einem Blick auf die CAMS-Verlaufssitzungen von Herrn B.

Übersicht zu den CAMS-Verlaufssitzungen

Auch wenn die CAMS-Verlaufssitzungen einer übergeordneten Struktur folgen, bleibt der Ansatz flexibel, anpassungsfähig und schulenübergreifend, was CAMS im Vergleich zu anderen evidenzbasierten Ansätzen zur Suizidprävention mit hochgradig strukturiertem, schrittweisem und manualisiertem Vorgehen (z. B. Wenzel u. a. 2009) unterscheidet. CAMS-Verlaufssitzungen beginnen mit der Erfassung des aktuellen Suizidrisikos und enden mit einer Anpassung des Behandlungsplans inklusive Verfeinerung des CAMS-Stabilisierungsplans sowie der »Schärfung« der suizidalen Triebfedern und der entsprechenden Interventionen.

Risikoeinschätzung in den Verlaufssitzungen

Jede CAMS-Verlaufssitzung beginnt mit einer relativ schnellen Überprüfung des aktuellen Suizidrisikos, indem der Therapeut dem Patienten das SSF-Formular für die Verlaufssitzung aushändigt. Patient und Therapeut konzentrieren sich insbesondere auf den Abschnitt A, den der Patient zu Beginn jeder Verlaufssitzung ausfüllt. Dies dauert in der Regel etwa 30 Sekunden und kann in einer Sitzposition nebeneinander oder auch gegenüber erfolgen. Die Sitzposition zu Beginn bleibt Ihnen überlassen, aber die Verlaufssitzungen sollten mit der Aktualisierung des CAMS-Behandlungsplans Seite an Seite sitzend enden. Die Einschätzungen des Patienten in der SSF-Basisbeurteilung hinsichtlich des psychischen Schmerzes, des Stresses, der Erregung, der Hoffnungslosigkeit und des Selbsthasses und des Suizidrisikos insgesamt sollten gründlich überprüft und diskutiert werden. Viele Behandelnde (und Patientinnen und Patienten) schätzen die SSF-Basisbeurteilung, um die jeweiligen Fortschritte oder Rückschläge im Verlauf der Behandlung zu verfolgen. Die regelmäßige SSF-Basisbeurteilung gleicht einer Erfassung suizidaler »Vitalzeichen« zu Beginn jeder Sitzung, und die Patientinnen und Patienten werden mit dieser Routine schnell vertraut. An unserer Studie in Seattle nahm beispielsweise ein Patient mit einer erheblichen Missbrauchsgeschichte teil, der sehr davon profitierte, dass bei jeder Sitzung die SSF-Basisbeurteilung ausgefüllt, überprüft und dann mit seinen früheren Einschätzungen verglichen wurde. Ich möchte an dieser Stelle darauf hinweisen, dass viele neuere Studien die Bedeutsamkeit eines Monitorings bzw. einer Verlaufskontrolle des Behandlungsfortschritts im gesamten Spektrum der Psychotherapie betonen (Dozois u. a. 2014;

Hunsley 2015). Die Verlaufsbeobachtung kompensiert unter anderem auch die Neigung von Behandelnden, Behandlungsfortschritte zu überschätzen und hilft bei der Fallkonzeption und Behandlungsplanung. Gleichzeitig gibt es auch einen eindeutigen therapeutischen Mehrwert von Verlaufskontrollen für Patientinnen und Patienten (Lambert & Shimokawa 2011; Unsworth, Cowie, Green 2011).

Wir hoffen natürlich, dass die Einschätzungen in der SSF-Basisbeurteilung sich im Lauf von CAMS verbessern. Bei manchen Patientinnen und Patienten verbessern sich die Ratings rasch; bei anderen verändern sich einige Faktoren, während andere weitgehend gleichbleiben. Im Rahmen von CAMS lassen wir bestimmten SSF-Ratings besondere Aufmerksamkeit zuteilwerden, weil sie sich direkt auf »Entlasskriterien« im Sinne eines erwünschten und optimalen Behandlungsergebnisses beziehen. CAMS kann beendet werden, wenn die folgenden drei Kriterien erreicht werden:

Der Patient bzw. die Patientin ...

1. ... beurteilt das Suizidrisiko insgesamt mit »0« oder »1« in drei aufeinanderfolgenden Sitzungen.
2. ... antwortet in drei aufeinanderfolgenden Sitzungen mit »Ja« auf die Frage, ob suizidale Gedanken bewältigt werden konnten.
3. ... antwortet in drei aufeinanderfolgenden Sitzungen mit »Nein« auf die Frage nach suizidalem Verhalten« (in der vergangenen Woche).

Verglichen mit der ersten Auflage dieses Buchs wurden die Entlasskriterien aufgrund weiterer Forschungsergebnisse modifiziert. Wir stellten fest, dass die ursprünglichen Kriterien (Jobes u. a. 1997) zu eng gefasst waren: In drei aufeinanderfolgenden Sitzungen sollten ursprünglich *keine* Suizidgedanken, *keine* suizidalen Gefühle *und keine* suizidalen Verhaltensweisen auftreten. Einerseits blieb das Wesen der ursprünglichen Kriterien erhalten, andererseits beobachteten wir, dass Patientinnen und Patienten sich sinnvoll »ablösen« und CAMS gefahrlos beenden können, ohne dass sie derart absolute und eng gefasste Kriterien erfüllen, d. h. ohne dass sie die Suizidgedanken vollständig aufgegeben haben. Demgegenüber betonen die neuen Kriterien für den Abschluss von CAMS die *Bewältigung* von suizidalen Gedanken und Gefühlen – also die Unabhängigkeit von einem Suizid als Bewältigungsoption – oder, um es mit den Worten eines suizidalen Soldaten aus einer unserer Studien zu sagen: »Als ich das erste Mal kam, sah ich durch meine Windschutzscheibe nur den Suizid, aber jetzt habe ich erkannt, dass Suizid nicht der beste Weg ist, um mit meinen

Schwierigkeiten zurechtzukommen. Jetzt ist es so, als ob der Suizid hinter mir liegt, ich kann ihn in meinem Rückspiegel immer noch sehen, aber er wird kleiner, während ich vorausfahre und gesund werde.«

Daher können im Rahmen von CAMS gelegentliche Suizidgedanken auch im Zuge der Beendigung der Behandlung »toleriert« werden. Wir müssen uns bewusst sein, dass bei vielen Patientinnen und Patienten Suizidgedanken seit vielen Jahren bestehen, so ähnlich wie ein unwillkommener »alter Freund« aus der Kindheit, der immer wieder vorbeischneit. Es ist daher unrealistisch, dass solche Gedanken innerhalb von zwölf Sitzungen verschwinden. Diese Modifikation der Kriterien zur Beendigung von CAMS steht insbesondere im Einklang mit einer achtsamkeitsbasierten Therapiehaltung, die darauf abhebt, sich unerwünschter Gedanken bewusst zu werden, diese zu akzeptieren und sich so davon zu »lösen«. Der Schlüssel zum Abschluss von CAMS ist daher die effektive und nachhaltige Bewältigung von Suizidgedanken (und damit verbundenen Verhaltensweisen) hin zu einem adaptiven Coping und Leben. Wenngleich sich die Kriterien für den Abschluss von CAMS aufgrund von Studienergebnissen verschoben haben, haben sich in den Jahrzehnten klinischer Forschung die drei aufeinanderfolgenden Sitzungen zur Bestimmung der Beendigung von CAMS bewährt – mit nur wenigen Personen, die einen Rückfall erleiden. Ich würde schätzen, dass weniger als 10 Prozent der »entlassenen« Fälle rückfällig werden (Jobes 2012).

CAMS-Behandelnde verfolgen also genau die aktuellen und sich verändernden Erfahrungen der Patientinnen und Patienten, ihre Suizidneigung sowie ihr Umgang mit Suizidgedanken, -gefühlen und -verhalten. In vielen Fällen ergibt sich eine stetige und geradlinige Reduktion der SSF-Basisbeurteilung und die Kriterien für die Beendigung von CAMS werden relativ schnell erreicht. Bei anderen Patientinnen und Patienten können viele Sitzungen nötig sein, bis die Kriterien für eine Beendigung von CAMS erreicht sind. Ich selbst habe einmal einen chronisch suizidalen Patienten über 63 Sitzungen behandelt, bis die Kriterien für eine Beendigung von CAMS erreicht waren – eine große Leistung für diesen Patienten! In der Regel schwanken die SSF-Basisbeurteilungen, tendieren aber dazu, sich im Lauf der Behandlung in die gewünschte Richtung zu bewegen. Manchmal scheint sich in zwei aufeinanderfolgenden Sitzungen die Beendigung der Behandlung abzuzeichnen, und dann kommt es doch noch einmal zu einem Rückschlag. Die »Uhr« der Behandlung muss dann wieder zurückgedreht werden, bis erneut in drei aufeinanderfolgenden Sitzungen die

CAMS-Entlasskriterien erfüllt sind. Mitunter werden die Kriterien für eine Beendigung von CAMS bereits eindeutig erfüllt, jedoch können Therapeutinnen und Therapeuten noch ein oder zwei Sitzungen dranhängen, um das Behandlungsergebnis noch ein wenig stärker abzusichern. Auf alle Fälle wird jede Verlaufssitzung im Rahmen von CAMS mit der SSF-Basisbeurteilung und einem regelmäßigen, aufmerksamen Blick auf die »Entlasskriterien« bzw. die Behandlungsergebnisse begonnen.

Aktualisierung des Behandlungsplans

Nach der Risikoeinschätzung konzentrieren sich die Verlaufssitzungen meist auf die Behandlung der suizidalen Auslöser bzw. Triebfedern. Alle Verlaufssitzungen von CAMS enden mit dem Update des suizidspezifischen Behandlungsplans (Abschnitt B in der SSF zur Verlaufssitzung) und zwar erneut Seite an Seite sitzend. Die Aktualisierung des Behandlungsplans in den Verlaufssitzungen soll den Teamgeist der ersten CAMS-Sitzung wieder aufgreifen. In diesem Sinne sollte auch der CAMS-Stabilisierungsplan überprüft werden: Wurde er verwendet und hat er funktioniert? Muss etwas verändert werden? Nach der Prüfung des Stabilisierungsplans erfolgt ein erneuter Abgleich der Probleme Nr. 2 und Nr. 3 im Behandlungsplan. In vielen Fällen können die Auslöser bzw. Triebfedern für Suizidalität für die gesamte Dauer von CAMS unverändert bestehen bleiben. Sie können sich aber auch ändern oder von neuen Schwierigkeiten verdrängt werden.

Beispielsweise kann sich die suizidale Triebfeder »meine unglücklichen Liebesbeziehungen« in Sitzung 1 zu einer mehr umrissenen Triebfeder in Sitzung 6 entwickeln, wenn in der Behandlung eine frühere sexuelle Traumatisierung bekannt wird, die die Fähigkeit der Patientin, Vertrauen zu fassen und intim zu werden, grundlegend beeinträchtigt und dann im Mittelpunkt der Behandlung steht. In einem anderen Fall wurde das in den Sitzungen 1 bis 3 behandelte Problem der »Langzeitarbeitslosigkeit« in Sitzung 4 durch eine neue Triebfeder ersetzt, weil dem Patienten die Wohnung gekündigt wurde und Obdachlosigkeit drohte. Wie auch immer, wir sollten niemals davon ausgehen, dass die von den Patienten und Patientinnen definierten suizidalen Triebfedern unverändert bleiben, weshalb am Ende jeder CAMS-Verlaufssitzung die erneute Aktualisierung des Behandlungsplans steht. Auch die entsprechenden »Ziele und Kriterien zur Zielerreichung«, »Interventionen« und die »Dauer« in Abschnitt B werden erneut angesehen. Am Ende der Verlaufssitzung wird die SSF von der Therapeutin und der

Patientin unterschrieben, die Patientin erhält eine Kopie (oder fotografiert die SSF mit dem Handy).

Ergänzende Dokumentation zur Verlaufssitzung

Ähnlich wie nach der ersten Sitzung sollte jede Verlaufssitzung ergänzend von der Therapeutin bzw. dem Therapeuten dokumentiert werden (Abschnitt C in der SSF). Der Aufbau von Abschnitt C ist über alle Sitzungen gleich und die Seite kann schnell vervollständigt werden. Wie bereits erwähnt, liefert diese Seite wertvolle klinische Informationen über den Therapieverlauf und vervollständigt eine gründliche Dokumentation.

Suizidale Triebfedern bestimmen und behandeln

Nachdem wir die Routinen der CAMS-Verlaufssitzungen betrachtet haben, sollten wir uns nun auf die Behandlung der suizidalen Triebfedern bzw. Auslöser konzentrieren. Der Fokus auf der »triebfederorientierten Behandlung« unterscheidet CAMS sowohl von herkömmlichen als auch von anderen evidenzbasierten Behandlungsansätzen für Suizidalität. Wie in Kapitel 3 erläutert, gehen herkömmliche Ansätze gewöhnlich mit einer eher direktiven Haltung einher, die die Expertise der Behandelnden zur Therapie psychischer Störungen in den Vordergrund stellt, von denen angenommen wird, dass sie für die Suizidalität ursächlich relevant sind. Im Rahmen von CAMS gehen wir nie davon aus, dass eine psychische Störung das Herzstück der Suizidalität eines Patienten ausmacht (es sei denn, der Patient sieht das so). Auch andere gut beforschte Therapieansätze zur Behandlung von Suizidalität (z. B. Wenzel u. a. 2009) enthalten verschiedene theoretisch begründete A-priori-Annahmen zum Suizidrisiko eines Patienten (z. B. der »suizidale Modus« als zentrales KVT-Konstrukt). Im Beispiel der KVT haben wir es mit einem hoch strukturierten Ansatz mit einem stufenweisen Vorgehen zu tun, bei dem die Informationsvermittlung zum suizidalen Modus, die systematische Entwicklung von Bewältigungsstrategien und schließlich die Rückfallprävention im Vordergrund stehen.

Trotz der großen Bandbreite der verfügbaren Interventionen zur Suizidalität liefert bislang nur CAMS einen flexiblen Therapierahmen, der sich im

Wesentlichen darauf stützt, was *der Patient, die Patientin* als lebensgefährlich benennt. Das ist eine schlichte Idee. Statt sich auf eine Diagnose zu berufen oder ein theoretisches A-priori-Modell zu verwenden: Warum nicht unmittelbar diejenige Person fragen, die am besten über ihren Kampf gegen den Suizid Bescheid weiß? »Welche Probleme, Anliegen oder Bedenken bringen Sie am stärksten dazu, sich das Leben nehmen zu wollen?« Ich habe mir im Rahmen unserer Studien Hunderte von Videos von CAMS-Behandelnden angeschaut und bin fasziniert davon, wie gut die meisten suizidalen Patientinnen und Patienten auf diese einfache und direkte Frage reagieren. Und ich stelle fest, dass viele überrascht sind, dass sich der Therapeut oder die Therapeutin tatsächlich für ihre Meinung interessiert. Wenn Patientinnen und Patienten erkennen, dass ihre Sicht der Dinge wirklich im Mittelpunkt der CAMS-Behandlungsplanung steht, werden sie häufig aktiv, sogar lebhaft, weil sie wirklich eine *zentrale* Rolle als Co-Autor oder -Autorin bei der Entwicklung des eigenen Behandlungsplans spielen. Interessant ist, wie schnell sich viele suizidale CAMS-Patienten für die Idee begeistern, ihre suizidalen Triebfedern zu bestimmen und gezielt zu behandeln. Viele Patientinnen und Patienten beziehen sich in den Sitzungen explizit auf ihre suizidalen Triebfedern (und verschiedene andere SSF-Konstrukte). Sie beginnen, die CAMS-Sprache zu nutzen, um eigenes Erleben zu beschreiben. Da die suizidalen Triebfedern für CAMS so bedeutsam geworden sind, ist es wichtig, das Konstrukt genauer zu beschreiben und die Unterschiede zwischen »direkten« und »indirekten« Triebfedern für einen Suizid genauer zu fassen.

Direkte Triebfedern

Wie in Kapitel 5 erläutert, beginnt die triebfederorientierte Behandlung von CAMS erst dann richtig, wenn der oder die Behandelnde den Patienten auffordert, jene Schwierigkeiten (Nr. 2 und Nr. 3 auf dem CAMS-Behandlungsplan) zu benennen, die ihn am meisten über einen Suizid nachdenken lassen. Routinemäßig werden auch in der Regelversorgung Behandlungsziele ordnungsgemäß bestimmt und im Behandlungsplan vermerkt. Die Identifikation der Problembereiche beruht jedoch klassischerweise auf dem Urteilsvermögen und den Beobachtungen der *Behandelnden*. Im Rahmen von CAMS wird der Patient bzw. die Patientin von Anfang an in die Behandlungsplanung einbezogen, indem die Person gebeten wird, die suizidverursachenden Probleme zu benennen, was wiederum dazu dient, das Konzept der suizidalen Triebfedern in die Behandlung einzuführen. Das Gefühl, in den Selbstmord »getrieben« zu werden, ist weitverbreitet unter Suizidgefährdeten. Einer meiner Patienten beschrieb dieses Gefühl so: »Ich fühle mich wie ein unfreiwilliger Beifahrer ohne Mitspracherecht oder Kontrolle auf einer Todesfahrt mit unausweichlichem Ziel – dem Suizid.«

Manchmal gibt es Missverständnisse darüber, was wir genau meinen, wenn wir im Rahmen von CAMS von suizidalen Triebfedern sprechen. Wie unterscheiden sich zum Beispiel suizidale Triebfedern von Behandlungszielen? Und was unterscheidet eine direkte von einer indirekten Triebfeder? Lassen Sie mich versuchen, dies anhand eines Beispiels zu verdeutlichen. Einmal behandelte ich einen suizidalen Patienten namens Herrn L. Als ich Herrn L. gefragt habe, was ihn suizidal werden ließe (Probleme Nr. 2 und Nr. 3 im CAMS-Behandlungsplan), antwortete er: »Mein Leben und ich sind scheiße und ich habe keine Freundin.« Herrn L.s suizidauslösendes Problem Nr. 1 (»mein Leben«) ist zu weit gefasst, zu ungenau und nicht leicht zu behandeln. Wir versuchten daher im Gespräch, etwas präziser zu werden: Es stellte sich heraus, dass Herrn L. der Mangel an sinnvoller Beschäftigung am meisten belastete – seit seinem Collegeabschluss vor acht Jahren hatte er keine Arbeit gefunden. In Bezug auf »ich bin scheiße und habe keine Freundin« fanden wir heraus, dass Herr L. große Selbstwertprobleme hatte und sich »nicht liebenswert« fühlte. So waren Problem Nr. 2 auf dem Behandlungsplan »berufliche Unsicherheit« und Problem Nr. 3 »schlechtes Selbstwertgefühl«. Nachdem diese suizidverursachenden Probleme in Herrn L.s erster CAMS-Sitzung herausgearbeitet wurden, konzentrierten sich unsere Verlaufssitzungen darauf, wie diese Probleme als »direkte Triebfedern« innerhalb einer Reihe von akuten suizidalen Krisen fungierten, mit denen Herr L. in den letzten Jahren zu tun hatte. Mit anderen Worten: Herr L. wurde suizidal, wenn er über seinen Mangel an beruflicher Orientierung grübelte und sich auf seinen Selbsthass konzentrierte (sein Gefühl, zu versagen und nicht liebenswert genug für eine Partnerschaft zu sein).

Indirekte Triebfedern

»Indirekte Triebfedern« sind Dinge, die eine Patientin oder einen Patienten anfällig für direkte Triebfedern machen, ohne selbst Suizidalität zu erzeugen. Per Definition sind indirekte Triebfedern nicht direkt mit suizidalen Zuständen verbunden, können aber dennoch »die Weichen stellen«, sodass die direkten Triebfedern einer Person aktiviert werden und so eine mögliche akute suizidale Krise die Folge ist. Indirekte Triebfedern können unter anderem Dinge wie Alkoholkonsum, Isolation, Obdachlosigkeit, Schlaflosigkeit, Depression oder Traumatisierung in der Vorgeschichte sein – Umstände, mit denen der Patient oder die Patientin jeden Tag lebt, die aber nicht unbedingt suizidale Gedanken auslösen. Im Fall von Herrn L. bestanden seine indirekten Triebfedern insbesondere in verschiedenen destruktiven Verhaltensweisen, beispielsweise in Essanfällen, wenn er sich deprimiert fühlte oder »Facebook-Stalking« seiner anscheinend erfolgreichen Highschool-Freunde. Im Verlauf der Behandlung lernte er einzuschätzen, wie seine indirekten Triebfedern die direkten Triebfedern triggern bzw. aktivieren und dann das Suizidrisiko erhöhen. Seine Verlaufssitzungen konzentrierten sich auf sein berufliches Fortkommen, den Anschluss an die Weight Watchers und den Wiedereinstieg in den Kampfsport (den er während der Schulzeit sehr gern betrieben hatte). Schließlich verbesserte sich seine körperliche Verfassung, er veränderte seinen beruflichen Schwerpunkt und nahm ein Masterstudium auf, lernte dort eine Kommilitonin kennen und ging mit ihr aus (und heiratete sie schließlich).

Interventionen bei suizidalen Problemen bzw. Triebfedern

CAMS schreibt ausdrücklich keine spezifischen Interventionen zur Behandlung der suizidalen Triebfedern vor. Stattdessen werden die Therapeutinnen und Therapeuten ermutigt, ihnen vertraute Behandlungsstrategien in den Verlaufssitzungen anzuwenden, insbesondere alle evidenzbasierten Ansätze. CAMS ist daher eher problemorientiert und flexibel als starr oder auf eine bestimmte Technik fokussiert. Wichtig ist, dass CAMS-Anwenderinnen und -Anwender keine neuen theoretischen Ansätze oder Interventionen erlernen müssen oder dass sie nicht damit aufhören sollen, Techniken, die sie bereits beherrschen, anzuwenden. Solange sie in den Verlaufssitzungen gezielt Interventionen einsetzen, die auf die suizidalen Triebfedern abzielen und diese behandeln, bleiben sie CAMS treu und können weiterhin Fertigkeiten, Techniken und Interventionen anwenden, mit denen sie innerhalb ihrer psychotherapeutischen Schule und Ausbildung vertraut sind. Dementsprechend können zwischenmenschliche Schwierigkeiten bzw. Triebfedern mit KVT, psychodynamischer Therapie, Verhaltensaktivierung oder Paartherapie behandelt werden – je nachdem, was dem Therapeuten oder der Therapeutin (und dem Patienten) geeignet erscheint. Gleichermaßen können traumabezogene Triebfedern mit

Expositionstherapie, einsichtsorientierter Arbeit, Hypnotherapie, EMDR, kognitiver Verarbeitungstherapie (CPT) usw. behandelt werden. Auch hier ist ein charakteristisches Merkmal von CAMS, den Behandelnden nie vorzuschreiben, *wie* sie die Behandlung durchführen sollen. Stattdessen gibt es in den Verlaufssitzungen von CAMS viel Raum für ein breites Spektrum von Behandlungsverfahren und Interventionen, solange sie sich auf die systematische Beseitigung jener Schwierigkeiten konzentrieren, die ursächlich zu den suizidalen Gedanken, Gefühlen und Verhaltensweisen des Patienten oder der Patientin führen.

Fallberatung und Supervision

Bemerkenswert unterschätzt wird meiner Meinung nach die Bedeutung von kollegialer Beratung und Supervision. In unseren Projekten zur Prozessverbesserung und in den klinischen Studien haben wir den unabdingbaren Wert von Fallberatungen bzw. Supervision kennen und schätzen gelernt. Viele Einrichtungen und Kliniken haben jedoch keine regelmäßigen Fallberatungen oder Supervisionen. Wie in der ersten Auflage dieses Buches ausführlich beschrieben, empfehle ich nachdrücklich ein regelmäßiges Treffen, um alle aktuellen CAMS-Fälle innerhalb ihrer Versorgungseinheit systematisch zu betrachten. Vier Augen sehen nicht nur mehr als zwei (was kreative Ideen sowie Vorschläge zur Behandlung und zu Interventionen betrifft), sondern die kollegiale Beratung bzw. Supervision ist auch ethisch unterstützend und schützt Sie zudem im Hinblick auf Haftungsfragen (ARCHULETA u. a. 2014). Supervision bzw. kollegiale Fallberatung ist insbesondere wichtig, wenn Verfahren oder Behandlungsstrategien neu eingeführt werden (BEIDAS u. a. 2012; KARLIN u. a. 2010). Bei zwei evidenzbasierten Verfahren zur Behandlung von Suizidalität ist die kollegiale Fallberatung bzw. Supervision der Teammitglieder sogar Voraussetzung für eine adhärente Behandlung (z. B. BROWN u. a. 2005a; LINEHAN 1993a; WENZEL u. a. 2009).

CAMS-Arbeitsblatt zum Verständnis der Suizidalität

Ein letzter Gesichtspunkt für die Verlaufssitzungen ist das CAMS-Arbeitsblatt zum Verständnis der Suizidalität (AVS), das in Sitzung 2 eingeführt wird, aber auch später bei Bedarf verwendet werden kann (siehe Downloadmaterialien). Von meinem Kollegen Stephen O'Connor im Rahmen einer unserer Studien (Comtois u.a. 2011) entwickelt, ist das AVS noch »work in progress« und wird auf der Grundlage unserer Forschung weiter modifiziert. Das AVS eignet sich für die eingehendere Analyse der suizidalen Triebfedern. Es beginnt mit der Aufforderung an den Patienten oder die Patientin, eine »persönliche Geschichte der Suizidalität« zu erzählen, eine Möglichkeit für eine Narration, wie, wann und wo die Idee eines Suizids der Person zum ersten Mal in den Sinn kam. Das erstmalige Bewusstwerden der Möglichkeit eines Suizids kann durch einen Film, einen durch Suizid verstorbenen Verwandten oder durch ein Buch geweckt worden sein; in der Regel markiert eine bestimmte Erfahrung die Entstehung von Suizidalität. Wir möchten, dass der Patient bzw. die Patientin neugierig darauf wird, wie Suizid zu einem Teil seines bzw. ihres Lebens und zu einer Bewältigungsstrategie geworden ist. Suizid fällt nicht aus heiterem Himmel. Normalerweise gibt es eine interessante Geschichte zu entdecken und zu ergründen. Anschließend werden systematisch suizidale Gedanken, Gefühle, Verhaltensweisen und potenzielle Motive untersucht, gefolgt von einer weiteren Betrachtung der potenziellen indirekten Triebfedern, was zu einer vermehrten Bewusstheit des individuellen Suizidrisikos der Person beitragen kann.

Das AVS schließt mit einem Flussdiagramm zur Konzeptualisierung der Suizidalität, das anschaulich macht, wie indirekte Triebfedern Instabilität und Verwundbarkeit gegenüber möglichen suizidalen Leiden verursachen können, was zur Aktivierung direkter Triebfedern führen kann, die dann eine Person ggf. zum Suizid als ultimative Bewältigungsoption drängen. Das Diagramm kann helfen, dass sowohl Patienten bzw. Patientinnen als auch Behandelnde entdecken, welche Rolle kontextuelle, verhaltensbezogene und motivationale Faktoren bei der Verschlimmerung oder Verringerung der Suizidalität spielen. Hierfür dokumentieren wir potenzielle »Brücken«, die eine Person psychologisch in Richtung Suizid führen und notieren aber auch potenzielle »Barrieren«, die eine Person davon abhalten können, weiter in Richtung Suizid zu gehen. Letztlich bemühen wir uns, suizidalen Patientinnen und Patienten dabei zu helfen, ein tieferes psychologisches Verständnis dafür zu entwickeln, wie verschiedene Faktoren dazu beitragen, dass er oder sie in einen hochgradig suizidalen Zustand gerät. Darüber hinaus können die Patienten und Patientinnen erkennen, dass *sie selbst* oft eine entscheidende Rolle spielen, indem sie ihre Neigung zum Coping durch einen Suizid aufrechterhalten oder ihre Einstellung zum Suizid ändern und sich stattdessen dem Leben zuwenden. All dies trägt dazu bei,

Patienten zu einem Experten für den eigenen Kampf zu machen (d. h. wir helfen dem Patienten, ein Suizidforscher zu werden, ein Experte für das eigene suizidale Ringen).

Wie an anderer Stelle beschrieben (Jobes u. a. 2016), erfüllt das optionale Arbeitsblatt zum Verständnis der Suizidalität (AVS) drei wesentliche Funktionen im Rahmen von CAMS. Erstens reproduziert es die Nähe, die in der ersten CAMS-Sitzung hergestellt wird. Zweitens ist es so angelegt, dass es auf den Aspekten der Einschätzung und Behandlungsplanung von CAMS aufbaut und diese erweitert – die Konzentration auf suizidogene Problemlagen und die individuellen suizidalen Triebfedern. Drittens trägt das AVS dazu bei, dass ein Abdriften von der CAMS-Agenda verringert wird, indem es die triebfederorientierte Vorgehensweise stützt. Und schließlich gibt es neben diesen primären Funktionen den Vorteil einer zusätzlichen schriftlichen Dokumentation der spezifischen Einschätzung und Behandlung der Suizidalität.

Fallbeispiel: Herrn B.s CAMS-Verlaufssitzungen

Herr B. hat sich schon früh stabilisiert. Nachdem er seine Waffen an einen sicheren Ort gebracht hatte, begann Herr B. an Sitzungen der Anonymen Alkoholiker (AA) teilzunehmen und nahm wieder Kontakt zu seinem früheren AA-Mentor auf, der ihm früher schon sehr geholfen hatte. Neben der Stärkung seiner Stabilisierung konzentrierten sich Herrn B.s Verlaufssitzungen in erster Linie auf seine suizidalen Triebfedern, nämlich seine unglückliche Ehe und das überwältigende Gefühl von Hoffnungslosigkeit. Herrn B.s Frau zeigte sich recht aufgeschlossen für meinen Vorschlag zu einer Paartherapie, allerdings löste deren dritte Sitzung eine erneute suizidale Krise aus. Es stellte sich heraus, dass Herr B. vor über zwanzig Jahren eine Affäre mit einer Kollegin gehabt und eine Tochter gezeugt hatte, die mittlerweile 19 Jahre alt war. Auch wenn die Affäre schon vor vielen Jahren geendet hatte, unterstützte er die ehemalige Kollegin und die gemeinsame Tochter in erheblichem Umfang finanziell. Mutter und Tochter waren nach Kanada umgezogen, und Herrn B.s einziger Kontakt zur Mutter bestand in der Vereinbarung, ihr jeden Monat Geld zu überweisen – er hatte die Tochter nie kennengelernt und das Geheimnis vor seiner Frau verborgen, weil er befürchtete, dass die Enthüllung seiner Untreue (und der Zeugung des Kindes) seiner Ehe ein Ende setzen würde.

Die Enthüllung dieses Betrugs und dessen dramatische Offenbarung führten beinahe zu einem Klinikaufenthalt. Seine Frau ertappte Herrn B. bei einer Internetrecherche zu tödlichen Dosen von rezeptfreien Medikamenten. Herr B. wollte seine Ehe unbedingt retten, war aber überzeugt, dass er das Vertrauen seiner verständlicherweise wütenden Frau nicht würde zurückgewinnen können. Der kompetente Paartherapeut gewann etwas Zeit, indem er einen strikten Verhaltensvertrag für Herrn B. entwickelte, der darauf abzielte, das Vertrauen seiner Frau systematisch zurückzugewinnen. Der Vertrag konzentrierte sich auf eine bessere Kommunikation, auf Alkoholabstinenz und die direktere Einbeziehung seiner Frau in ihre Finanzen (sie ärgerte sich insbesondere darüber, mit welchen Tricks Herr B. die finanzielle Unterstützung der Tochter verheimlicht hatte). Herr B. willigte außerdem ein, sich geistlichen Beistand zu suchen, um seine moralischen Schwächen im Zusammenhang mit seinem Seitensprung und den finanziellen Täuschungen besser zu verstehen und zu überwinden. Im Nachhinein betrachtet hat der Verhaltensvertrag des Paartherapeuten wahrscheinlich Herrn B.s Ehe und vielleicht auch sein Leben gerettet. Ich kann noch anmerken, dass Herrn B.s Problem Nr. 2, nämlich die »unglückliche Ehe« in der vierten CAMS-Sitzung hin zu »Betrugs- und Vertrauensprobleme mit der Ehefrau« geändert und damit »geschärft« wurde.

Im Hinblick auf Herrn B.s Problem bzw. Triebfeder Nr. 3 (Hoffnungslosigkeit) war deren Einfluss eng mit den verschiedenen Hochs und Tiefs seiner zerbrechlichen Ehe und der Krise verbunden, ausgelöst durch das Auffliegen der Affäre und der Vaterschaft außerhalb der Ehe. Dennoch entwickelten wir in einer Verlaufssitzung eine »virtuelle Hoffnungsbox« auf seinem Smartphone mit Bildern seiner Kinder und übten die regelmäßige Nutzung verschiedener Ablenkungsstrategien ein (Bush u. a. 2015). Wir führten ein separates Angehörigengespräch mit seinen erwachsenen Kindern und Herr B. las einen Selbsthilferatgeber zur Suizidalität (Ellis & Newman 1996), was uns in unseren Verlaufssitzungen viel Diskussionsstoff lieferte. Darüber hinaus beschäftigten wir uns eingehend mit seinen biografischen Erfahrungen, vor allem mit der Beziehung zu seinem Vater, der ebenfalls depressiv und verschlossen war, ein ernstes Alkoholproblem und wahrscheinlich im Lauf seiner Ehe zahlreiche Affären hatte.

Herr B.s Stabilisierungsplan erwies sich als recht nützlich; er nutzte zuverlässig seine Bewältigungsstrategien und der Stabilisierungsplan wurde auf der Grundlage seiner Bemühungen um eine erfolgreiche Bewältigung regelmäßig überarbeitet und aktualisiert. In Sitzung 6 erstellten wir einen völlig neuen Stabilisierungsplan und warfen einen frischen Blick auf das, was funktionierte. Herr B. trug den Stabilisierungsplan in seiner Brusttasche bei sich und tippte in den Sitzungen immer wieder mit der Hand darauf, wenn er auf seine Coping-Bemühungen zu sprechen kam.

Zusammenfassend kann man sagen, dass Herrn B.s Verlaufssitzungen von der dramatischen Enthüllung seines zwanzig Jahre alten Geheimnisses dominiert wurden, was seine Ehe in eine ernste Krise stürzte. Herrn B.s zunehmender Alkoholkonsum und die Depressionen verstärkten das Suizidrisiko noch, das tief in seiner Hoffnungslosigkeit und der Annahme, dass seine Ehe zerstört sei, verwurzelt war. In den Verlaufssitzungen stellte sich heraus, dass er für seine Frau eine hohe Lebensversicherung abgeschlossen hatte und fest im Glauben gewesen war, dass sein Suizid sie entlasten würde. Er hatte schlicht darauf gewartet, dass eine Klausel im Versicherungsvertrag im Falle eines Suizids nach zwei Jahren auslief. Es stellte sich heraus, dass ich Herrn B. eine Woche vor diesem Datum zum ersten Mal getroffen hatte.

Zusammenfassung und Schlussfolgerungen

CAMS-Verlaufssitzungen zeichnen sich durch eine laufende Risikoeinschätzung und eine triebfederorientierte Behandlung aus. Jede Verlaufssitzung beginnt mit einem Check der suizidalen »Vitalzeichen« über die SSF. Der Schwerpunkt aller Verlaufssitzungen ist die Behandlung, das Management und die Bewältigung der suizidalen Probleme bzw. Triebfedern des Patienten bzw. der Patientin. Jede Zwischensitzung endet mit der Überprüfung des CAMS-Behandlungsplans, wobei sowohl die Wirksamkeit des Stabilisierungsplans als auch die Notwendigkeit einer Anpassung der triebfederorientierten Interventionen überprüft werden müssen. Wenn in drei aufeinanderfolgenden Sitzungen Suizidgedanken, suizidale Gefühle und Verhaltensweisen sicher kontrolliert und bewältigt werden, kann zur Abschlussphase übergegangen werden.

KAPITEL 7:
CAMS abschließen
Für ein Leben nach der Behandlung

Herrn B.s Behandlung schritt innerhalb von acht Sitzungen maßgeblich voran. Als sein Seitensprung ans Licht kam, standen wir kurz vor einer stationären Aufnahme, konnten ihn jedoch recht schnell stabilisieren. Zentral dafür war, dass Frau B. nicht unmittelbar auszog und die Ehe beendete, sondern ihrem Mann eine zweite Chance gab – sicherlich ein Verdienst des Paartherapeuten, der so Zeit gewinnen und eine unmittelbar bevorstehende suizidale Krise bei Herrn B. abwenden konnte. Der in der Paartherapie ausgehandelte Verhaltensvertrag wurde zum entscheidenden Rahmen für einen Weg in Richtung Zukunft mit dem Ziel, angesichts der Untreue von Herrn B., das partnerschaftliche Vertrauen neu aufzubauen. In der sechsten Sitzung gingen die Ratings von Herrn B. in der SSF-Basisbeurteilung deutlich zurück – sein Gesamtrisikoscore lag bei 2 und er konnte mit immer noch anhaltenden Suizidgedanken und -gefühlen umgehen, ohne dass Hinweise auf suizidales Verhalten vorlagen. Er zeigte sich vorsichtig hoffnungsvoll, eine zweite Chance bei seiner Frau zu bekommen. In der siebten Sitzung sprach Herr B. über den Verhaltensvertrag, der ihn dazu zwang, jeden Morgen mit seiner Frau in den Tag »einzuchecken«. Er lachte darüber, dass ihr gemeinsamer »Check-in« mehrmals in solch tiefgreifenden Diskussionen gemündet hatte, dass beide zu spät zur Arbeit gekommen waren. Nach nur einer Handvoll Sitzungen mit dem Paartherapeuten freute sich Herr B. sehr, als sein vorsichtiger Vorschlag eines gemeinsamen Abendessens plus Kinobesuch am Wochenende (eine Hausaufgabe aus der Paartherapie, die er bislang vermieden hatte) unerwarteterweise zu einer positiven Reaktion bei seiner Frau geführt hatte. Es gab immer noch angespannte Momente in ihrem Eheleben, doch die Kombination aus seinem solidem Abstinenzprogramm (der AA-Mentor von Herrn B. spielte eine Schlüsselrolle in seiner Genesung) und seinen ernsthaften Bemühungen, den Verhaltensvertrag einzuhalten sowie Wiedergutmachung zu leisten, wurde von seiner Frau wertgeschätzt, obwohl sie verständlicherweise weiterhin vorsichtig blieb.

Vor allem die Paartherapie schien beide zu unterstützen und ihre emotionale und körperliche Nähe wurde schrittweise größer. Zum Ende der siebten Sitzung konnte ich in Aussicht stellen, dass meine Begleitung möglicherweise »überflüssig« werden könnte, sollte Herr B. die Kriterien für eine »Entlassung« aus CAMS weiter so konsequent erfüllen. Im Fall, dass sein Gesamtrisiko weiter so niedrig bleiben würde und er auch bis zur nächsten Sitzung effektiv alle bestehenden suizidalen Gedanken, Gefühle und Verhaltensweisen bewältigen können würde, würden wir unsere Arbeit im Rahmen von CAMS formal beenden können. Herr B. war sowohl überrascht als auch fasziniert von meiner Beobachtung, dass sich sein Verhältnis zu einem Suizid möglichweise gedreht haben könnte. In der achten Sitzung lächelte Herr B. und bestätigte, dass ein Suizid mittlerweile für ihn nicht mehr infrage kam und er sich voll und ganz dem Leben zuwandte.

Überblick zu den Behandlungsergebnissen und zur Nachsorge

Wie schon erläutert, ist CAMS in eine Anfangsphase (die Initialsitzung inklusive der Eingangsdiagnostik und Behandlungsplanung), eine mittlere Phase (Verlaufssitzungen, die mit der SSF-Basisbeurteilung beginnen und sich auf die Behandlung der suizidalen Triebfedern sowie die Aktualisierung des Behandlungsplans konzentrieren) und eine Endphase unterteilt (die letzte Sitzung im Rahmen von CAMS mit dem Ausfüllen der SSF zur Abschlusssitzung). In diesem Kapitel gehen wir tiefer auf die letzte Phase von CAMS ein. Wie in den Kapiteln zuvor werden wir zunächst die konzeptionellen Aspekte betrachten, bevor wir uns spezifischen Fragen der Durchführung zuwenden.

Im Rahmen unserer Forschung konnten wir bei Nutzerinnen und Nutzern der SSF bzw. von CAMS durchweg Verbesserungen feststellen (Comtois u. a. 2011; Ellis u. a. 2012b; Ellis u. a. 2015; Jobes u. a. 1997, 2005). Replizierte Ergebnisse zeigen, dass CAMS mit einer Verbesserung der allgemeinen Symptombelastung sowie einer raschen Reduktion und Veränderungen der Suizidgedanken einhergeht (Jobes 2012). Bei der Mehrheit unserer Patientinnen und Patienten geht das Suizidrisiko während der ersten sechs bis zwölf Sitzungen deutlich zurück. Darüber hinaus wissen wir, dass verschiedene SSF-Daten sich zur Vorhersage verschiedener Behandlungsergebnisse eignen (z. B. Brancu u. a. 2016; Corona & Jobes 2013; Fratto u. a. 2004; Jobes & Flemming 2004). Des Weiteren liegen vielversprechende Daten vor, die darauf hinweisen, dass die Anwendung von CAMS mit einer geringeren Nutzung der Primärversorgung und von Notaufnahmen in Verbindung gebracht werden kann (Jobes u. a. 2005) und dass CAMS einen Einfluss auf die Anzahl von Suizidversuchen und selbstverletzendes Verhalten haben kann (Andreasson u. a. 2016). Wir beginnen zu verstehen, welche Maßnahmen von Patientinnen und Patienten als hilfreich empfunden werden. »Gab es irgendwelche Aspekte Ihrer Behandlung, die Sie als besonders hilfreich erachten?« In einer Studie mit fünfzig erfolgreich behandelten CAMS-Patientinnen und -Patienten haben Schembari u. a. (2016) deren schriftliche Antworten auf diese Frage ausgewertet. Die Patientinnen und Patienten berichteten, dass folgende Aspekte innerhalb ihrer CAMS-geleiteten Behandlung hilfreich waren: »therapeutischer Prozess«, »handlungsorientierte Techniken«, »mentale Techniken«, »der Therapeut oder die Therapeutin«, »hilfreiche Ressourcen«, »Validierung« und »KVT / DBT-Techniken«. Dennoch sind weitere Replikationen dieser Daten notwendig. In den kommenden Jahren wird unser Forschungsfokus daher vor allem auf den Veränderungsmechanismen von CAMS liegen.

Was sind optimale Behandlungsergebnisse?

Wenn ich hier von »optimalen« klinischen Ergebnissen spreche, dann meine ich damit ideale suizidspezifische Behandlungsergebnisse, also

1. das Verhindern eines vollzogenen Suizids;
2. das Verhindern von Suizidversuchen;
3. die Reduktion von Suizidgedanken;
4. die Reduktion allgemeiner Symptombelastung;
5. das Entwickeln und Internalisieren alternativer Bewältigungsmöglichkeiten und
6. das Finden von Gründen für das Leben, dass es eher möglich ist, zukunftsbezogen zu denken sowie das Entwickeln einer existenziellen Sinnhaftigkeit.

Über diese wünschenswerten Ergebnisse im Sinne der Suizidprävention hinaus, müssen wir jedoch die gesamte Bandbreite der möglichen Outcomes berücksichtigen.

Behandlung über CAMS hinaus

Ein potenzielles Ergebnis von CAMS ist eine fortgesetzte psychotherapeutische Begleitung über die Behandlung der Suizidalität hinaus. Im Lauf der Jahre habe ich viele Patienten, Patientinnen sowie Behandelnde kennengelernt, die sehr gerne auf CAMS aufbauen. Im Zuge der Bewältigung ihres Ringens um Leben und Tod bleiben viele dieser Patientinnen und Patienten oft hoch motiviert in Psychotherapie. Patienten sowie Therapeuten können nahtlos in eine weiterführende Psychotherapie einsteigen, sobald CAMS abgeschlossen wurde.

Oft werden die vorher im Rahmen von CAMS identifizierten direkten und indirekten Triebfedern weiter adressiert. Im Verlauf treten, sobald die Suizidalität an Bedeutung verliert, natürlich andere Themen in den Vordergrund.

Überweisung in andere Behandlungsformen

Auch die Überweisung in alternative Behandlungsformen kann nach dem Abschluss von CAMS ein wünschenswertes Ergebnis sein. Hat sich das Suizidrisiko erst einmal reduziert, besteht für manche Patientinnen und Patienten oft erst die Möglichkeit, sich auf eine weitergehende oder spezialisierte Behandlung einzulassen. Beispielsweise gab es in unserer RCT-Studie in Seattle (Comtois u. a. 2011) eine Gruppe von Patientinnen und Patienten, die auch die Kriterien für eine Borderline-Persönlichkeitsstörung erfüllte und deren Suizidalität sich schnell und effektiv mit CAMS stabilisierte. Einige nutzten anschließend eine Dialektisch-Behaviorale Therapie und von diesen Patientinnen und Patienten erzielten nicht wenige die besten Behandlungsergebnisse. Optimalerweise fühlt sich ein Patient nicht abgeschoben, sondern schätzt vielmehr, dass seine Behandlungsziele sorgfältig evaluiert wurden und er dann aufgrund dessen in die bestmögliche Behandlungsform überführt wird. Allgemein gilt: Überweisungen in Weiterbehandlungen setzen eine hohe fachliche Kompetenz voraus und die Herausforderungen werden oftmals unterschätzt. Gute Überweisungen erfordern eine hohe Kenntnis der potenziellen Vorteile verschiedener Behandlungsalternativen sowie die Fähigkeit, ein informiertes Einverständnis aufseiten der Patientinnen und Patienten herbeizuführen.

Einvernehmliches Beenden der Behandlung

Ein weiteres positives Ergebnis kann das Beenden der Behandlung im gegenseitigen Einvernehmen sein. Ich würde schätzen, dass in unseren Studien über verschiedene Stichproben hinweg ca. 20 bis 50 Prozent der CAMS-Patientinnen und Patienten sich dafür entschieden haben, keine weiterführende Psychotherapie nach der Suizidbehandlung in Anspruch zu nehmen (dies gilt v.a. für Teilnehmende mit militärischem Hintergrund). Ich habe die Erfahrung gemacht, dass für bestimmte Patientinnen und Patienten eine kurzfristige Behandlung mit einem positiven Ergebnis und einem vorab festgelegten zeitlichen Rahmen die beste Basis für weitere Behandlungen darstellen kann, sollten diese noch mal nötig werden. Diese Ergebnisse haben eine gewisse empirische Unterstützung und werden theoretisch konzeptualisiert, mit dem Ziel, die Abbruchraten einer Behandlung gering zu halten (Ogrodniczuk 2005). Nach meiner Erfahrung sind Therapeutinnen und Therapeuten oftmals der Überzeugung, dass eine längere Psychotherapie wünschenswert sei. Ich weiß jedoch von vielen Patienten, die ich behandelt habe, dass sie sich selbst nicht als »Therapietyp« bezeichnen. Wenn sich bei so jemandem nach einer kurzen Therapie ein schneller Erfolg einstellt, insbesondere beim Ringen um Leben und Tod im Kontext von Suizidalität, erwähne ich die Möglichkeit, die Therapie an dieser Stelle zu beenden, um sicherzustellen, dass sich die Person nicht in einem endlosen Therapieverlauf gefangen fühlt. Deshalb biete ich in der Regel auch »Booster-Sitzungen« an, wenn jemand geneigt ist, die Therapie abzubrechen. Ich präferiere diesen Ansatz, weil ich aus Erfahrung gelernt habe, dass Kontrolle und Autonomie häufig zentrale Themen von Menschen mit suizidalen Gedanken und Impulsen sind. Ich versuche, diese Gefühle besonders zu respektieren und zu würdigen, ein Vorgehen, das von Vertretern der Selbstbestimmungstheorie und jenen, die Motivierende Gesprächsführung zur Behandlung von Suizidalität nutzen, geteilt wird (Britton u. a. 2011; Britton u. a. 2008). Normalerweise tendiere ich eher dazu, die Dinge nicht über das ursprüngliche Ziel hinaus voranzutreiben – im Rahmen von CAMS bedeutet das oft, dass wir einen Stabilisierungsplan erstellt und Copingstrategien etabliert haben. Wenn es uns gelingt, den Suizid als Option systematisch aus dem Leben des Patienten zu streichen, dann ist etwas Essenzielles erreicht worden. Und manchmal ist dies genug.

Andere Behandlungsergebnisse

Behandlungsabbrüche

Zu den vielleicht besorgniserregendsten und am wenigsten wünschenswerten Behandlungsergebnissen gehören einseitige Abbrüche, besser bekannt als Drop-outs. Innerhalb unserer Studien liegen die Abbruchraten zwischen 7 Prozent (Comtois u.a. 2011) und fast 20 Prozent (Jobes u.a. 1997). Bei näherer Betrachtung sind Drop-outs diejenigen Patientinnen und Patienten, die eine Behandlung gesucht, ein gewisses Maß an Suizidgedanken geäußert und anschließend diese Behandlung wieder verlassen haben – ohne auf Anrufe, Briefe oder E-Mails zu reagieren, die sie zur Rückkehr ermutigen. Dies führt bei Behandelnden oftmals zu einem Gefühl von Versagen, weil eindeutig keine therapeutische Allianz hergestellt werden konnte; in diesen Fällen war es offensichtlich nicht möglich, den Patienten oder die Patientin an die Therapie zu binden. Gerade dieser Punkt ist das Herzstück der CAMS-Philosophie mit dem klaren Schwerpunkt der kooperativen Einbindung des Patienten – von Therapieanfang bis -ende. Erfreulicherweise gibt es eindeutige empirische Hinweise, dass im Rahmen von CAMS die Abbruchraten geringer sind als in der Regelversorgung (Comtois u.a. 2011).

Angesichts des hohen Risikos von CAMS-Patientinnen und -Patienten ist es gut, eine Routine im Fall eines Behandlungsabbruchs etabliert zu haben. Unabdingbar ist die regelmäßige, ausführliche Dokumentation nach jedem Kontakt sowie zu Ihren Bemühungen um eine Behandlungsallianz, mit dem Ziel, dass der Patient wenigstens eine weitere Sitzung wahrnimmt bzw. die Behandlung fortsetzt. In meiner Praxis schicke ich im Fall eines Therapieabbruchs in der Regel im Anschluss eine E-Mail an die Patientin, rufe an und dokumentiere auch diese Bemühungen. In manchen Fällen verschicke ich ein Einschreiben und benenne dort weitere Unterstützungsoptionen bzw. -adressen im Falle einer Krise sowie einen Stichtag, an dem ich »den Fall schließe«, sollte der Patient oder die Patientin nicht auf meine Kontaktversuche reagieren. In einem Fall fungierte ich als Supervisor eines Kollegen, der einen hoch suizidalen Patienten behandelte, der die Behandlung abgebrochen hatte. Der Kollege unternahm nicht weniger als sechs verschiedene Versuche, um die therapeutische Allianz wiederherzustellen, die alle gründlich dokumentiert wurden. Als dieser Patient sich tragischerweise tatsächlich suizidierte, begann der Anwalt der Familie des

Patienten, mutmaßliche Behandlungsfehler juristisch zu verfolgen, ließ aber letztlich den Fall fallen, vermutlich aufgrund der Nutzung von CAMS und der guten Dokumentation der Versuche, mit dem Patienten wieder in Kontakt zu kommen (siehe auch Kapitel 8). Im Idealfall machen Sie all ihre routinemäßigen Interventionen (z. B. was Sie bei einer einseitigen Beendigung der Behandlung tun) schon zu Beginn der Behandlung im Rahmen der Aufklärung transparent.

Stationäre Behandlung

Weil CAMS in erster Linie konzipiert wurde, damit suizidale Patientinnen und Patienten *nicht* in einer Klinik behandelt werden müssen, folgt daraus, dass eine stationäre psychiatrische Behandlung eigentlich kein erwünschtes Ergebnis ist. Natürlich ist die offensichtliche Ausnahme von der ambulanten Ausrichtung, wenn CAMS von vornherein im Rahmen eines stationären Settings eingesetzt wird (Ellis u. a. 2010, 2015; Ellis u. a. 2012a; Ellis u. a. 2012b; Jobes 2012). Es sei darauf hingewiesen, dass der stationäre Einsatz von CAMS einzig und allein darauf ausgerichtet ist, eine suizidgefährdete Person zu stabilisieren und auf eine zeitnahe *Entlassung* vorzubereiten, damit dann die weitere suizidspezifische ambulante Behandlung möglich wird. Ich möchte festhalten, dass ich keine Vorurteile gegenüber einer stationären Behandlung habe; im Gegenteil habe ich sowohl früher mit suizidalen Patientinnen und Patienten stationär gearbeitet und tue dies bis heute. Aber ich bin mir der Einschränkungen heutiger stationärer Behandlung bewusst, die bemerkenswert wenig auf Suizidalität ausgerichtet ist (siehe die Diskussion zu diesem Thema in Kapitel 1). Angesichts dessen glaube ich nicht, dass die typische stationäre Behandlung für die Mehrheit der suizidalen Patienten eine große Hilfe darstellt und darüber hinaus ernüchtert mich Tatsache, dass in den USA immer noch jedes Jahr Hunderte von Patientinnen und Patienten während eines Aufenthalts auf einer geschlossenen Station infolge eines Suizids versterben (The Joint Commission 2013, 2016).

Meiner Meinung nach, basierend sowohl auf meiner klinischen Erfahrung als auch auf unserer Forschung, werden die meisten suizidalen Krisen *am besten* ambulant behandelt. Zugleich ist mein Eindruck, dass die meisten Akteure im Gesundheitssystem eine stationäre psychiatrische Behandlung immer noch als optimale klinische Antwort auf Suizidalität betrachten. Studien konnten jedoch wiederholt zeigen, dass das potenzielle Suizidrisiko nach einer stationären psychiatrischen Behandlung steigt

(Bostwick & Pankratz 2000; Meehan u. a. 2006; Qin & Nordentoft 2005), insbesondere in den Wochen unmittelbar nach der Entlassung. Einige Forscherinnen und Forscher argumentieren überzeugend, dass eine stationäre psychiatrische Behandlung zur Verhinderung von Suiziden keine empirische Unterstützung findet und in vielen Fällen sogar *schädlich* sein kann (z. B. Linehan 2015).

Ich erinnere mich deutlich, während meiner Zeit auf einer psychiatrischen Station das Gefühl gehabt zu haben, dass wir Leben retten. Und ich bin immer noch davon überzeugt, dass, wenn ein Krankenhausaufenthalt das *Einzige* ist, was das Leben einer Person retten kann (vor allem, wenn sie sich in einem Zustand der Psychose befindet), dann sollten wir alles tun, um einen vorzeitigen Tod durch einen Suizid zu verhindern. Gleichzeitig würde ich sicher zu einer anderen Einschätzung kommen, fände während eines stationären Aufenthaltes tatsächlich eine suizidspezifische Behandlung statt, mit der ein Patient oder eine Patientin schon vor der Entlassung weniger suizidgefährdet wäre. Insofern begeistern mich die Arbeiten von Marjan Holloway (Ghahramanlou-Holloway u. a. 2012), die eine Kurzintervention für stationäre Patienten und Patientinnen namens Postadmission Cognitive Therapy (PACT) entwickelt und evaluiert hat. Und natürlich befürworte ich auch den stationären Einsatz von CAMS, entwickelt von Tom Ellis u. a. (2012a; 2012b, 2015) an der Menninger Klinik (auch bekannt als CAMS-M).

Dennoch ist die ambulante Behandlung vorzuziehen (die den Patienten in Kontakt mit der Familie, Freunden, der Erwerbstätigkeit oder Schule hält). Immer noch allzu oft fördert die stationäre Behandlung eine Stigmatisierung und die Person wird als »verrückt« angesehen. Zugleich berichten immer mehr Psychiatrieerfahrene, wie negativ, beschämend, iatrogen und sogar strafend stationäre psychiatrische Behandlungen sein können (Yanez 2015). Vermutlich wird es immer einen Bedarf an stationärer psychiatrischer Versorgung geben, doch in welchem Ausmaß sich diese in den letzten dreißig Jahren verändert hat, ist dramatisch. Ich würde voraussagen, dass dies die Schlüsselbegriffe für die zukünftige Behandlung von Suizidalität sind: *so wenig restriktiv wie möglich, evidenzbasiert* und *kosteneffektiv* (Jobes 2013a; Jobes & Bowers 2015). Genau deshalb gibt es mittlerweile viele überzeugende Bemühungen, um suizidale Patientinnen und Patienten möglichst aus der stationären Versorgung herauszuhalten.

Chronische Suizidalität

In der ersten Auflage dieses Buches räumte ich bereitwillig ein, dass CAMS bei chronischer Suizidalität weniger geeignet sein könnte, insbesondere in Verbindung mit Borderline-Persönlichkeitsstörungen (BPS). Ich stellte zudem fest, dass Marsha Linehans Dialektisch-Behaviorale Therapie (DBT) hier die Therapie der Wahl mit einer umfangreichen empirischen Evidenz ist (Linehan 1993a, 1993b, 2005, 2014; Linehan u. a. 2006, 2015; 1991; Neacsiu u. a. 2010; Stoffers u. a. 2012). Dennoch habe ich von der Anwendung von CAMS bei bestimmten chronisch suizidalen BPS-Patientinnen und Patienten berichtet (z. B. im Rahmen unserer RCT-Studie in Seattle). Tatsächlich haben mir einige Behandelnde in den letzten Jahren berichtet, dass chronisch suizidale Patientinnen und Patienten, die im Rahmen von CAMS behandelt wurden, in geringerem Ausmaß ihre seelische Not durch Suizidankündigungen oder suizidale Verhaltensweisen ausdrücken mussten, offensichtlich, weil ihre selbstzerstörerischen Impulse im Rahmen von CAMS bei jeder Verlaufssitzung so genau und gewissenhaft überwacht wurden.

Über diese klinischen Anekdoten hinaus gibt es mittlerweile eine wachsende Zahl von Belegen, dass CAMS bei chronischer Suizidalität in Verbindung mit BPS wirksam sein kann (Andreasson u. a. 2014, 2015, 2016). In diesem Zusammenhang untersuchen wir derzeit suizidale Studierende mithilfe einer »SMART«-Studie (siehe Collins u. a. 2007), die die Wirksamkeit von sequenzieller oder alternativer Anwendung von CAMS und/oder DBT untersucht (Pistorello & Jobes 2014). In den letzten Jahren berichteten mir selbst überzeugte DBT-Therapeutinnen und -Therapeuten von einem Mehrwert durch die Integration von CAMS in die DBT-Behandlung, eben weil DBT-Patientinnen und -Patienten oft in ernsthafte suizidale Zustände geraten. So kann zum jetzigen Zeitpunkt festgehalten werden, dass DBT der bestmögliche Ansatz für chronische Suizidalität im Zusammenhang mit BPS ist; für Behandelnde, die keinen Zugang zur DBT-Versorgung haben, ist der Einsatz von CAMS jedoch ebenfalls vielversprechend. In den nächsten Jahren werden wir die differenzierte Anwendung beider Ansätze näher untersuchen.

Suizidversuch

Wir alle wissen, dass es in diesem Geschäft keine Sicherheiten gibt. Es ist unwahrscheinlich, dass es jemals einen Behandlungsansatz geben wird, der für alle Therapeutinnen und Therapeuten und jeden suizidalen Patienten, jede suizidale Patientin funktioniert. Allerdings würde ich immer noch behaupten, dass eine Behandlung, die spezifisch auf die Suizidalität abzielt, effektiver ist als eine Behandlung von psychischen Störungen, in deren Rahmen Suizidalität als bloßes Symptom verstanden wird. Es liegt zudem auf der Hand, dass eine Behandlung, die sich nicht auf Suizidalität konzentriert, eine viel höhere Wahrscheinlichkeit in sich birgt, potenziell tödliche Verhaltensweisen zu übersehen. Obwohl suizidales Verhalten im Großen und Ganzen eine niedrige Basisrate aufweist, wird es Fälle geben, in denen selbst die gewissenhafteste Therapeutin und der gewissenhafteste Behandlungsansatz suizidales Verhalten nicht abwenden können, weil es weitgehend außerhalb unseres direkten Einflusses und unserer direkten Kontrolle stattfindet. Dies könnte entmutigen, aber ein Suizidversuch bedeutet nicht notwendigerweise, dass eine Behandlung zwecklos ist. Vielmehr weist er darauf hin, dass die Behandlung noch nicht richtig wirksam ist, was bedeutet, dass es an der Zeit ist, unsere Anstrengungen zu verdoppeln und die Behandlung auf den richtigen Weg zu bringen.

Auch im Rahmen unserer Studien gab es natürlich CAMS-Patientinnen und -Patienten, die Suizidversuche unternommen haben. Besonders berührend war dies bei einem Patienten aus unserer RCT-Studie in Seattle, der schon einige Wochen im Rahmen von CAMS behandelt wurde. Er war alkoholabhängig und wurde rückfällig – ironischerweise auf dem Weg zu einem Treffen der Anonymen Alkoholiker (AA). Eigentlich hatte er vor, nach einem besonders anstrengenden Tag »nur einen Drink« zu nehmen. Natürlich wurden aus einem Drink viele, der Patient schnitt sich schließlich die Arme auf und wurde zehn Tage lang stationär behandelt. Kleinlaut kehrte er zurück in die CAMS-Behandlung, wo seine Therapeutin sich an einen Leitsatz von Marsha Linehan hielt: »Der Patient scheitert nie an der Behandlung; nur die Behandlung scheitert am Patienten.« Mit diesem Satz im Hinterkopf navigierte die Therapeutin geschickt durch das schwierige Terrain voller Scham und Peinlichkeit. Der Patient konnte die Therapeutin kaum ansehen, weil er in seinen Augen »versagt« und seinen Stabilisierungsplan »nicht eingehalten« hatte. Seine Augen füllten sich mit Tränen der Dankbarkeit, als die Therapeutin ihm sanft zu verstehen gab:

»Wir stecken da gemeinsam drin. Das muss Ihnen klar sein. Und wir müssen unseren Stabilisierungsplan verbessern, damit Sie nie wieder an diesen dunklen Ort zurückkehren müssen.« Mit diesem Maß an Unterstützung und Akzeptanz erholte sich der Patient und erzielte eines der besten Outcomes im Rahmen der Studie. Selbst bei erfahrenen Therapeutinnen und Therapeuten kommt es zu Suizidversuchen und sie können beängstigend sein. Aber per Definition überlebt die Person den Suizidversuch und es können Lehren daraus gezogen werden (siehe O'Connor u. a. 2015 zu »Teachable Moments«-Interventionen).

Vollzogener Suizid

Schließlich und tragischerweise kann es zu einem vollzogenen Suizid kommen. Wir wissen, dass von den 110 oder mehr Menschen, die durchschnittlich jeden Tag durch einen Suizid in den Vereinigten Staaten versterben (Drapeau & McIntosh 2014), etwa 35 Prozent im Vorfeld psychiatrische oder psychotherapeutische Hilfe gesucht haben (Cavanagh u. a. 2003). Um es klar zu sagen: Niemand, der psychiatrisch bzw. psychotherapeutisch tätig ist, ist hier immun – ganz gleich, wie fachkundig jemand ist, egal, wie ernsthaft wir uns um die Rettung eines Lebens bemühen, wir können keinem Patienten, keiner Patientin und keiner Familie garantieren, dass es zu keinem Suizid kommt. Zu meinem eigenen persönlichen, fachlichen und ethischen Ringen in der Arbeit mit besonders gefährdeten suizidalen Menschen habe ich bereits ausführlich publiziert (Jobes 2011). Daraus folgt, dass psychiatrische bzw. psychotherapeutische Profis sich mit der Tatsache, dass sie eines Tages einen Patienten durch einen Suizid verlieren können – wie sehr sie sich auch anstrengen – auseinandersetzen und sich letztlich damit versöhnen müssen. Über mein eigenes Ringen um einen Umgang mit Suizidrisiken, war ich gezwungen, einen Weg zu finden, um weitermachen zu können, ohne angesichts eines suizidalen Patienten wie das sprichwörtliche »Reh im Scheinwerferlicht« wie paralysiert zu erstarren. Falls Sie sich fragen, wie meine Lösung aussah: Sie können hier alles darüber lesen.

Keine Suizidbehandlung oder -intervention ist perfekt. Aber bei CAMS hat man zumindest die Gewissheit, dass der Ansatz bei der großen Mehrheit der suizidalen Patientinnen und Patienten, mit denen er angewandt wurde, gut funktioniert (Jobes 2012). Obgleich ich nie so unklug war, einem Patienten oder seiner Familie zu garantieren, dass CAMS funktionieren und das Leben eines Patienten retten würde, so kann ich zumindest die Aussicht auf die *bestmögliche Behandlung* bei einem Suizidrisiko anbieten mit einem Ansatz, der unterfüttert ist von hart erarbeiteter klinischer Erfahrung und umfangreicher Forschung. Das ist das Beste, was ich zu bieten habe, und es hilft mir, zu ertragen, was niemals meiner vollständigen Kontrolle unterliegen wird: das ultimative Leben oder Sterben eines anderen Menschen. Mehr zu diesem Thema erfahren Sie in Kapitel 8.

Hinweise zum Vorgehen

Im Hinblick auf den Abschluss von CAMS sind insbesondere zwei Bereiche zu berücksichtigen: erstens der Abschluss von CAMS selbst und zweitens die Nachsorge bei noch nicht bewältigten Schwierigkeiten. Beide Bereiche werden nun näher beleuchtet, wobei ein besonderer Schwerpunkt auf dem Vorgehen im Zusammenhang mit CAMS liegt.

CAMS-Abschlusssitzung

Wie bereits in Kapitel 6 erwähnt, sind mindestens drei aufeinanderfolgende Sitzungen mit hinreichend reduziertem Suizidrisiko nötig, um CAMS abschließen zu können. In der ersten Auflage dieses Buches war das Entlasskriterium im Rahmen von CAMS erreicht, wenn in drei aufeinanderfolgenden Sitzungen *keine* suizidalen Gedanken, Gefühle oder Verhaltensweisen mehr aufgetreten sind. Während unserer großen RCT-Studie mit suizidalen Angehörigen der US-Army wurde uns jedoch klar, dass die bisherigen Kriterien – keinerlei Rest von Suizidalität durfte übrig bleiben – zu streng waren. Wir erkannten, dass ein wesentlicher Meilenstein für den Abschluss von CAMS erreicht wurde, wenn ein Patient oder eine Patientin mit moderaten suizidalen Gedanken und Gefühlen, solche Gedanken oder Gefühle (in Verbindung mit keinem suizidalen Verhalten) zuverlässig und effektiv *managen* kann (ohne dass die Person suizidales Verhalten aufweist). Daher wurden die Entlasskriterien überarbeitet und der Abschluss von CAMS wird nun so operationalisiert, dass innerhalb von drei aufeinanderfolgenden Sitzungen das Gesamtrisiko in der SSF bei 1 oder 2 liegt und der Patient in der Lage sein sollte, suizidale Gedanken und Gefühle zu bewältigen, wobei in der Woche vor der letzten Erhebung kein suizidales Verhalten mehr aufgetreten sein darf.

Es sollte so verfahren werden, dass Patientinnen und Patienten an der Schwelle zu einer »Entlassung« aus CAMS, in der vorletzten Sitzung (d.h. in der zweiten Sitzung in Folge, in der die Entlasskriterien erfüllt sind) darauf hingewiesen werden, dass die CAMS-Behandlung abgeschlossen werden kann, sollten die Kriterien dafür auch in der nächsten Sitzung erfüllt sein. Darauf folgt, dass in der folgenden Sitzung CAMS abgeschlossen werden kann, wenn der Therapeut oder die Therapeutin dem zustimmt und wenn das Suizidrisiko des Patienten, der Patientin tatsächlich bei 1 oder 2 liegt, und er oder sie einen Umgang für suizidale Gedanken und Gefühle gefunden hat, ohne dass suizidales Verhalten aufgetreten ist. Gelegentlich gab es in unseren Studien Fälle, in denen wir den Behandelnden geraten haben, den Patienten oder die Patientin noch eine oder zwei Wochen weiterzubehandeln, nur um sicherzugehen, dass das Abklingen der Suizidalität tatsächlich anhält. Wenn CAMS anschlägt, erkennt die betreffende Person in der Regel, dass sie auf dem Weg der Genesung ist und ist oft begierig darauf, dieses Ziel zu erreichen. Auf der anderen Seite gibt es Patientinnen und Patienten, deren Suizidalität in zwei aufeinanderfolgenden Sitzungen abklingt, die dann aber in der nächsten Woche einen Rückschlag erleiden mit einem erhöhten Gesamtrisiko oder Schwierigkeiten, suizidale Gedanken und Gefühle erfolgreich zu bewältigen. Wenn dies geschieht, sollte man es locker nehmen; die Patient-Therapeut-Dyade konzentriert sich schlicht erneut auf die Behandlung der suizidalen Triebfedern und die Uhr bis zum Beenden von CAMS wird »zurückgedreht«. Für manche Patientinnen und Patienten kann es beängstigend und schwierig sein, wenn ihre Bindung an einen Suizid erschüttert wird. Dementsprechend sollten wir im Abschlussprozess von CAMS geduldig, verständnisvoll und unterstützend reagieren. Wir sollten uns ernsthaft bemühen, Patientinnen und Patienten wegen *eigener* Bedürfnisse nicht zu einer voreiligen »Entlassung« zu drängen.

SSF-4 zur Abschlusssitzung: Abschnitt A

Angesichts all dieser Überlegungen im Zusammenhang mit der potenziellen Abschlusssitzung sollten Behandelnde zunächst mit dem Patienten oder der Patientin Rücksprache halten, ob ein Beenden von CAMS an dieser Stelle sinnvoll ist. Wenn dem zu sein scheint, wird die SSF-4 in der Version Behandlungsergebnis/Abschlusssitzung ausgehändigt. Mittlerweile sollte der Patient, die Patientin mit den Basisbeurteilungen aus Abschnitt A vertraut sein. Meiner Meinung nach empfiehlt sich für alle

Verlaufssitzungen eine Sitzordnung Seite an Seite, speziell empfehle ich sie aber für die Abschlusssitzung, in der eine Menge gemeinschaftlicher Arbeit geleistet wird, was sowohl die Behandlungsergebnisse als auch die Nachsorge angeht.

Wie bei allen Verlaufssitzungen werden zunächst die SSF-Basisvariablen beurteilt, um sicherzustellen, dass die Kriterien für den Abschluss von CAMS in der dritten Sitzung tatsächlich erfüllt sind (was in Abschnitt B der SSF zur Abschlusssitzung noch einmal abgefragt wird). In der Abschlusssitzung können sowohl der Patient als auch die Behandelnden sehr davon profitieren, indem sie die SSF der Verlaufssitzungen bzw. insbesondere die der ersten Sitzung erneut zur Hand nehmen, um die erzielten Veränderungen in vollem Umfang zu würdigen. Am Ende von Abschnitt A finden sich zwei offene Fragen. Die erste Frage lautet, welche Aspekte der Behandlung für die Patientin oder den Patienten hilfreich waren. Die zweite erfragt, was verinnerlicht wurde, für den Fall, dass in Zukunft das Suizidrisiko erneut steigen sollte. Beide Fragen sind adaptiert aus einer berühmten Depressionsstudie des National Instituts of Mental Health (NIMH; Elkin u. a. 1989) und sollen einen Diskurs zwischen Behandelnden und Patientin bzw. Patienten anregen: was erreicht und verinnerlicht wurde und wie Suizidalität in Zukunft verhindert werden kann (siehe Schembari u. a. 2016 für weitere Informationen in Bezug auf Studien zur »Rückfallprophylaxe«).

SSF-4 zur Abschlusssitzung: Abschnitt B

Die Patientinnen und Patienten füllen Abschnitt A in der SSF aus (seit der ersten Sitzung). Dem Therapeuten oder der Therapeutin hingegen obliegt die Bearbeitung von Abschnitt B, beginnend mit der Frage, ob tatsächlich in der dritten Sitzung in Folge die Kriterien für eine Beendigung von CAMS erfüllt wurden. Der oder die Behandelnde sollte dann in eine Diskussion über die Behandlungsergebnisse und die Nachsorge mit dem Patienten bzw. der Patientin einsteigen. In der Regel werden die Nachsorgeoptionen schon im Vorfeld der Abschlusssitzung besprochen, in Abschnitt B können diese jedoch erneut besprochen und formal dokumentiert werden. Es gibt vier Möglichkeiten: (1) Fortsetzung der Psychotherapie, (2) Beenden der Behandlung im Einvernehmen, (3) einseitiges Beenden der Behandlung seitens des Patienten bzw. der Patientin oder (4) eine Überweisung in andere Behandlungsformen. Jede dieser Optionen unterziehe ich nach bestem fachlichem Wissen und unter Anwendung der üblichen klinischen

Standards einer Einschätzung. Wie schon erwähnt: Wenn seitens des Patienten der Wunsch besteht, die Behandlung zu beenden, bin ich normalerweise ziemlich aufgeschlossen und unterstütze diese Entscheidung. Wenn ich jedoch der Meinung bin, dass ein Abbruch der Behandlung nicht im besten Interesse des Patienten ist, sage ich ihm das offen und respektiere diesen Wunsch gleichzeitig. In manchen Fällen lohnt es sich dann, niederschwellige Kontakte über Briefe, E-Mails oder Telefonate anzubieten (vgl. die Übersicht von LUXTON u. a. 2013; MOTTO 1976; MOTTO & BOSTROM 2001).

Wie auch immer die Nachsorge aussieht bzw. welchen Abschluss die Behandlung auch findet, der Patient oder die Patientin wird *immer* gelobt. Eine CAMS-Abschlusssitzung ist immer eine gute Gelegenheit, um einen potenziell lebensrettenden Behandlungsverlauf zu feiern, und die volle Anerkennung dieser gemeinsamen Leistung kann eine wichtige Maßnahme sein. Auch nach 25 Jahren Forschung und Praxis bin ich davon noch gerührt.

SSF-4 Abschlusssitzung: Abschnitt C

Ähnlich wie in den vorangegangenen Phasen von CAMS wird auch in der Abschlusssitzung die ergänzende Dokumentation (Abschnitt C) vervollständigt. Nach der Abschlusssitzung ist dies besonders wichtig, formal schließt das Dokument die Krankenakte der Behandlung im Rahmen von CAMS. Wie bereits erwähnt, ist die umfangreiche CAMS-Dokumentation dazu da, das Haftungsrisiko für Behandlungsfehler signifikant zu reduzieren, falls ein Patient oder eine Patientin durch einen Suizid verstirbt und die Familie einen Rechtsstreit führen will.

Suizidaler Rückfall

Natürlich ist es möglich, dass ein erfolgreich behandelter suizidaler Patient wieder suizidal wird. Dies habe ich sowohl in meiner eigenen Praxis als auch in unseren Studien erlebt. Falls ein schon einmal im Rahmen von CAMS behandelter Patient oder eine Patientin später erneut suizidal wird, sollte der oder die Behandelnde sich bewusst entscheiden, ob man an die vorhergehenden Verlaufssitzungen anknüpft mit einer bewussten Fokusverlagerung zurück zur triebfederorientierten Behandlung oder ob es ggf. von Vorteil ist, wenn man mit CAMS und der Behandlungsplanung bei null anfängt. Obgleich Behandelnde und Patienten der Aussicht auf eine

Wiederholung der gesamten CAMS-Prozedur vermutlich nicht unbedingt positiv entgegensehen, würde ich sagen, dass es immer noch besser ist, suizidale Zustände als episodisch anzusehen, als einen Patienten einfach als »chronisch suizidal« zu bezeichnen. Ich denke, dass es wichtig ist, einem suizidalen Patienten oder einer Patientin deutlich zu vermitteln, dass es besser werden kann (zumindest eine Zeit lang), was im Gegensatz zur Wahrnehmung steht, dass es nie besser werden wird. (Dies ist oft der Kern einer chronischen Suizidalität und kann zum Teil der Identität werden, was wiederum die Behandlung oftmals noch schwieriger macht.)

Umgang mit anderen Behandlungsergebnissen

Es gibt viele weitere Behandlungsergebnisse, die in einer vollständigen Patientenakte ausgewiesen werden müssen. Die SSF-4 zur Abschlusssitzung kann insofern auch zur Dokumentation von Behandlungsabbrüchen im Verlauf von CAMS verwendet werden. Dazu gehören (1) stationäre Behandlung, (2) ein einvernehmliches Beenden der Behandlung (auch ohne CAMS abzuschließen), (3) der einseitige Behandlungsabbruch durch den Patienten oder die Patientin (gegen den Willen des Therapeuten), (4) die Überweisung an einen anderen Behandler oder in ein anderes Behandlungssetting und (5) tragischerweise kann sogar ein vollzogener Suizid unter »Sonstiges« dokumentiert werden. All diese Möglichkeiten wurden in diesem Kapitel diskutiert. Hierzu noch eine wichtige Nebenbemerkung: Behandelnde sind wie schon erwähnt aufgerufen, sich im Rahmen einer Intervision oder Supervision beraten zu lassen. Solche Konsultationen sollten ebenfalls dokumentiert werden, hierfür bieten sich die Fallnotizen in der ergänzenden Dokumentation an.

Lehren für ein postsuizidales Leben

In all den Studien zu CAMS habe ich buchstäblich Hunderten von CAMS-Patientinnen und Patienten als Beobachter beigewohnt. Dabei ist mir etwas aufgefallen. Ganz oft habe ich gesehen, wie hoch suizidale Patientinnen und Patienten bemerkenswert gut auf CAMS ansprachen, einige Male in erstaunlich kurzer Zeit (z. B. in vier bis sechs Sitzungen). Wir sehen sogar Patientinnen und Patienten mit einer langen suizidalen Vorgeschichte und schon lange bestehenden suizidalen Gedanken, die eine Vorstellung davon entwickeln, dass ein Suizid vielleicht nicht der beste Weg ist, um mit ihrer Situation umzugehen. Diese Erkenntnis birgt die reale Möglichkeit, sich vom Suizid zu lösen, sich an das Leben zu binden und Hoffnung zu entwickeln. Interessanterweise bleibt das Leben vieler dieser Patientinnen und Patienten außerordentlich chaotisch: der Soldat mit vier kleinen Kindern von verschiedenen Müttern mit beträchtlichen Schulden und einer kriegsbedingten Traumatisierung oder die junge Studentin mit vielen Sexualpartnern, die sich regelmäßig selbst verletzt, die trinkt, Drogen nimmt und diese seit der achten Klasse schon mehrfach überdosiert hat oder die übergewichtige und ängstliche Hausfrau mittleren Alters, die fünf Kinder großgezogen hat und nun ihr Zuhause als »leeres Nest« betrachtet, deren Ehemann ihr schon einmal eine Pistole aus der Hand gerungen und so einen beinahe tödlichen Suizidversuch verhindert hat. Auch wenn sich solche Patientinnen und Patienten im Rahmen von CAMS stabilisieren und von einem Suizid distanzieren, haben sie möglicherweise kaum eine Vorstellung davon, wie sie über ihre suizidale Realität hinausgehen können. Solche Patientinnen und Patienten beschreiben manchmal, dass ein gewisser »Trost« in ihrer Suizidalität liege. Ein Suizid kann wie eine »warme Decke« der Kontrolle und Geborgenheit sein; eine meiner Patientinnen hat mir einmal erklärt, dass es wie eine »Beziehung« sei, dass sie eine Art Liebesaffäre mit dem Tod habe. Fälle wie diese haben mir in letzter Zeit zu denken gegeben: Was könnte jenseits des Suizids für diese Menschen möglich sein, Menschen, die ernsthaft mit dem Tod als Lösung, als ihre persönliche Befreiung und Erlösung gerungen haben? Wie genau geht eine solche Person eigentlich dazu über, ein *postsuizidales Leben* zu führen?

Wenn ich die zehn Jahre, die seit der ersten Ausgabe dieses Buches vergangen sind, reflektiere, dann wird mir bewusst, dass das »Front End« von CAMS seit 2006 gut erforscht und ausgearbeitet wurde – das »Back End« hingegen nicht so sehr. Heute, also ein Jahrzehnt später, schätze ich sehr, wie CAMS über die Jahre herangereift ist und wie viel wir von suizidalen Patientinnen und Patienten gelernt haben. Tucker u. a. (2015) führen Gründe dafür an, inwiefern das Konstrukt der suizidalen Triebfeder eine wichtige Neuerung im konzeptionellen und klinischen Denken zur Suizidalität darstellt. Sie zeichnen die Entwicklung der Forschung zur Suizidalität der letzten Jahrzehnte nach, wo zunächst Hunderte von psychosozialen »Risikofaktoren« für einen Suizid dominierten (Maris u. a. 2000). Später fand sich zunehmende Unterstützung für unmittelbarere Risikomarker über das Konstrukt der suizidalen »Frühwarnzeichen« (Rudd 2008; Rudd u. a. 2006a). Tucker u. a. plädieren nun für suizidale Triebfedern als eine Form von »persönlichen Warnzeichen« – d. h. Faktoren, die der Patient oder die Patientin definiert und die die Person in einen akuten suizidalen Zustand treiben. Wir verstehen heute sehr viel mehr. Aber es ist auch klar, dass das »Back End« von CAMS der am wenigsten entwickelte Teil ist. Darum schließe ich dieses Kapitel mit einigen Überlegungen und Implikationen für ein postsuizidales Leben.

Rückfallprävention

Ganz klar wird sowohl in der evidenzbasierten Literatur zur Behandlung psychischer Störungen allgemein als auch in der suizidspezifischen Literatur die Wichtigkeit einer »Rückfallprävention« betont (Apil u. a. 2012; Brown & Chapman 2007; Dimidjian u. a. 2014; Gleeson u. a. 2011; Huijbers u. a. 2012; Piet & Hougaard 2011). Im Rahmen der kognitiven Therapie zur Suizidprävention (CT-SP) wird charakteristisch in den abschließenden Sitzungen eine gelenkte Imagination zur Rückfallprävention durchgeführt (Wenzel u. a. 2009). Innerhalb dieses Behandlungsansatzes liegt der Schwerpunkt zunächst auf dem Identifizieren und Anerkennen des suizidalen Modus. Dann werden hilfreiche Fertigkeiten zur Bewältigung vermittelt, sodass Patientinnen und Patientin in Zukunft anders reagieren können, wenn ihr suizidaler Modus aktiviert wird. Aber was wirklich überzeugt sind die abschließenden Sitzungen, in denen mithilfe gelenkter Imaginationen der suizidale Modus aktiviert und der Patient oder die Patientin die erlernten Copingstrategien »probt«. Das ist eine schöne Sache und die Daten zeigen deutlich, dass sich Suizidversuche im Anschluss signifikant verringern (Brown u. a. 2005a; Rudd u. a. 2015).

Ich weiß, wie wichtig die Rückfallprävention insbesondere bei Suizidalität ist. Wie schon erwähnt, sind die beiden letzten offenen Fragen in Abschnitt A der SSF zur Abschlusssitzung direkt darauf ausgerichtet: »Gab es irgendwelche Aspekte in der Behandlung, die Sie als besonders hilfreich empfunden haben?« und » Was haben Sie im Rahmen von CAMS gelernt, das Ihnen helfen könnte, falls Sie in der Zukunft erneut suizidal werden sollten?« Und wir beginnen aus den Antworten auf diese Fragen wertvolle Informationen zu ziehen (Schembari u. a. 2016). Natürlich ist es wichtig, nicht in frühere suizidale Verhaltensweisen *zurückzufallen*, gleichzeitig habe ich mich in den letzten Jahren immer mehr mit der Bedeutung des

Voranschreitens beschäftigt. Wie genau findet ein nicht mehr suizidaler CAMS-Patient einen Weg, den Suizid hinter sich zu lassen und sich in Richtung eines lebenswerten Lebens, eines postsuizidalen Lebens vorwärtszubewegen? Wie helfen wir Patientinnen und Patienten, ernsthaft ein Leben mit Sinn und Bedeutung zu führen?

Lektionen für das Leben

Ich habe viel darüber nachgedacht, wie es gelingen kann, ehemals suizidale Patientinnen und Patienten über eine simple therapeutische Haltung auf den postsuizidalen Weg zu schicken. Mit »Lektionen für das Leben« meine ich grundlegende theoretische Ideen, die uns Hinweise geben können, wie man am besten vorgehen könnte. Es ist wichtig, eine Art therapeutisches Sprungbrett anzubieten, um einem ehemals suizidalen Menschen dabei zu helfen, die wesentlichen Bausteine eines lebenswerten Lebens zusammenzutragen. Am meisten überzeugt haben mich dabei Modelle, die die Bedeutung eines psychologischen Gleichgewichts betonen. So veröffentlichten Bonanno und Castonguay (1994) einen faszinierenden Artikel, in dem es um die Bedeutung der Balance zwischen den Konstrukten »Agency« und »Gemeinschaft« geht. Agency ist definiert durch den Fokus auf das innere Erleben, Leistung und Sinnhaftigkeit (auf das Tun). Bei Gemeinschaft liegt der Fokus auf Beziehungen, Kommunikation, die Verbindung und Interaktion mit anderen (auf dem Sein). Bonanno und Castonguay legen dar, dass eine relative psychische Gesundheit am besten durch ein gesundes Gleichgewicht zwischen Agency und Gemeinschaft erlangt werden kann – indem sowohl ein bedeutungsvolles inneres Erleben, das sich auf das Selbst richtet, stattfindet als auch ein bedeutungsvolles Beziehungs(er)leben, das sich auf Verbundensein mit anderen konzentriert, möglich ist.

Carl Rogers (1957) hat vor vielen Jahren mit der »Kongruenz« ein weiteres beliebtes wie einfaches Konstrukt vorgeschlagen. Spätere Wissenschaftler sprechen von einer Theorie der »Selbstdiskrepanz« (Higgins 1999; Higgins u. a. 1994). Die wesentliche Idee ist eine Art Streben nach psychologischer Übereinstimmung zwischen der Person, die man sein will, und der Person, die man tatsächlich ist. Wenn es hier eine relative Kongruenz gibt, steht eine Person wahrscheinlich gut im Leben. Wenn es große Lücken gibt zwischen dem, wer wir sein wollen, und dem, wer wir sind, dann folgen Not und Leiden, weil wir unseren Erwartungen nicht gerecht werden.

Schließlich sind da noch Zimbardos Zeitperspektiven (Zimbardo & Boyd 1999). Wir alle kennen Menschen, die psychologisch in der *Vergangenheit* verwurzelt sind (vielleicht beschäftigt mit Traumata oder einer großen Bindung an bestimmte Lebensphasen, wie z. B. die Highschool oder das College). Andere leben, psychologisch gesehen, im *Jetzt* und folgen dem Credo, sich auf diesen Moment in der Gegenwart zu konzentrieren und keine Zeit zu verschwenden, um über die Vergangenheit nachzudenken oder über eine ungewisse Zukunft zu spekulieren. Wieder andere sind psychologisch in der *Zukunft* verwurzelt und arbeiten hart daran, die richtige Ausbildung, Arbeit, Ehepartner, Freunde, Familie und Lebensumstände zu bekommen, um eines Tages ihr Leben zu leben. Zimbardo legt dar, dass relative psychologische Gesundheit dann existiert, wenn man sich sowohl der Vergangenheit als auch der Gegenwart und Zukunft bewusst ist. Weisheit aus der Vergangenheit zu schöpfen, den gegenwärtigen Moment zu schätzen und für die Zukunft zu planen, scheint intuitiv auf einen guten Weg hin zu einem Leben mit Sinn und Bedeutung zu führen.

Zugegebenermaßen rangiert die Umsetzung dieser Theorien vielleicht etwas außerhalb meiner Liga, und ich behaupte nicht, den Sinn des Lebens verstanden zu haben. Aber wenn man suizidale Menschen über mehr als dreißig Jahre erforscht, verschafft einem dies die Gelegenheit, manchmal innezuhalten, um über Sinn, Bedeutung und andere edle Dinge nachzudenken. Die Idee, einfache Wege zu finden oder auszuarbeiten, die eine Grundlage dafür bilden, den Suizid hinter sich zu lassen, ist bestechend, und es gibt bemerkenswert wenig Literatur zu diesem Thema. Man könnte sagen, dass dies in das Feld der »Positiven Psychologie« gehöre oder nichts anderes sei als das, was die humanistische Strömung in den 1960er-Jahren von Maslow, Rogers, Frankl und May propagiert hätte. Doch diese Ideen wurden bislang nicht auf suizidale Menschen angewendet und das ist sicherlich einer weiteren Betrachtung wert. In der nächsten Auflage dieses Buches gibt es dann möglicherweise eine »Living Status Form«, die die erste Seite der SSF spiegelt. Ein solcher Bogen könnte für Patientinnen und Patienten hilfreich sein, die CAMS erfolgreich abgeschlossen haben, aber dennoch Begleitung benötigen – ein Sprungbrett – hin zu den nächsten Schritten ins Leben. Eine solcher Bogen könnte Orientierung im postsuizidalen Leben und im Bestreben nach existenzieller Bedeutung und Sinn bieten. Diese Denklinie ähnelt dem werteorientierten Arbeiten in der Verhaltensaktivierung (Martell u. a. 2013), der Akzeptanz-Committment-Therapie (Hayes u. a. 2011) und der Motivierenden Gesprächsführung (Britton u. a. 2012; Britton u. a. 2011).

Zusammenfassung und Schlussfolgerungen

In diesem Kapitel ging es um die letzte Phase von CAMS – in der Behandlungsergebnisse festgehalten und die Nachsorge eingeleitet wird. Optimalerweise erfüllt ein suizidaler Patient oder eine suizidale Patientin an diesem Punkt die Kriterien für eine »Entlassung« aus CAMS. Es gibt natürlich Behandlungsergebnisse, die wir ebenfalls in diesem Kapitel beleuchtet haben. Im besten Fall markiert das Beenden von CAMS eine bedeutende therapeutische Leistung – die systematische Dekonstruktion der Suizidalität, in dem Sinne, dass die Bindung des Patienten oder der Patientin an die Suizidalität vollständig verstanden und eingeordnet wurde. Wenn dies gelungen ist, ist es möglich, dass die Suizidalität aus dem Leben der Person verschwindet. Doch auch wenn die gewünschten Ergebnisse nicht realisierbar sind, kann es beruhigend sein, zu wissen, dass CAMS und die SSF einen trotz allem durch den therapeutischen Prozess leiten, die gesamte Bandbreite möglicher klinischer Ergebnisse abbilden und eine exzellente Behandlung und Dokumentation ermöglichen, die weit über die Standardversorgung hinausgehen. Abschließend wurden noch einige neue Ideen reflektiert, wie CAMS mittels Orientierung bietender Theorien sowohl bezüglich einer Rückfallprävention als auch im Sinne eines Strebens hin zu einem postsuizidalen Leben hilfreich sein kann. »Lektionen für das Leben«, die ehemals suizidalen Patientinnen und Patienten dabei helfen können, ihre Suizidalität im Rückspiegel zu beobachten, während sie sich ihren Weg bahnen hin zu einem Leben, wie sie es leben wollen.

KAPITEL 8:
Mit CAMS das Haftungsrisiko senken

Keine klinische Einschätzung und keine Behandlung kann garantieren, dass sich eine Person, die fest dazu entschlossen ist, nicht das Leben nehmen wird. Wir können nur so viel tun wie möglich. Die wesentliche Frage ist jedoch: Hat die Person die bestmögliche evidenzbasierte Beurteilung und suizidspezifische Behandlung erhalten? Das sollte unser Credo sein, danach sollten wir streben und das können wir auch tatsächlich anbieten: die *bestmögliche Versorgung*, evidenzbasiert und suizidspezifisch. Darauf sollten sich unsere Patientinnen, Patienten und deren Familien verlassen können.

Leider hält sich unter unseren Patientinnen, Patienten (und deren Familien) hartnäckig das Gerücht, dass wir Behandelnde mehr bewirken können als möglich ist. Wenn wir diesen Vorstellungen dann nicht gerecht werden, vor allem in dem Fall, dass ein Patient oder eine Patientin sich suizidiert, kann es unschön werden und zu einem Rechtsstreit kommen. Insofern macht die Aussicht, nach einem Suizid wegen eines Kunstfehlers verklagt zu werden, vielen Behandelnden große Sorgen (zumindest in den Vereinigten Staaten, aber zunehmend auch anderswo). Studiendaten bestätigen, dass diese Bedenken berechtigt sind. Laut PETERSON u. a. (2002) denkt *mehr als die Hälfte* der Hinterbliebenen nach dem Suizid ihres Angehörigen darüber nach, einen Anwalt zu kontaktieren, wenn sich die geliebte Person zum Todeszeitpunkt in Behandlung befunden hat – und 25 Prozent von ihnen tun es dann auch.

Um die Themen in diesem Kapitel greifbarer zu machen, lassen Sie uns zwei Beispiele betrachten:

Eine 20-jährige BWL-Studentin, eingeschrieben an einer großen Universität im Mittleren Westen, hat sich mit einem Gürtel an ihrem Kleiderschrank erhängt und wird von ihrer Mitbewohnerin gefunden. Ihre Mutter, eine geschiedene, wohlhabende Immobilienmaklerin aus Chicago, ist tief getroffen vom Tod der Tochter und wütend darüber. Kurz nach der Beerdigung ihrer Tochter vereinbart sie einen Termin mit der Direktorin der Beratungsstelle der Uni, wo die Tochter in Behandlung war, und der

Sozialarbeiterin, die die Tochter in 23 Sitzungen im Rahmen von CAMS gesehen hatte. Die Tochter hatte suizidale Gedanken seit ihrem ersten Studienjahr und bis ins zweite Studienjahr hinein, es gelang aber mithilfe von CAMS, dass sie nicht stationär behandelt werden musste. Nach den Sommerferien, zu Beginn des dritten Studienjahrs kontaktierte die Studentin jedoch ihre Behandlerin nach der Rückkehr auf den Campus nie wieder (wie eigentlich von den beiden geplant). Die Therapeutin unternahm nicht weniger als vier dokumentierte Versuche – zwei per Telefon und zwei per E-Mail –, die Studierende wieder in die Behandlung einzubinden. Die Mutter bringt ihren Anwalt mit zu dem Treffen mit dem Ziel »diese Einrichtung mit einer Klage niederzubrennen«. Die Direktorin überreicht dem Anwalt gelassen die Akte der Patientin, inklusive der SSF-Dokumentation sowie den Notizen zu allen Anstrengungen, die Patientin zurück in die Therapie zu bekommen. »Hier liegt keine Fahrlässigkeit vor«, mit diesen Worten lehnt der Anwalt zur großen Wut der Mutter ab, den Fall zu übernehmen. Die verzweifelte Mutter kontaktiert noch drei weitere Anwälte, die alle zu der gleichen Einschätzung kommen – es gibt keine Grundlage, von irgendeinem Fehlverhalten in diesem tragischen Fall auszugehen.

Ein 25-jähriger Ökonom mit einem Job in einem Forschungs-Think Tank an der Ostküste ist in einer ambulanten Praxis bei einem Psychotherapeuten in Behandlung. Der junge Mann hat eine lange Geschichte von Depressionen und Angstzuständen und berichtet von einem vorangegangenen zehntägigen Krankenhausaufenthalt, den er als negative Erfahrung bezeichnet. Er hatte sich kurz zuvor mit seinem Chef über ein bestimmtes Forschungsprojekt gestritten und war nur auf Probe weiter eingestellt worden. Zusätzlich hatte ihn kürzliche seine langjährige Freundin verlassen, was ihn in eine depressive Krise gestürzt hatte. Der Patient wird über insgesamt sechs CAMS-Sitzungen gesehen. Es finden ausführliche Diskussionen darüber statt, dass der Patient sich eine Waffe beschaffen möchte, und der Patient stimmt schließlich zu, auf dieses Vorhaben im Rahmen seines Stabilisierungsplans zu verzichten. Tragischerweise erschießt er sich zwei Tage nach seiner letzten CAMS-Sitzung und verstirbt. Etwa zehn Monate nach dem Tod erhält der Therapeut eine E-Mail und anschließend einen Anruf vom Bruder des Patienten in Kalifornien. Dieser habe die Habseligkeiten seines Bruders durchsucht und sei auf einen Aktenordner mit der Aufschrift »Mental Health« gestoßen. Ihn habe überrascht, dort eine Sammlung von SSF-Dokumenten zu finden, die der Patient anscheinend aufbewahrt hatte. Der Therapeut und der Bruder des Patienten sprechen schließlich für anderthalb Stunden über den Patienten und die Therapie. Der Bruder berichtet außerdem, dass in der Akte eine Quittung für die Waffe enthalten sei, mit der der Patient sein Leben beendet habe – gekauft zwei Wochen vor dem ersten CAMS-Termin. Der Therapeut ist sehr betroffen von dieser Information und verweist gleichzeitig auf die umfangreiche Dokumentation zum Thema Waffenkauf. Der Bruder vermutet, dass der Patient niemals einen weiteren Krankenhausaufenthalt in Kauf genommen oder verkraftet hätte, was wahrscheinlich der Grund gewesen sei, wieso er den Therapeuten angelogen habe. Das Gespräch endet schließlich sogar mit einem Dank des Bruders: »Wenigstens habe ich den Trost zu wissen, dass die Person, die zuletzt mit meinem Bruder gearbeitet hat, angesichts seiner Suizidalität nicht den Kopf in den Sand gesteckt hat – es tut mir für uns beide leid, dass er offensichtlich so wild entschlossen war, zu sterben.

Dies sind schwierige Beispiele, aber sie zeigen sowohl die Schmerzlichkeit als auch die zentralen Herausforderungen. Sie veranschaulichen zudem, wie Hinterbliebene auf den Tod ihrer Angehörigen reagieren können und inwiefern Hinterbliebene nach Erklärungen bei jenen suchen, die ihre Angehörigen behandelt haben, bevor sie sich das Leben genommen haben.

Dieses Kapitel befasst sich mit verschiedenen Aspekten von Haftungsfragen infolge eines Suizids eines Patienten oder einer Patientin. Wir werden überlegen, wie der Einsatz von CAMS verschiedene Bedenken im Zusammenhang mit fahrlässigem Verhalten lindern und die Wahrscheinlichkeit einer Haftung für Kunstfehler verringern kann. Mir ist durchaus bewusst, dass es bei diesem Thema schnell dazu kommen kann, dass Schutz- oder Verteidigungsreflexe überbetont werden. Gleichzeitig sollten die inhärenten Fragen dieses Kapitels vollständig beleuchtet werden, weil sie für eine gut informierte und kompetente Praxis, die hilft, Leben zu retten, so wichtig sind (Roberts u. a. 2008; Smith u. a. 2008).

Übersicht zur Haftung[6]

Die Gesetzeslage zur Haftung bei Behandlungsfehlern variiert von Land zu Land. In der US-amerikanischen Realität wird das Urteil in einem Haftungsprozess oft weniger durch das Handeln des Therapeuten oder der Therapeutin bestimmt und mehr von der relativen Glaubwürdigkeit der engagierten Gutachter und der juristischen Kompetenz der beteiligten Anwälte sowie deren Einfluss auf die Meinungen und Sympathien der nicht fachkundigen Geschworenen und des Richters. Obgleich die Gesetze variieren und der Einfluss von Gutachtern und Anwälten nicht vorausgesagt werden kann, ist eine verantwortungsvolle, systematische und gut dokumentierte Praxis auf alle Fälle hilfreich, um Anwältinnen und Anwälte von vornherein davon abzuhalten, auf einen Kunstfehler zu klagen (Bender 2014).

Wenn es nach einem Suizid zu einem Gerichtsverfahren kommt, versucht ein Kläger (normalerweise jemand von den Hinterbliebenen), die behandelnde Person – der oder die Beklagte – wegen eines Behandlungsfehlers haftbar zu machen, so Berman u. a. (2006). Die Klage wird typischerweise vor einem Zivilgericht eingereicht und enthält in der Regel eine Auflistung von klinischen Fehlern. In diesem unangenehmen Szenario wird konstatiert, dass die mutmaßlichen Behandlungsfehler – das können Akte des Unterlassens oder aktive Handlungen sein – mittelbar oder unmittelbar mit dem Suizid in Zusammenhang stehen. Die Beweislast liegt beim Kläger.

Ob ein Behandler oder eine Behandlerin eines Kunstfehlers für schuldig befunden wird, wird an der »Standardbehandlung« gemessen. Dieser Standard wird dadurch bestimmt, was man von einem vernünftigen, umsichtigen Behandler unter ähnlichen Umständen mit einem ähnlichen Patienten erwarten kann (Melonas 2011; Michaelsen & Shankar 2014). Bemerkenswert ist, dass sich der Versorgungsstandard nicht daran bemisst, was von einer fachlich besonders versierten Therapeutin erwartet wird, sondern daran, was von einer vernünftigen, normal versierten Therapeutin erwartet werden kann. In der Beweisaufnahme werden alle relevanten schriftlichen Dokumente zu diesem Fall gesichtet. Von beiden Prozessparteien werden

6 In Deutschland sind Klagen wegen Behandlungsfehlern weniger häufig. Trotzdem wünscht man sich in Gesprächen mit Angehörigen in Verfahren zu Behandlungsfehlern vor der Ärztekammer oder ggf. in Gerichtsverfahren eine außerordentlich solide Dokumentation.

Expertinnen oder Experten engagiert, die die schriftlichen Aufzeichnungen auswerten und oft werden verschiedene Beteiligte unter Eid interviewt, um so retrospektiv zu entscheiden, ob die professionellen Standards eingehalten wurden oder nicht (Hashmi & Kapoor 2010).

Aus eigener Erfahrung und durch Gespräche mit anderen Expertinnen und Experten auf diesem Gebiet kann ich sagen, dass die überwiegende Mehrheit dieser Fälle nicht bis vor Gericht kommt. Das liegt vor allem an der Art der Klage. Anwältinnen und Anwälte müssen in der Regel viel Zeit für die Verfolgung der Fälle aufbringen. Während die Kläger für die Prozesskosten aufkommen, ist das Honorar von Rechtsanwälten bei einer oftmals beträchtlichen Stundenzahl typischerweise abhängig vom Ausgang des Falles (z. B. gütliche Einigung vs. Schadenersatzzahlung bei einem Schuldspruch). Mit anderen Worten, die Aussicht, dass sich die geleisteten Stunden, die durchschnittlich zwischen 40.000 $ und 50.000 $ liegen, nicht amortisieren, lässt Anwältinnen und Anwälte vorsichtig werden, ob sie einen Fall übernehmen oder nicht (Wise u. a. 2005). So werden viele Fälle, die anfänglich von trauernden Familien angestrebt wurden, nicht weiterverfolgt, weil die Anwälte verständlicherweise davor zurückschrecken, beträchtliche Zeitmengen aufzuwenden, für die sie letztlich nicht entschädigt werden – es wäre für sie ein schlechtes Geschäft. Obwohl die Ängste und Befürchtungen der Behandelnden gegenüber einer Haftung bei Behandlungsfehlern verständlich sind und eine reale Grundlage haben, endet nur eine relativ kleine Anzahl von Fällen im Gerichtssaal (Berman u. a. 2006; Ellis & Patel 2012).

Natürlich ist die Erfahrung, vor Gericht gehen und um die berufliche Existenz kämpfen zu müssen, schrecklich. Und selbst wenn der Fall nicht vor Gericht geht, ist es furchtbar, eines Behandlungsfehlers beschuldigt zu werden, was unweigerlich einen Tribut hinsichtlich der beruflichen Reputation und womöglich auch im persönlichen Leben des Therapeuten oder der Therapeutin fordert. Der Suizid eines Patienten ist ein katastrophales Ereignis und verursacht in manchen Fällen an sich schon seelische Probleme bei den Behandelnden (Hendin u. a. 2004). Wenn zu der nachvollziehbaren Trauerreaktion noch eine potenzielle Verurteilung wegen eines Behandlungsfehlers hinzukommt, dann wird der Verlust des Patienten nur noch schwieriger für den »überlebenden« Behandler.

Nachdem der aversive Charakter von Haftungsprozessen nun eindeutig benannt wurde, obliegt es uns, uns dieses Prozesses bewusst zu sein und hinreichend zu verstehen, was von Menschen, die mit suizidalen Patientinnen und Patienten arbeiten, in den Augen des Rechtssystems erwartet wird. Nach Berman u.a. (2006; siehe auch Sher 2015) müssen vier Punkte nachgewiesen werden, damit ein Therapeut oder eine Therapeutin nach einem Suizid haftbar gemacht werden kann:

1. Es muss nachgewiesen werden, dass der oder die Behandelnde eine Sorgfaltspflicht hatte (was in der Regel aufgrund der Approbation bzw. der ethischen beruflichen Standards selbstverständlich ist).
2. Es muss der Nachweis erbracht werden, dass der oder die Behandelnde diese Pflicht nicht erfüllt hat.
3. Es ist nachzuweisen, dass ein Schaden entstanden ist (z.B. sekundäre Verluste wie zukünftiges Einkommen, Schmerz und Leiden sowie der Verlust der Beziehung).
4. Es muss nachgewiesen werden (die Einzelheiten unterscheiden sich von Land zu Land), dass diese Schäden durch eine Pflichtverletzung der behandelnden Person (z.B. durch Fahrlässigkeit) unmittelbar *verursacht* wurden.

Vor mehr als zwei Jahrzehnten haben wir (Jobes & Berman 1993) uns in einem Artikel speziell mit der Reduktion des Haftungsrisikos durch eine kompetente Praxis beschäftigt (siehe auch Melonas 2011; Roberts u.a. 2008). In diesem Artikel machten wir die kompetente Versorgung von suizidgefährdeten Patientinnen und Patienten an drei übergeordneten Prinzipien fest: (1) Vorhersehbarkeit (Risikoeinschätzung), (2) Behandlungsplanung (idealerweise suizidspezifisch), (3) klinische Konsequenz (inklusive Inter- oder Supervision und angemessener Dokumentation – siehe dazu auch Simpson & Stacy 2004).

Dieses Schema für die Reduktion von Haftungsrisiken hat die Entwicklung von CAMS maßgeblich mitgeprägt. Lassen Sie uns daher diese Prinzipien etwas eingehender betrachten, zumal sie sich alle auf die Kardinalmerkmale von CAMS beziehen.

Die Wichtigkeit der Vorhersehbarkeit

Das Konzept der Vorhersehbarkeit bezieht sich auf die Vorstellung, dass der oder die Behandelnde ein Suizidrisiko antizipiert und folglich eine kompetente und gründliche Risikoeinschätzung vornimmt. Die Gründlichkeit der Einschätzung ist jedoch oft ein kritischer Punkt bei fraglichen

Behandlungsfehlern. Ist es z. B. *angemessen*, wenn ein Behandler einen 14-Jährigen mit Verhaltensstörungen, suizidalen Ideen sowie suizidalem Verhalten in der Vorgeschichte fragt: »Sind Sie suizidgefährdet?« und der Teenager antwortet schlicht mit »Nein«? Ein Beklagter könnte hier berechtigterweise argumentieren, dass »die Frage nach der Suizidalität gestellt und beantwortet wurde«. Der Klägeranwalt könnte gewissermaßen dagegenhalten: »Ja, aber können Sie eine Antwort mit Ja oder Nein angesichts seiner Geschichte wirklich für bare Münze nehmen?« Ich habe beide Argumentationslinien dargelegt; es hängt jedoch von den Einzelheiten des Falles ab, wie sie sich in der Krankenakte widerspiegeln. In diesem Fall ist es tatsächlich gut, dass der Behandler den 14-Jährigen zumindest nach der Suizidalität gefragt und diese Tatsache in der Krankenakte dokumentiert hat. Offen gesagt, die meisten tun nicht einmal dies (Coombs u. a. 1992). Aber reicht das aus, ein Gericht davon zu überzeugen, dass der Behandler das Suizidrisiko seines Patienten auf *adäquate* Art und Weise und gemäß den Standards erhoben hat? Diese Frage lässt sich nicht pauschal beantworten; jeder Fall ist einzigartig in seinen Umständen. Aber wollen Sie wirklich das Risiko eingehen? So ist die beste Strategie, um zu vermeiden, dass Gutachterinnen oder Gutachter über ihr berufliches Schicksal entscheiden, einfach sicherzustellen, dass sie das Suizidrisiko kontinuierlich und gründlich evaluiert haben und dass dies in der Akte gut dokumentiert ist (Bender 2014; Smith u. a. 2008). Zu diesem Zweck sind die SSF-Versionen zur ersten Sitzung bzw. zu den Verlaufssitzungen so angelegt, dass sie das Suizidrisiko gründlich und konsistent erheben und sehr gut dokumentieren.

Über eine erste Risikobeurteilung hinaus liegt ein eindeutiger Mehrwert in einer kontinuierlichen Einschätzung des Suizidrisikos und einer expliziten Darstellung des Gesamtrisikos in Ihrer Dokumentation. Im Rahmen von CAMS wird das Gesamtrisiko in der ergänzenden Dokumentation unter dem Abschnitt »Suizidrisiko insgesamt« (mit drei Risikostufen und einer schriftlichen Begründung für Ihre Einschätzung) noch einmal gesondert dokumentiert. Zudem sollte sich die Einschätzung des Suizidrisikos explizit auf die medizinisch-rechtliche Frage nach einer »erheblichen und unmittelbar bevorstehenden Gefahr« beziehen, mit besonderem Bezug auf die Notwendigkeit einer stationären Behandlung (oder auch nicht). Die SSF-4 zur ersten Sitzung ermöglicht genau dies am Ende des Abschnitts zur Behandlungsplanung. Darüber hinaus ist die stationäre Behandlung eine der Optionen beim »Status« (Abschnitt B) in der SSF für die Verlaufssitzung und schließlich wird auch in der SSF zur Abschlusssitzung die Option einer stationären Behandlung aufgeführt. Generell ist es wichtig zu dokumentieren, warum eine stationäre Behandlung indiziert erscheint oder eben *nicht* und dies sollte immer im Sinne und zum Wohl des Patienten oder der Patientin geschehen.

Vor Jahren hatte ich es mit einem hoch suizidalen jungen Mann zu tun, der als Teenager in drei aufeinanderfolgenden Sommern wiederholt stationär untergebracht wurde. Nach Aussage des Patienten seien seine Eltern in den Urlaub gefahren, während er im Krankenhaus war. Der Patient berichtete, dass er bei jedem dieser Krankenhausaufenthalte von zwei Mitarbeitern des Pflegepersonals brutal und rituell sexuell missbraucht wurde. Angesichts dieser Traumatisierung gelangte ich zu der Überzeugung, dass ein weiterer Krankenhausaufenthalt, nun da er im Erwachsenenalter erneut suizidal war, kontraindiziert und nicht in seinem Interesse sei. Glücklicherweise gelang die Behandlung mit einer frühen Version von CAMS auch während einiger schwerer suizidaler Episoden erfolgreich. Angesichts der besonderen Behandlungsumstände war meine Dokumentation, warum ich diesen Patienten nicht in die stationäre Behandlung übergeführt habe, besonders gründlich und umfassend, mit ausführlicher Abwägung und differenzierter fachlicher Argumentation dahingehend, was im besten Interesse des Patienten war.

Dokumentation ist entscheidend, wenn es um Fragen der Haftung geht. »Was nicht aufgeschrieben wurde, ist nicht passiert«, wie Ihnen jeder Anwalt sagen würde. Viele Behandelnde empfinden die Dokumentation als lästig und belastend. Doch wenn es darum geht, Behandelnde wegen mutmaßlicher Behandlungsfehler haftbar zu machen, kann sich eine unzureichende Dokumentation in grausamer Art und Weise gegen einen richten. Hinterher ist man immer schlauer und jede Anwältin wird Ihnen pointiert erläutern, dass jegliche Erklärungen, dazu was eine Therapeutin oder ein Therapeut getan oder nicht getan habe, unglaubwürdig sei. Dann steht das fehlerhafte Gedächtnis und die eigennützige Aussage des Behandlers gegen die Tatsache eines toten Patienten – ein »offenkundiges Opfer« einer fehlgeschlagenen Behandlung. Die Verhandlungstaktiken der Anwältinnen und Anwälte haben die Beschuldigten noch nie in ein schmeichelhaftes Licht gerückt. Ein geschickter Anwalt kann vor Gericht leicht Sympathien für die trauernde Familie wecken angesichts des »reichen und herzlosen« Therapeuten (oft eine falsche und unfaire Charakterisierung), der offensichtlich – schließlich ist der Patient gestorben – in der Behandlung nachlässig agiert hat. Es zeigte sich, dass zu 80 bis 90 Prozent Anwältinnen und Anwälte nach der

Qualität der schriftlichen Dokumentation in der Akte entscheiden, ob sie einen Haftungsfall übernehmen oder nicht (Simpson & Stacy 2004; Wise u. a. 2005). Es gibt also keinen größeren Schutz in Bezug auf die Haftung für Behandlungsfehler als eine kompetente und gut dokumentierte Behandlung.

Wie schon seit Kapitel 1 dargestellt, ist die Idee, ein Suizidrisiko zum frühestmöglichen Zeitpunkt zu identifizieren und dieses Risiko gründlich zu bewerten, charakteristisch für CAMS. Dies gilt insbesondere dann, wenn jemand eingangs routinemäßig ein standardisiertes, symptombasiertes Instrument zum Identifizieren von potenziellen Risiken durch eine einfache Selbsteinschätzung einsetzt. Wenn das gegenwärtige Suizidrisiko schnell erkannt wird und dies den Einsatz von CAMS auslöst, dann gibt es im Rückblick keinen Streit darüber, dass der oder die Behandelnde das potenzielle Suizidrisiko nicht erkannt und nicht sofort darauf reagiert habe – eine grundlegende Behauptung von Anwältinnen und Anwälten, wenn es an Vorhersehbarkeit *gemangelt* hat. Es wäre dann schwierig, später die routinemäßige und laufende klinische Einschätzung des Suizidrisikos zu kritisieren, die für CAMS von so zentraler Bedeutung ist. Um es klar zu sagen: Egal, welche Argumente ein Anwalt aus der vorteilhaften Perspektive der Rückschau auch vorbringt, Profis im Bereich psychischer Gesundheit sind nicht unfehlbar was die Vorhersage der Zukunft oder menschlichen Verhaltens angeht. Allerdings ist das Unvermögen, ein Suizidrisiko wahrzunehmen, es zu erkennen und gründlich zu beurteilen, Dreh- und Angelpunkt vieler Prozesse zu vermuteten Behandlungsfehlern. Die sichere Nutzung von CAMS sollte dieses Problem weitgehend beseitigen.

Die Wichtigkeit der Behandlungsplanung

An zweiter Stelle übernimmt die Behandlungsplanung eine Schlüsselrolle beim Abwenden jeglicher Vorwürfe von Fahrlässigkeit seitens der behandelnden Person, die vom Kläger als unmittelbare Ursache für den Tod des Patienten ausgemacht wurde. In der ersten Auflage dieses Buches habe ich die Passagen zu dieser Idee recht allgemein verfasst. Heute, etwa zehn Jahre später, kann ich über dieses Thema viel spezifischer schreiben. Was sich in der Literatur mittlerweile ganz klar zeigt, ist, dass eine erfolgreiche Behandlung der Suizidalität auch suizidspezifisch sein sollte.

In der Tat zeigt sich diese Klarheit nun auch in replizierten RCT-Studien zur DBT (Linehan u.a. 2006; Neacsiu u.a. 2010; Stoffers u.a. 2012), zur kognitiven Verhaltenstherapie für die Suizidprävention (Brown u.a. 2005a; Rudd u.a. 2015; Wenzel u.a. 2009) und zu CAMS (Andreasson u.a. 2016; Comtois u.a. 2011). Wie schon in Kapitel 2 erwähnt, gibt es wenig bis gar keinen Beweis dafür, dass die Behandlung von psychischen Störungen allgemein suizidale Gedanken oder Verhaltensweisen reduziert; Suizidalität in die Rolle eines Symptoms zu verlegen schießt am Ziel vorbei. Gleichzeitig ist genau das nach meinen Erfahrungen, was die meisten Praktizierenden immer noch tun – sie behandeln psychische Störungen und denken, dass dies der beste Weg sei, die Suizidalität zu reduzieren. Wenngleich eine solche nicht suizidspezifische Behandlung technisch gesehen durchaus der heutigen »Standardbehandlung« entsprechen kann, ist dieser Ansatz angesichts der zunehmenden empirischen Evidenz immer weniger vertretbar. Offensichtlich geht CAMS weit über den allgemeinen Standard der Versorgung angesichts der umfangreichen Evidenz zur Wirksamkeit bei einem Suizidrisiko hinaus (Jobes 2012).

Wie auch schon in diesem Buch erwähnt, hat sich in den letzten zehn Jahren kein Aspekt von CAMS mehr entwickelt als unser »triebfederorientierte« Ansatz, der in Kapitel 6 ausführlich beschrieben wird. Nicht nur, dass die CAMS-Behandlungsplanung besonders suizidspezifisch ist, sondern wir liefern auch noch ein völlig neues Modell zur Ätiologie von Suizidrisiken mit eindeutigen und direkten Implikationen für die suizidspezifische Versorgung (Jobes u.a. 2011, 2016; Tucker u.a. 2015). Folglich schützt die suizidspezifische Natur der CAMS-Behandlungsplanung bei jeder rückblickenden Betrachtung von vermuteten Behandlungsfehlern. Über diesen allgemeinen Aspekt hinaus gibt es spezifische Komponenten der SSF-Behandlungsplanung, die es noch etwas näher zu betrachten gilt.

Probleme, die im Behandlungsplan aufgeführt werden

Von Sitzung 1 über alle Verlaufssitzungen bis hin zur Abschlusssitzung ist klar, welches Problem im Fokus der Behandlung steht: Problem Nr. 1 ist das Selbstgefährdungspotenzial. Dieser Fokus verweist darauf, dass es im Rahmen von CAMS nichts Wichtigeres gibt, als dieses Problem zu managen. Und diese primäre Überlegung ist wiederum ausschlaggebend bezüglich unseres Bestrebens, suizidale Patientinnen und Patienten möglichst *nicht* stationär zu behandeln. Über diesen grundsätzlichen Behandlungsschwerpunkt hinaus konzentriert sich die Behandlungsplanung auf die zuvor genannten suizidalen Triebfedern, also auf die Probleme Nr. 2 und Nr. 3, wie in Kapitel 6 ausführlich beschrieben.

Ziele und Kriterien zur Zielerreichung

Jeder gute Behandlungsplan sollte sowohl die Behandlungsziele als auch die Kriterien zur Zielerreichung klar ausweisen. Darüber hinaus sollte der Plan idealerweise kurz- und langfristige Behandlungsziele enthalten. Im Fall eines Suizidrisikos muss es einen unmittelbaren Fokus und eine kurzfristig wirksame Strategie für die Stabilität im ambulanten Setting geben (damit Patientinnen und Patienten akute suizidale, »dunkle« Momente bewältigen können). Im Rahmen von CAMS werden die Ziele und die zugehörigen Kriterien durch den CAMS-Stabilisierungsplan erreicht. Über diesen unmittelbaren Bedarf an kurzfristiger Stabilität hinaus sollte eine gründliche Behandlungsplanung auch längerfristige, übergreifende Ziele berücksichtigen, die für eine erfolgreiche Behandlung von zentraler Bedeutung sind. Dies gelingt im Rahmen von CAMS über das Identifizieren und Bearbeiten der von den Patientinnen und Patienten definierten suizidalen Triebfedern, die unter den *Problemen Nr. 2 und Nr. 3 zu finden sind*. Die meisten Triebfedern sind sehr umfassend, deren Bearbeitung nimmt normalerweise in den Verlaufssitzungen längere Zeit in Anspruch, was aber letztendlich dazu führt, dass eine suizidale Bewältigung obsolet wird.

Interventionen

Ein Markenzeichen von CAMS ist die Offenheit gegenüber dem gesamten Spektrum an verfügbaren Behandlungsmethoden, die sich dafür eignen, um die suizidalen Triebfedern eines Patienten effektiv zu behandeln. CAMS ist weder auf einen theoretischen Ansatz noch auf bestimmte Interventionen beschränkt; im wahrsten Sinne des Wortes kann alles, was klinisch wirkt, in CAMS integriert werden. Dies umfasst verschiedene Behandlungsmodalitäten, verschiedene psychotherapeutische Techniken, ein Fallmanagement, Medikamente, Berufsberatungen usw. So habe ich einmal ein Training mit einer Gruppe von Native Americans durchgeführt, die traditionelle medizinische und spirituelle Ansätze mit CAMS für suizidale Jugendliche kombinieren wollten.

Oft wird in Prozessen zu mutmaßlichen Behandlungsfehlern der Vorwurf erhoben, dass der oder die Behandelnde es versäumt habe, geeignete und notwendige Behandlungsoptionen zu empfehlen. Weil die Expertinnen und Experten eben hinterher immer schlauer sind, wird gerne damit argumentiert, dass jede mögliche und unmögliche Behandlung angesichts des letztendlich tödlichen Behandlungsergebnisses hätte angeboten werden müssen. Beispielsweise könnte die Tatsache, einen Patienten mit eindeutigen psychiatrischen Symptomen nicht auf eine psychiatrische bzw. medikamentöse Beratung verwiesen zu haben, im Nachhinein als ein bedeutender Akt der Unterlassung betrachtet werden. Selbst wenn der Therapeut oder die Therapeutin skeptisch ist, was den Nutzen von Psychopharmaka in bestimmten Fällen angeht, kann er dennoch dafür haftbar gemacht werden, dass er es versäumt hat, eine medikamentöse Beratung zu empfehlen. Die meisten Gutachterinnen und Gutachter würden die Position vertreten, dass eine solche Überweisung den Standard der Versorgung widerspiegelt. So könnte das Versäumnis, eine solche Empfehlung auszusprechen, erhebliche Auswirkungen auf die Beurteilung eines möglichen Behandlungsfehlers haben – ob der Patient oder die Patientin der Empfehlung folgt, ist eine andere Sache und für die Haftung eher unwesentlich.

Abgesehen von solchen Versäumnissen repräsentiert das Abwägen, Empfehlen und Umsetzen von Behandlungsoptionen aus dem gesamten Behandlungsspektrum in der Regel einen breiteren und umfassenderen Behandlungsansatz. Im Nachhinein betrachtet, bietet ein solcher Ansatz im Gegensatz zu einem, der nur auf eine einzige Behandlungsform fokussiert, mehr Schutz (insbesondere, wenn es Hinweise darauf gibt, dass eine zusätzliche Überweisung oder eine alternative Behandlung einen Unterschied gemacht haben *könnte*). So könnte beispielsweise bei einem suizidalen Jugendlichen das Versäumnis, den Drogenmissbrauch an anderer Stelle gesondert zu behandeln, im Nachhinein von einem Sachverständigen als gewichtig angesehen werden. Dies wäre insbesondere dann der Fall, wenn der Substanzmissbrauch einen offensichtlichen, relevanten Einfluss auf das Suizidrisiko gehabt hätte. Auch das Versäumnis, einen Plan für die weitere Behandlung nach einer Entlassung aus einer stationären Behandlung zu erstellen, kann dazu führen, dass sich Behandelnde einer erhöhten Haftungsgefahr aussetzen (Bender 2014; Hashmi & Kapoor 2010).

Wichtig ist, den Behandlungsplan regelmäßig zu überarbeiten und zu aktualisieren. Manchmal, wenn eine Behandlung schlecht läuft, ist es notwendig, den gesamten Behandlungsplan zu überarbeiten (siehe Jobes 2011). All dies verdeutlicht, wie wichtig es ist, den Überblick zu behalten und nicht in eine unbefristete und statische Behandlung zu verfallen. Eine ergebnisoffene Behandlung ist anfällig für die retrospektive Überprüfung von Sachverständigen, die zu der Einschätzung kommen könnten, dass der Behandlungsplan veraltet, unzureichend und nicht angemessen modifiziert wurde, um den sich verändernden Bedürfnissen des Patienten oder der Patientin gerecht zu werden, der oder die schließlich unter der Obhut des unaufmerksamen Behandlers verstarb. Behandelnde, die nachweisen können, dass ihre Behandlung sich angesichts sich verändernder klinischer Bedarfe weiterentwickelt hat, sind weitaus weniger anfällig für eine Haftung wegen Behandlungsfehlern.

Behandlungsdauer

Suizidale Patienten sollten sich zu einer zeitlich begrenzten, nicht unbefristeten Behandlung verpflichten. Der Faktor Zeit ist generell ein enormer Wirkfaktor bei Therapien, aber besonders bei einem Suizidrisiko. Die zeitliche Befristung wirkt motivationssteigernd und die Erwartungen an eine bedeutsame Besserung richten sich an einem vernünftigen Zeitrahmen aus. Zu diesem Zweck können spezifische Behandlungspläne für einzelne Triebfedern über eine Dauer von z. B. zehn Sitzungen erstellt werden, was gut zu wissen ist. Wenn die Behandlungsdauer im Einzelfall noch nicht so klar ist, empfehle ich in der ersten Sitzung drei Monate als Zeitrahmen. Wir wissen aus der Forschung, dass die meisten Patientinnen und Patienten innerhalb von zwölf Sitzungen respondieren (nicht endgültig), was als angesichts der Endgültigkeit eines Suizids eine überzeugende Alternative ist.

Ein Wort zur kollegialen Beratung

Gebetsmühlenartig wird hier die Wichtigkeit der Dokumentation betont. Genauso wichtig ist, sich regelmäßig Supervision bzw. Intervision einzuholen (die natürlich ebenfalls sorgfältig dokumentiert werden muss). Die Bedeutung von kollegialer Beratung kann nicht hoch genug eingeschätzt werden. Supervision bzw. Intervision ist auch deshalb wichtig, weil sie ein gutes klinisches Urteilsvermögen sowie einen verantwortungsvollen Umgang mit den eigenen Ressourcen demonstriert und deutlich macht, dass die Therapeutin nicht als »Einzelkämpferin« am Fall gearbeitet hat. In der SSF-4 kann eine solche kollegiale Beratung im ergänzenden Abschnitt der Dokumentation vermerkt werden.

Zusätzlich kann man generell noch überlegen, sich die Genehmigung vom Patienten oder von der Patientin einzuholen und fremdanamnestische Informationen zu erheben sowie Familienmitglieder oder anderen wichtige Personen um Unterstützung zu bitten. Beispielsweise haben wir im Rahmen unserer Studien bei der Army häufig gute Erfahrung mit der Einbindung von Vorgesetzten beim Bearbeiten von beruflichen oder zwischenmenschlichen Problemen innerhalb der militärischen Einheit gemacht. Auch das Einbeziehen von Eltern oder Geschwistern eines suizidalen Teenagers kann entscheidend sein und ein schützendes Netzwerk für den Patienten oder die Patientin bilden. Lebensgefährtinnen oder Ehegatten können oft ebenfalls mit eingebunden werden, was insbesondere im Rahmen eines »Krisenplans« hilfreich sein kann (vgl. Bryan u. a. 2011). Obwohl es auch Ausnahmen gibt, sollte man das Einholen von fremdanamnestischen Informationen sowie das Einbeziehen von Angehörigen routinemäßig als Teil einer guten Versorgung betrachten.

Die Wichtigkeit der klinischen Konsequenz

Zu guter Letzt wird hier noch das Konzept einer klinischen Konsequenz beleuchtet, das ebenfalls eindeutige Implikationen zur Reduktion von Haftungsrisiken beinhaltet. Klinische Konsequenz (die sich in der schriftlichen Dokumentation widerspiegeln sollte) meint die Frage, ob die Ärztin oder der Therapeut – die behandelnde Person – die Behandlung tatsächlich auch wie geplant durchgeführt hat, und zwar im besten Interesse des Patienten bzw. der Patientin. Dies ist rückwirkend durchaus eine häufig vorkommende und wichtige Frage im Rahmen von Prozessen. Als Gutachter war ich an mehreren Fällen beteiligt, in denen der Behandlungsplan in der Akte einen angemessenen und adäquaten Ansatz verfolgt hat, während die Behandlung, die tatsächlich umgesetzt wurde, nicht mit dem Plan übereinstimmte. Bei einer fehlenden Übereinstimmung von Behandlungsplan und Behandlungsumsetzung könnte dies im Nachhinein als direkte Ursache für einen Suizid betrachtet werden und auf Fahrlässigkeit sowie auf Haftungsansprüche hindeuten.

Oft wird auch die unzureichende Koordination aller an der Versorgung des Patienten Beteiligten bemängelt (Bender 2014). Beispielsweise betrifft dies das Versäumnis, vorherige Entlassbriefe bzw. Informationen von Vorbehandelnden einzuholen (Melonas 2011). So sollte man zumindest versuchen, mit den bisherigen Behandelnden in Kontakt zu treten. Und natürlich sollten solche Bemühungen gründlich dokumentiert werden. Häufig gibt es Pannen in der Abstimmung zwischen Psychotherapeuten und Fachärztinnen, die die Medikamente verschreiben und überwachen. Alle Schweigepflichtentbindungen, die die Koordination der Behandlung autorisieren, sollten auch in der Akte erscheinen. Zusätzlich sollten auch alle Absprachen für Notfälle dort vermerkt werden. Beides spiegelt ein größeres professionelles Bewusstsein, eine größere Gewissenhaftigkeit und klinische Kompetenz wider und wird im Rahmen des Versorgungsstandards erwartet.

Bei Überweisungen an andere Behandelnde sollte man darauf achten, deren Begründung und den geplanten Ablauf explizit darzustellen. Auch ethische Fragen in Verbindung mit einem Abbruch der Behandlung müssen selbstverständlich sorgfältig geprüft und bedacht werden (insbesondere bei Suizidalität). Dies gilt insbesondere dann, wenn ein Patient oder eine Patientin zögert, der Überweisung zu folgen. Wenn der oder die Behandelnde zum Urteil kommt, dass eine Überweisung im besten Interesse der betreffenden Person ist, sollte deren Begründung in der Dokumentation dargelegt werden. Auch jede Folgedokumentation zum Ergebnis der Überweisung (z. B. ob der Patient der Überweisung folgt) ist wichtig und sollte in die Dokumentation aufgenommen werden.

In manchen Ländern erlauben es die rechtlichen Bestimmungen, Notizen jenseits der Krankenakte zu führen. Wichtig ist, sich der jeweiligen Rechtsprechung bewusst zu sein. Wenn dies erlaubt ist, sollten Behandelnde dies in Erwägung ziehen, da solche Aufzeichnungen typischerweise viel detailliertere Informationen liefern und später genutzt werden können, die Qualität der Behandlung zu belegen, was sich in der Regel in dieser Form nicht in einer Standardakte widerspiegelt. Allerdings muss der oder die Behandelnde sichergehen, dass die entsprechenden Regeln zur Aufbewahrung der Aufzeichnungen befolgt werden. Die Notizen sollen z. B. in einer völlig separaten Datei abgelegt werden (d. h. sie müssen sich physisch an einem anderen Ort befinden). Diese Art von Notizen sind in der Regel narrativer und beinhalten viel detailliertere sowie auch eher subjektive Informationen verglichen mit den typischen Verlaufsnotizen einer Krankenakte, wo meist lediglich objektive Fakten und die durchgeführten Interventionen vermerkt werden.

Unübersehbar ist Rahmen von CAMS die Idee der klinischen Konsequenz von höchstem Rang und freilich sollte hier das Thema Suizid niemals »durch das Behandlungsraster fallen«, schlicht weil speziell Suizidrisiken früh identifiziert, verfolgt, während der Verlaufssitzungen behandelt und im Rahmen der Nachsorge berücksichtigt werden. Mit anderen Worten fungiert die SSF im Grunde genommen wie eine Richtschnur im Sinne der klinischen Konsequenz. Wenn der Therapeut und der Patient jeden Abschnitt der SSF zu Beginn, während der Verlaufssitzungen und dann am Ende von CAMS gewissenhaft bearbeiten, evaluieren sie automatisch und gründlich das Suizidrisiko, entwickeln einen suizidspezifischen Behandlungsplan, lassen all dies in ihre Überlegungen zur Weiterbehandlung einfließen und Behandelnde lassen sich durch Intervision oder Supervision beraten. Der Einsatz von CAMS führt *par excellence* zu einer bemerkenswert vollständigen und gründlichen suizidspezifischen Krankenakte. Noch wichtiger ist jedoch – und das ist das Hauptanliegen –, dass suizidalen Patientinnen und Patienten eine hervorragende, evidenzbasierte Versorgung zur Verfügung gestellt wird, die tatsächlich funktioniert, wie unsere Studien zeigen.

Zusammenfassung und Schlussfolgerungen

Kompetente klinische Praxis, die Arbeit im besten Interesse der Patientinnen und Patienten und eine Achtsamkeit gegenüber einer möglichen Haftung für mutmaßliche Kunstfehler schließen sich nicht gegenseitig aus. Wenn Behandelnde so arbeiten, dass sie das Suizidrisiko gründlich einschätzen, einen auf dieses Risiko zugeschnittenen Behandlungsplan entwickeln und auf diesen die Behandlung ausrichten, werden sie eine Versorgung anbieten, die weit über der »Standardbehandlung« liegt – jenes Brennglas, wodurch im Rahmen von Haftungsprozessen untersucht wird, ob ihnen ein Behandlungsfehler unterlaufen ist. Durch den Einsatz von CAMS und der SSF wird diese kompetente, suizidspezifische Praxis in der Akte ausführlich dokumentiert. CAMS gibt automatisch eine zuverlässige, evidenzbasierte Vorgehensweise vor, der Patienten, Patientinnen und Behandelnde gemeinsam folgen können. Ich bin überzeugt, dass diese Art von suizidspezifischer Behandlung einen Unterschied im Leben des Patienten machen kann und wird, indem sie grundlegend dazu beiträgt, dieses Leben zu stabilisieren und zu erhalten, während die suizidalen Gründe für die Suizidalität behandelt werden. Eine solche Behandlung kann nicht garantieren, dass das Ergebnis kein tödliches ist, bietet aber die Grundlage für eine bestmögliche Versorgung. Das ist alles, was wir als Profis tun können und anstreben sollten und was Ihre Praxis relativ »kugelsicher« gegenüber den Unannehmlichkeiten eines Rechtsstreits wegen mutmaßlicher Behandlungsfehler macht. Wichtiger ist aber, dass es einer der wenigen verfügbaren Ansätze für das Bestreben ist, alles zu geben, um das Leben eines Patienten oder einer Patientin zu retten.

KAPITEL 9: CAMS-Adaptionen und zukünftige Entwicklungen

In diesem letzten Kapitel werden verschiedene Adaptationen von CAMS in einer Reihe von Settings und Modalitäten vorgestellt. Darüber hinaus schließt das Kapitel mit einem Blick auf zukünftige Entwicklungen. Wie schon erwähnt, gingen sowohl die SSF als auch CAMS aus verschiedenen Anforderungen der Praxis hervor. Ganz zu Beginn gab es einen Bedarf, die Risikoeinschätzung und Behandlung von Suizidalität für ambulant tätige Fachkräfte an einer universitären Beratungsstelle zu verbessern (JOBES 1995b; JOBES u. a. 1997). Später wurde der Einsatz der SSF auf die ambulanten psychiatrischen Dienste der US Air Force ausgeweitet (JOBES u. a. 2005). Dieser eher bescheidene Anfang führte letztendlich zu einer langen Reihe von Studien und Weiterentwicklungen von CAMS, die in diesem Buch beschrieben werden. Heute ist CAMS eine lebendige, atmende und sich ständig entwickelnde Intervention, die weltweit in einem wachsenden Spektrum von Settings und bei unterschiedlichen Gruppen von suizidalen Patientinnen und Patienten eingesetzt wird. CAMS wird sowohl berufsgruppen- als auch schulenübergreifend genutzt. Ich gehe davon aus, dass sich CAMS im Zuge weiterer Forschung und insbesondere angesichts einer dynamischen Phase des Wandels in der psychiatrischen Versorgung in den USA und anderswo noch weiterentwickeln wird.

Adaptationen von CAMS

Von Anfang an habe ich mir vorgenommen, dass CAMS und die SSF flexibel und hochgradig anpassungsfähig für verschiedene Settings und Populationen sein sollten (JOBES 2000). Wie ausführlich schon erläutert, konzentriert sich der Einsatz von CAMS in erster Linie auf ein ambulantes Setting und CAMS kann von unterschiedlichen Fachdisziplinen genutzt werden. Aber seit der ersten Auflage dieses Buches sind viele interessante Adaptationen von CAMS hinzugekommen. Dies mag auf unser Bestreben zurückzuführen sein, CAMS sowohl als *Haltung* als auch als flexiblen suizidspezifischen therapeutischen *Rahmen* zu positionieren, anstatt CAMS als neue Psychotherapie zur Behandlung von Suizidalität zu verstehen (JOBES u. a. 2011, 2016).

CAMS in verschiedenen Settings

Im Folgenden werden verschiedene Einsatzmöglichkeiten von CAMS dargestellt.

In der ambulanten Behandlung allgemein

Weil die SSF ursprünglich für die ambulante Versorgung konzipiert wurde, eignet sie sich grundsätzlich für einen Einsatz im ambulanten Bereich. CAMS hat sich als besonders wertvoll erwiesen, wenn es darum geht, dass suizidale Patientinnen oder Patienten »durchs Raster fallen« könnten. Beispielsweise kann CAMS wertvolle Strukturierung und Unterstützung bieten, wenn weniger erfahrene Behandelnde im Ausbildungskontext unter Supervision auf suizidale Patientinnen und Patienten treffen. Darüber hinaus verlangt die routinemäßige Verlaufskontrolle, dass Behandelnde das Suizidrisiko ständig im Auge behalten. Oftmals verschafft der verlässliche Einsatz von CAMS die Sicherheit, dass potenziell besorgniserregende suizidale Behandlungsfälle angemessen identifiziert, eingeschätzt, dokumentiert und suizidspezifisch behandelt werden. Wie in Kapitel 8 erläutert, verringert die SSF-Dokumentation das Risiko für einen rechtlichen Folgekonflikt in bedeutsamer Weise, selbst wenn es zu einem Suizid kommen sollte.

Beratungsstellen an Universitäten

Mittlerweile gibt es viele universitäre Beratungsstellen, die CAMS in den USA und anderswo verwenden. Aus der epidemiologischen Forschung wissen wir, dass der Studierendenstatus mit einem geringeren Suizidrisiko einhergeht, verglichen mit außeruniversitären Kohorten (SCHWARTZ 2011). Demnach können die Besonderheiten einer typischen Campusumgebung den effektiven Einsatz von CAMS sogar noch erleichtern. Zum Beispiel können Studienberaterinnen und -berater (und unter Umständen sogar Mitbewohnerinnen oder Mitbewohner im Wohnheim) unter bestimmten Bedingungen eingebunden werden und Unterstützung und Begleitung bieten. Die Koordination zwischen der Studienberatung, den psychiatrischen und weiteren medizinischen Diensten (z. B. im Hinblick auf Medikamente oder die körperliche Überwachung von Essstörungen) ist in der Regel relativ einfach. Es gibt viele andere Ressourcen auf dem Campus, wie z. B. Bibliotheken, Lernberatung, Hochschulgemeinden, unzählige AGs und universitäre Organisationen, die dazu genutzt werden können, einen suizidalen Studierenden therapeutisch anzubinden. Im Lauf der Jahre haben wir eine Reihe von Artikeln zum Einsatz von CAMS und der SSF im Hochschulbereich veröffentlicht, in denen sich eine große Bandbreite von Kontaktmöglichkeiten abbildet (Jobes u. a. 1997, 2004; Jobes & Jennings 2011; Jobes & Mann 1999).

Gemeindepsychiatrische Zentren

Ich habe jahrzehntelang eine Reihe von Gemeindepsychiatrischen Zentren (Community Mental Health Centers, CMCH) geschult und beraten. Durch die Zusammenarbeit mit den Fachleuten dort sind mir sowohl die Besonderheiten und Herausforderungen in diesem Setting besonders klar geworden als auch, welchen Wert CAMS hier haben kann. Ein Einwand, der manchmal von Profis aus der Gemeindepsychiatrie eingebracht wird, ist, dass CAMS möglicherweise zu anspruchsvoll für die Arbeit mit Menschen mit schweren psychischen Störungen oder Entwicklungsverzögerungen sein könnte. Auch wenn diese Sicht nachvollziehbar erscheint, möchte ich behaupten, dass die SSF auch als Richtschnur in der Zusammenarbeit mit Menschen mit schweren psychischen Störungen dienen kann. Dann wird jedoch vermutlich mehr Zeit und vonseiten der Behandelnden ein aktiveres und auf eine Art auch direktiveres Engagement nötig sein. In meiner eigenen Praxis habe ich CAMS auch erfolgreich bei wahnhaften und psychotischen Patientinnen und Patienten eingesetzt – dieser Einsatz hat jedoch mehr Geduld, Zeit und Ausdauer von mir verlangt. Auch mit Menschen mit kognitiven Einschränkungen oder mit Menschen, die nicht lesen können, kann die Anwendung von CAMS gelingen, doch auch hier müssen Behandelnde einfach viel aktiver sein, indem sie die Patientinnen und Patienten durch jeden Abschnitt der SSF geleiten oder z. B. das Schreiben für sie übernehmen. Mir ist klar, dass viele Behandelnde möglicherweise nicht die nötige Zeit aufbringen können, damit die SSF und CAMS von solchen Patientinnen und Patienten genutzt werden können. Dies kann insbesondere für Mitarbeitende in Gemeindepsychiatrischen Zentren zutreffen, die für übermäßig viele

Patientinnen und Patienten mit besonders schweren Störungen zuständig sind. Doch gleichzeitig entwickelt sich CAMS sowohl in den USA als auch in anderen Ländern im gemeindepsychiatrischen Bereich weiter, sobald es in der jeweiligen Behandlungskultur verankert wurde (z. B. Comtois u. a. 2011; Corona u. a. 2013). Wie wir an späterer Stelle noch sehen werden (S. 220), sind CAMS-Gruppen (CAMS-G) vielversprechend, um eine Versorgung anzubieten, die die begrenzten Behandlungsressourcen maximiert und gleichzeitig mehr suizidale Patientinnen und Patienten erreicht.

Ambulante Praxen

Ich glaube, dass sich CAMS – und dieses Manual – besonders gut für den Einsatz in einer ambulanten Praxis eignen. Ich weiß aus meinen Workshops, dass sich niedergelassene Behandelnde besonders verunsichert fühlen, wenn sie mit suizidalen Patientinnen und Patienten arbeiten. Je nach Art und Größe der Praxis fühlen sich viele niedergelassene Behandelnde in der ambulanten Praxis isoliert, da sie oft nicht über unterstützende Strukturen verfügen und weniger kollegiale und administrative Unterstützung erhalten und weniger Ressourcen, Struktur und professionellen Support für diese Patientinnen und Patienten bereitstellen. Niedergelassene Kolleginnen und Kollegen fühlen sich möglicherweise ratlos oder überfordert, wenn eine neu aufgenommene Patientin suizidal ist oder wenn ein bekannter Patient suizidal wird, weshalb sie versuchen, zügig herauszufinden, was nun zu tun ist. Selbst mit den besten Absichten und einem aufrichtigen Wunsch zu helfen, stellen einige fest, dass sie von einem suizidalen Fall überfahren und damit anfällig für »suizidale Erpressung« werden (siehe Kapitel 3).

In solchen Situationen kann CAMS eine sinnvolle Abhilfe sein, weil es einen klaren Ablaufplan, eine angemessene Dokumentation und vor allem einen hilfreichen Rahmen für eine gelingende Behandlung von suizidgefährdeten Menschen bietet. Ich erhalte jedes Jahr Dutzende E-Mails von dankbaren Niedergelassenen, die bestätigen, dass CAMS ihre Praxis und ihr professionelles Selbstvertrauen bei der Arbeit mit suizidalen Patientinnen und Patienten positiv verändert hat.

Betriebliches Gesundheitsmanagement

Mir sind verschiedene Programme aus dem Bereich des betrieblichen Gesundheitsmanagements (Employee Assistance Program, EAP) bekannt, die CAMS effektiv bei suizidalen Mitarbeitenden eingesetzt haben. Angesichts des grundsätzlich zeitlich begrenzten und assessmentorientierten Charakters von betrieblichem Gesundheitsmanagement eignet sich CAMS mit einem besonderen Fokus auf die Stabilisierung möglicherweise gut für diese Arbeit. Betriebliches Gesundheitsmanagement erstreckt sich oft nur über ein bis vier Sitzungen, insofern kann CAMS ein stabilisierender und nützlicher Start sein, insbesondere wenn eine Überweisung in eine Weiterbehandlung gelingt. Aus ethischer Sicht ist es wichtig, einem potenziellen Klienten bzw. einer Klientin im Rahmen der Aufklärung offenzulegen, dass formal der Arbeitgeber der »Klient« und nicht der Arbeitnehmer oder die Arbeitnehmerin selbst ist.

Forensischer Bereich

Vor einigen Jahren kam ein Psychologe, von staatlicher Seite beauftragt mit der Koordination der psychiatrischen Behandlung von jugendlichen Straftätern in 28 forensischen Einrichtungen, auf mich zu. Er berichtete, dass die Mehrheit der jugendlichen Straftäter irgendwann während ihrer Inhaftierungen suizidal würde. So begannen wir dort mit großem Effekt CAMS in einer modifizierten Form einzusetzen (Cardeli 2015; Holmes u. a. 2014; Monahan u. a. 2014; Saghafi u. a. 2014). Möglicherweise nicht überraschend, war eine der Herausforderung in der Behandlung dieser Jugendlichen, dass »suizidal« oftmals bedeutet, dass sowohl ein erhöhtes Risiko für ein auf den Tod gerichtetes Verhalten besteht als auch für nicht suizidale Selbstverletzungen (nonsuicidal self-injury, NSSI), inklusive ritzen, sich verbrennen, tiefes Kratzen, den Kopf an die Wand schlagen und vieles mehr. Tatsächlich stellten wir fest, dass der Großteil des selbstverletzenden Verhaltens in dieser Stichprobe dem NSSI-Verhalten zuzurechnen war, verglichen mit einem geringeren Anteil von »echtem« suizidalen Verhalten. Überdies können in solchen Settings offensichtliche »sekundäre Gewinne« für eine Suizidankündigung bestehen bzw. für Selbstverletzungen, von denen *angenommen* wird, dass sie in Todesabsicht getätigt wurden.

Zweifellos sind die Fragen im Zusammenhang mit Suizidrisiken im forensischen Kontext bemerkenswert komplex. Einerseits erhöht eine

Inhaftierung das statistische Risiko für einen vollendeten Suizid erheblich (MARIS u. a. 2000). Andererseits kann eine Suizidankündigung aber auch instrumentell getätigt werden, um sich z. B. aus dem allgemeinen Zellenblock in den relativen »Komfort« der medizinischen Abteilung der Haftanstalt zu retten. Entsprechend ist es für Behandelnde extrem schwierig, zwischen einem kritischen »echten« und einem »manipulativen« (instrumentellen) Suizidrisiko zu unterscheiden (CARDELI 2015; MONAHAN u. a. 2014). Hinzu kommen erschwerend die Politik der psychiatrischen Versorgung in forensischen Einrichtungen und die Haftungsfragen, sollte ein Patient oder eine Patientin durch einen Suizid versterben. – Hier haben wir es unbestritten mit einem der herausforderndsten Settings überhaupt zu tun.

Trotz der beträchtlichen Herausforderungen sind unsere Erfahrungen mit CAMS bei jugendlichen Straftätern im Großen und Ganzen positiv (CARDELI 2015). Vier Gründe sprechen für den Einsatz von CAMS bei dieser Zielgruppe:

- Es gibt typischerweise wenig Zeitdruck, und in der Regel können Behandelnde unbefristet mit diesen Patientinnen und Patienten arbeiten, solange es Fortschritte gibt;
- die gründliche Risikoabschätzung anhand des SSF kann hilfreich sein, um echtes vs. vorgetäuschtes Suizidrisiko zu unterscheiden;
- die CAMS-Dokumentation ist in der Regel aus haftungsrechtlicher Sicht hilfreich; und
- ist vielleicht am wichtigsten, dass die Inhaftierung selbst das Suizidrisiko erhöht.

Daraus folgt, dass eine evidenzbasierte suizidspezifische Behandlung für diese Hochrisikopopulation sinnvoll ist. Jüngste Bemühungen, CAMS bei erwachsenen strafrechtlich Untergebrachten einzusetzen, haben gemischte Ergebnisse erbracht, die zum Teil auf die Schwierigkeiten in der Zusammenarbeit und bezüglich der Empathiefähigkeit gegenüber verurteilten Schwerverbrechern zurückzuführen sind. Verständlicherweise bringen bestimmte Aspekte der Gefängniskultur einige Behandelnde dazu, bei den Insassen oder Insassinnen einen autoritären »Top-down-Ansatz« zu verfolgen, während andere Behandelnde durchaus in der Lage sind, den Ansatz bei einer Untergruppe von strafrechtlich Untergebrachten anzuwenden. Ich würde daraus schlussfolgern, dass CAMS in bestimmten Fällen oder in bestimmten Settings möglicherweise weniger geeignet ist und stattdessen auf andere evidenzbasierte Interventionen bei einem Suizidrisiko zurückgegriffen werden muss.

Krisen- und Rettungsdienste und Notaufnahmen

Inspiriert durch die Arbeiten von Barbara Stanley und Greg Brown (siehe Knox u. a. 2012) und deren »SAFE-VET«, einer Intervention, die im Kern aus der Stabilisierung der Patientinnen und Patienten während eines einzigen Termins und anschließenden niederschwelligen Follow-up-Telefonaten besteht, stand in den letzten Jahren die Entwicklung der CAMS-Kurzintervention (CAMS Brief Intervention, CAMS-BI) auf unserer Liste. CAMS-BI besteht ebenfalls aus einer einzigen Sitzung und nutzt das Vorgehen aus der ersten CAMS-Sitzung, ohne dass die Behandlung im Anschluss fortgesetzt wird. Patientinnen und Patienten erhalten in diesem Zusammenhang grundlegende Informationen über ihr Suizidrisiko und entwickeln gemeinsam mit dem oder der Behandelnden einen CAMS-Stabilisierungsplan. Ähnlich wie bei SAFE-VET werden niederschwellige Folgekontakte in einer vom Patienten oder von der Patientin gewünschten Form angeboten (z. B. Anrufe, SMS, E-Mails, Briefe, Tweets, Facebook). Darüber hinaus können die Patientinnen und Patienten ein »Carepaket« bekommen –einen Umschlag oder eine kleine Box mit verschiedenen Broschüren, Rufnummern, eine Liste von Ressourcen und ein Exemplar von »Choosing to Live«, einem Selbsthilferatgeber von Ellis und Newman (1996). Wie bei SAFE-VET und anderen niederschwelligen Follow-up-Interventionen (z. B. Motto & Bostrom 2001), eignet sich CAMS-BI v.a. bei suizidgefährdeten Patientinnen und Patienten, die *nicht* an einer Fortführung der Behandlung interessiert sind. Sie kann bei Krisen- und Rettungsdiensten, bei einer Entlassung aus der stationären Behandlung oder im Rahmen von psychiatrischen Konsiliardiensten in der Chirurgie zum Einsatz kommen.

Bei Krisen- und Rettungsdiensten ist die Frage nach der Zeit besonders kritisch, wo Behandelnde nur zehn bis zwanzig Minuten Zeit für die Einschätzung einer Patientin oder eines Patienten haben. Nichtsdestotrotz habe ich einen Schweizer Kollegen, der routinemäßig die SSF nutzt. Er berichtet, dass die Zeit, die er durch das Verfahren verliert, sich am Ende auszahlt, weil sich die Zusammenarbeit mit den Patientinnen und Patienten verbessert. Mitarbeitende in Krisen- und Rettungsdiensten konzentrieren sich in erster Linie auf die Diagnostik und Weiterversorgung und können insofern ein verkürztes SSF-Assessment über die Abschnitte A und B durchführen und ggf. noch potenzielle Suizidmotive (Probleme Nr. 2 und Nr. 3) identifizieren, die für die stationäre oder ambulante Weiterbehandlung relevant sein können. Offensichtlich sind die Stabilisierung und die Überleitung in ein geeignetes Setting hier der Schlüssel zu einer effektiven Versorgung mit dem Ziel, stationäre Aufnahmen zu vermeiden. Wenn es den Behandelnden gelingt, einen soliden Stabilisierungsplan aufzustellen und einen Termin für den nächsten Tag bei einem ambulanten Anbieter zuzusichern, können teure und potenziell stigmatisierende stationäre Aufenthalte vermieden werden (vgl. Comtois u. a. 2011; Jobes 2016).

Stationäre Settings

Varianten der SSF werden seit vielen Jahren erfolgreich zur Einschätzung des Suizidrisikos auf den psychiatrischen Stationen der Mayo Klinik eingesetzt (Conrad u. a. 2009; Kraft u. a. 2010; O'Connor u. a. 2012b; O'Connor u. a. 2010; O'Connor u. a. 2012c). Über viele Jahre hinweg wurde die SSF vom Pflegepersonal auf den Stationen eingesetzt. Die so erhobenen Daten sind in die Gestaltung des stationären Behandlungsplans eingeflossen und haben auch die Nachsorge geprägt (Lineberry u. a. 2006). In den letzten Jahren wurde die SSF in ein computergestütztes Assessment integriert, das routinemäßig bei allen Neuaufnahmen der Mayo Kliniken über alle Altersgruppen hinweg angewendet wird (Romanowicz u. a. 2013).

Seit einiger Zeit kommt CAMS über den diagnostischen Einsatz der SSF hinaus in weiteren stationären Settings zur Anwendung. Beispielsweise behandelte ein Team von Schweizerinnen und Schweizern (Schilling u. a. 2006) 45 suizidale stationäre Patientinnen und Patienten mit einer deutschen Übersetzung der SSF und beobachtete einen dramatischen Rückgang der Symptombelastung und des Suizidrisikos im Verlauf einer zehntägigen stationären Behandlung.

CAMS bei stationärer Intensivbehandlung Inspiriert durch die Arbeit von Marjan Holloway (Ghahramanlou-Holloway u. a. 2012) und dessen intensive suizidspezifische stationäre Behandlung namens Postadmission cognitive Therapy (PacT) untersuchen wir in einer Reihe von Kliniken die Möglichkeit einer stationären Intensivbehandlung mit CAMS. Die sogenannte »CAMS Intensive Inpatient Care« (CAMS-IIC) ist auf einen drei- bis sechstägigen Krankenhausaufenthalt ausgelegt. CAMS wird verdichtet, die Patientinnen und Patienten erhalten standardmäßig eine initiale CAMS-Sitzung, mindestens eine Verlaufssitzung und schließlich eine Abschlusssitzung. Die Ziele der Intervention sind relativ bescheiden; wir evaluieren das Suizidrisiko, identifizieren vom Patienten oder von der Patientin definierte suizidale Triebfedern und streben ein optimales Entlassmanagement an. Dabei sollte vor der Entlassung ein solider Stabilisierungsplan erstellt werden und idealerweise eine ambulante Behandlung nahtlos zur Verfügung stehen. Zumindest sollte CAMS-IIC dazu beitragen, dass einige suizidspezifische Fertigkeiten zur Suizidbewältigung und eine Behandlungsagenda entwickelt werden, sodass eine ambulante Weiterbehandlung möglich wird.

Die Menninger-Version von CAMS Seit Erscheinen der ersten Auflage dieses Buches haben wir mit einer stationären Version von CAMS in der Menninger Klinik in Houston, Texas, außerordentliche Erfolge erzielt. Diese als CAMS-M (für Menninger-Version) bezeichnete Adaption von CAMS hat zu einer Vielzahl von Publikationen geführt (Ellis u. a. 2010; Ellis u. a. 2012a, 2012b, 2015; Lento u. a. 2013a). CAMS-M geht von einer Behandlung von schwer suizidalen Patientinnen und Patienten bis zu zweimal pro Woche über einen 50- bis 60-tägigen Behandlungszeitraum aus. Da die Aufenthaltszeiten länger als üblich sind, wird CAMS-M in spezieller Art und Weise in die weitere Behandlung eingebunden. So kann z. B. die Stabilisierungsplanung problemlos von geschultem Pflegepersonal durchgeführt werden, während in CAMS geschulte Psychotherapeutinnen und Psychotherapeuten intensiv in die Behandlung der suizidalen Motive einsteigen können. Wenngleich dieser lange Behandlungszeitraum in der Menninger Klinik eher einzigartig ist, glauben wir, dass bei schwer und chronisch suizidalen Patientinnen und Patienten (mit wiederholten und häufigen Klinikaufenthalten) ein längerer stationärer Aufenthalt letztendlich gerechtfertigt sein kann, wenn dieser zu ihrem *letzten* stationären Aufenthalt wird, wenn sich ihr Verhältnis zum Suizid grundlegend ändert und wenn sich diese Veränderung in einer dauerhaften Stabilisierung auswirkt (Ellis & Rufino 2015).

Weitere Anpassungen und Modalitäten

Weil CAMS sowohl eine Behandlungsphilosophie als auch ein flexibler suizidspezifischer Behandlungsrahmen ist, gibt es weitere spannende Entwicklungen unter verschiedenen Behandlungsbedingungen, von denen einige bemerkenswert sind.

CAMS-Gruppen

Bislang gibt es relativ wenige suizidspezifische Gruppentherapien. Seit der letzten Auflage dieses Buches wurde im Rahmen von CAMS ein Gruppenformat entwickelt und von unserem Team intensiv beforscht. Die erste »CAMS-Gruppe« (CAMS-G) wurde mit schwer psychisch erkrankten suizidalen Veteranen in einem teilstationären Setting am *Veterans Affairs Medical Center* in Washington, D.C. (JENNINGS 2012) durchgeführt. Bei diesem Ansatz ist vorgesehen, dass die Teilnehmenden vor der ersten Gruppensitzung eine reguläre erste CAMS-Einzelsitzung durchlaufen. Weil die Teilnehmenden dieser Gruppe von schweren psychischen Störungen betroffen waren, war CAMS-G deutlich strukturierter mit einem höheren didaktischen Anteil, um den suizidspezifischen Behandlungsprozess der Gruppe grundlegend zu steuern.

Ein zweiter Gruppentherapieansatz in Anlehnung an CAMS wurde für suizidale Veteranen am *Louisville Veterans Affairs Medical Center* entwickelt (JOHNSON 2012; JOHNSON u. a. 2014). In dieser Version werden suizidale stationäre Patientinnen und Patienten vor der Entlassung und vor der Aufnahme in die ambulante Gruppe um eine SSF-basierte Einschätzung ihrer Suizidalität gebeten. Auch jede Gruppensitzung beginnt mit einer Bearbeitung der SSF und baut auf diesen Einschätzungen auf. Diese beiden frühen Gruppenformationen wurden mittlerweile in einer standardisierten CAMS-G-Version vereinheitlicht, welche nun in Pilotstudien und schließlich in RCT untersucht wird. Der offensichtliche Vorteil von Gruppen ist, eine suizidspezifische Versorgung für eine größere Anzahl an Patientinnen und Patienten kosteneffektiv bereitstellen zu können (JOHNSON u. a. 2014). Darüber hinaus sind wir der Meinung, dass das Risiko einer suizidalen Krise nach einer stationären Entlassung durch eine geeignete Nachsorge gemildert werden kann.

Im Gruppenformat liegt ein zusätzliches spezifisches therapeutisches Potenzial, z. B. in der direkten Auseinandersetzung mit der »wahrgenommenen Belastung für andere« oder im Austausch über effektive Stabilisierungstechniken und die Behandlung der suizidalen Verstärker mit anderen suizidalen Patientinnen und Patienten. CAMS-G könnte sich im Sinne einer kosten- und nutzeneffektiven Behandlung von Suizidrisiken als wertvolle Innovation erweisen und so bemühen wir uns, das Potenzial durch klinische Forschung und RCT weiter zu untersuchen.

CAMS mit Kindern und Jugendlichen

Viele fragen mich nach dem Einsatz von CAMS bei Jugendlichen und Kindern. Eines der größten Defizite der Suizidforschung ist die bemerkenswert begrenzte Literatur über Suizide und suizidalen Impulse bei Kindern unter zwölf Jahren (ANDERSON u. a. 2016). Es ist fast so, als hätten Kinder im Latenzalter weder Suizidgedanken noch zeigten sie suizidales Verhalten, was natürlich nicht der Fall ist; im Durchschnitt sterben in den Vereinigten Staaten jedes Jahr 33 Kinder im Alter zwischen fünf und elf Jahren infolge eines Suizids (BRIDGE u. a. 2015a). Bis vor Kurzem habe ich die Anwendung von CAMS bei Kindern unter zwölf Jahren nicht empfohlen. Neuere Arbeiten mit einer stark angepassten Version von CAMS bei Kindern im Alter von fünf bis zwölf Jahren, die auf die Behandlung angesprochen haben, haben mich allerdings überzeugt, dass dies sehr wohl möglich ist (für weitere Informationen siehe ANDERSON u. a. 2016).

Diese explorativen Ergebnisse sind vielversprechend, dennoch ist weitere und sorgfältige Forschung notwendig, um den potenziellen Wert von CAMS (oder Bedenken bei der Anwendung) bei suizidalen Kindern besser zu verstehen. Wie bereits erwähnt, wurde die SSF routinemäßig bei suizidalen Jugendlichen im Rahmen einer stationären Behandlung eingesetzt (ROMANOWICZ u. a. 2013) sowie bei suizidalen strafrechtlich untergebrachten Jugendlichen (CARDELI 2015). Im Allgemeinen beobachten wir einen effektiven Einsatz von CAMS bei suizidalen Jugendlichen nach der Pubertät. Wie Sie mittlerweile wissen, ist eine der Vorannahmen von CAMS, dass der Patient oder die Patientin Experte bzw. Expertin für das eigene Erleben ist. Viele der Jugendlichen, die ich kenne und behandelt habe, sind Expertinnen und Experten für alles, besonders für sich selbst! Daraus folgt, dass suizidale Teenager die CAMS-Philosophie oft mit Begeisterung annehmen. So finden junge Menschen in CAMS oft ein therapeutisches Forum, in dessen Rahmen sie *ihren* intrasubjektiven Kampf um Leben oder Tod gut beschreiben und erklären können sowie eine Behandlung, in deren Rahmen *sie* es sind, die ihre suizidalen Motive bestimmen – dies ist für viele Jugendliche eine neue Erfahrung.

Manche Behandelnde sind der Meinung, dass die Termini in der SSF für ein Kind oder für Jugendliche zu komplex oder zu schwer fassbar sind. In unserer Forschung hat sich dies allerdings nicht gezeigt (O'CONNOR u. a. 2014b; ROMANOWICZ u. a. 2013). Gleichzeitig könnte es bei Teenagern notwendig sein, etwas langsamer vorzugehen. Das heißt, das CAMS-Assessment als »Lerngelegenheit« zu nutzen, sodass Behandelnde hier die verwendeten Konstrukte erläutern und verdeutlichen können. Einige Jugendliche misstrauen den erwachsenen Behandelnden zunächst, wenn ihnen sowohl Raum als auch Unterstützung angeboten wird, um ihre individuelle Suizidalität zu explorieren. Sind sie doch an Erwachsene (z. B. Eltern, Lehrer und Lehrerinnen) gewöhnt, die ihnen sagen, wie sie sich fühlen oder was sie fühlen sollten. Wenn die Jugendlichen dann »kapieren«, was wir im Rahmen von CAMS bezüglich ihres Erlebens ihres suizidalen Ringens versuchen zu vermitteln, beteiligen sie sich erfahrungsgemäß gut und ihr Vertrauen in den Prozess und die behandelnde Person wachsen oft exponentiell.

Wesentlich bei der Arbeit mit Minderjährigen ist die Notwendigkeit, Eltern geschickt in den Behandlungsprozess einzubeziehen – das gilt ganz allgemein für die Therapie von Minderjährigen und ist noch bedeutsamer, wenn es um *suizidale* Jugendliche geht. Offen gesagt stehen Eltern oft im Zentrum der suizidalen Schwierigkeiten, sodass ihr Einbezug herausfordernd sein kann – potenziell therapeutisch und manchmal desaströs. In unserer Gesellschaft haben Eltern bestimmte Privilegien, ein gesetzliches Recht auf Information und Teilhabe an Entscheidungen betreffend der Behandlung ihres Nachwuchses. Generell empfehlen wir deshalb ein initiales Treffen mit allen Beteiligten (mit den jugendlichen Patienten bzw. mit dem Patienten und idealerweise *allen* Elternteilen oder primären Bezugspersonen) zur Klärung möglichst vieler Fragen rund um die Kommunikation und der einvernehmlichen Unterstützung des Behandlungsplans durch alle Parteien (O'Connor u. a. 2014b). Im weiteren Verlauf sollten die Eltern geschickt in den Prozess eingebunden werden, mit dem Ziel, deren Potenzial co-therapeutisch zu nutzen. Wir haben die Erfahrung gemacht, dass es für Eltern manchmal hilfreich und tröstlich sein kann, etwas mehr über CAMS zu erfahren bzw. über die Behandlung von suizidalen Auslösern aufzuklären und so ihr Verständnis für die Suizidalität ihres Kindes zu verbessern. Obwohl ich eigentlich kein Panikmacher bin, bespreche ich mit den Eltern offen und sehr deutlich, dass es im Rahmen eines Suizidrisikos um Leben und Tod geht – hier gibt es keinen Raum für Beschönigung. Nicht wenige Eltern – sei es aus Angst, Scham oder Verleugnung – spielen, zugespitzt gesagt, das mutmaßliche Suizidrisiko ihres Kindes als Pubertätsdrama herunter. Ich möchte an dieser Stelle nicht noch einmal darauf herumkauen, wie gefährlich es sein kann, das Suizidrisiko zu unterschätzen. Klar ist, das Suizid weiterhin eine der Haupttodesursachen für Jugendliche in den Vereinigten Staaten (und weltweit) ist.

Kulturspezifische Überlegungen

Wie immer wieder in diesem Buch erwähnt, findet CAMS weltweit bei einer Vielzahl von suizidalen Patientinnen und Patienten Verwendung. Insbesondere in den Studien an Gemeindepsychiatrischen Zentren haben wir festgestellt, dass CAMS bei ganz unterschiedlichen kulturellen und ethnischen Gruppen eingesetzt werden kann (z. B. Comtois u. a. 2011; Corona u. a. 2013). Derzeit untersuchen wir CAMS und die SSF in den USA, Irland, Norwegen, Dänemark, der Schweiz und China (Schembari & Jobes 2015). Aus Berichten weiß ich, dass CAMS mittlerweile bei nahezu jeder Ethnie und jeder Religion erfolgreich eingesetzt wurde. Mir ist auch klar, dass das »Seite-an-Seite-Sitzen« von Kultur zu Kultur verschieden wahrgenommen wird. Während eines Workshops in Kopenhagen zeigte ich zum Beispiel Videos zur praktischen Anwendung von CAMS und den Teilnehmenden fiel auf, dass ich als Amerikaner viel näher bei den Patientinnen und Patienten saß als sie selbst in der Übung. Ein weiterer interessanter Aspekt, der immer wieder aufgeführt wird, ist, dass Angehörige mancher Kulturen es bevorzugen, wenn Therapeutinnen und Therapeuten eine übergeordnete Rolle innehaben (d. h. im Sinne einer autoritären »Arztrolle« bzw. Expertenrolle), was im Gegensatz zum Bemühen um eine gleichberechtigte und kooperative Beziehungsdynamik steht.

Vor Kurzem haben wir an einer spanischen Übersetzung der SSF gearbeitet und diese wissenschaftlich validiert (Bamatter u. a. 2015). Zum Einsatz kam einerseits die Technik der Rückübersetzung, andererseits wurde im Rahmen der Studien ein kultureller Leitfaden mittels Feedback-Gruppen entwickelt. Das Ergebnis dieses Prozesses war ein Anhang zur spanischen Version der SSF mit den folgenden Überschriften: kulturelle Kompetenz, kulturelle Werte und kulturelle Anpassung sowie kultureller Ausdruck von Leiden (Suarez-Balcazar u. a. 2011). Mit einer solchen kultursensiblen Herangehensweise werden die Vorteile der SSF und von CAMS genutzt und gleichzeitig für bestimmte Bevölkerungsgruppen kontextualisiert.

Ich für meinen Teil glaube, dass sowohl die Evidenz als auch die Praxis zeigen, dass CAMS kulturübergreifend eingesetzt werden kann, auch weil CAMS so konzipiert wurde, dass es flexibel eingesetzt werden kann. Insofern sind kulturelle Anpassungen willkommen. Und ich räume gern ein, dass CAMS nicht in jeder Situation, jedem Umfeld, jeder Kultur oder bei jeder suizidalen Person funktionieren wird. Dass aber irgendein Behandlungsansatz für etwas so Komplexes wie Suizidalität in jedem erdenklichen Szenario funktionieren wird, ist kaum vorstellbar, das gilt auch für CAMS.

CAMS mit Paaren und anderen Bezugspersonen

Bestimmte Aspekte von CAMS können nach meiner Beobachtung besonders wirkmächtig in Anwesenheit eines Ehepartners, einer Partnerin oder einer anderen wichtigen Bezugsperson sein. In unseren klinischen Studien verwenden wir regelmäßig »Krisenpläne«, die gemeinsam mit dem Ehepartner, der Partnerin, der Bezugsperson oder einem Familienmitglied ausgehandelt werden und für geteilte Erwartungen und eine die Behandlung unterstützende Haltung sorgen (Bryan u. a. 2011). Ich erinnere mich an den Fall eines schwer depressiven Soldaten, der nach einem Einsatz an einer PTBS mit chronischen Schmerzen litt. Wir luden seine Frau regelmäßig zu unseren Sitzungen ein, werteten dann gemeinsam die SSF aus, benannten und erläuterten ihr seine suizidalen Auslöser. Die gemeinsamen Sitzungen waren sehr bewegend. Seine Frau erfuhr, inwiefern sie die Behandlung unterstützen konnte und welch bedeutende Rolle sie im Rahmen seines Stabilisierungsplans und bei der Behandlung seiner suizidalen Auslöser einnahm. Das strategische Einbeziehen von unterstützenden Personen betrachten wir daher als förderlich und wertvoll (wenn es im besten Interesse des Patienten oder der Patientin und indiziert ist).

CAMS und Telemedizin

CAMS im Rahmen einer Fernbehandlung – klingt merkwürdig. Und doch wurde CAMS schon im Rahmen unserer Qualitäts- bzw. Prozessentwicklung bei der Armee von einer Psychologin mit Erfolg in dieser Weise eingesetzt. Das kann beispielsweise so ablaufen: Ein Soldat, der mehrere Stunden von der Militärbasis und den medizinischen Einrichtungen entfernt wohnt, erhält eine Kopie der SSF, anhand derer die Sitzung strukturiert wird. Die Therapeutin und der Patient sind via Bildschirm miteinander verbunden. Die Therapeutin vervollständigt die SSF für den Patienten, indem sie sowohl die Einschätzungen als auch die Abschnitte im Behandlungsplan exakt nach der Anweisung des Patienten ausfüllt. Die Psychologin berichtete uns, wie sehr der Patient diese Behandlungsdynamik »genossen« habe, insbesondere, wenn er ihre Angaben korrigieren konnte, weil sie etwas nicht genau transkribiert hatte. Die Psychologin war überzeugt, dass Telemedizin eine Anwendungsmöglichkeit von CAMS sein kann, obwohl behandelnde Person und Patient offensichtlich nicht wie in einer typischen CAMS-Sitzung nebeneinandersitzen können. Wir werden den telemedizinischen

Einsatz und die Nutzung von CAMS jenseits von Therapieräumen im Rahmen unserer Beratungsarbeit bei der Armee und unserer Forschung in den kommenden Jahren noch weiter untersuchen.

CAMS und verschiedene Berufsgruppen

CAMS ist in erster Linie für die Anwendung durch ausgebildete psychiatrische Profis vorgesehen. Gleichwohl wissen wir von einer gelingenden und vermehrten Anwendung der Assessments durch Assistenzkräfte.

Psychologisch-technische Assistentinnen und Assistenten: Im Rahmen unserer Beratungstätigkeit und Schulungen beim US-Militär entstanden verschiedene hybride Varianten von CAMS. So haben wir z. B. in einigen militärischen Ambulanzen mit Erfolg Psychologisch-technische Assistentinnen und Assistenten (PTA) im Führen von Vorgesprächen mithilfe der SSF geschult. Eine dieser Ambulanzen ist verpflichtet, bei jedem neuen vorstelligen Patienten oder neuen Patientin ein umfassendes Aufnahmeprozedere durchzuführen (das manchmal mehrere Stunden dauert). Der entnervte Leiter der Ambulanz schlug infolgedessen vor, die PTA in der Erhebung der Abschnitte A und B der SSF zu schulen.

Hierzu eine Randbemerkung: In der US-Armee haben die meisten PTA zumindest einen High School-Abschluss (manchmal mehr), eine gewisse Ausbildung und etwas Erfahrung in der psychiatrischen Versorgung. Oftmals beschränken sich ihre Aufgaben auf rein administrative Tätigkeiten und die Terminvergabe. Bei Auslandseinsätzen werden sie jedoch von den Soldatinnen und Soldaten nicht selten als »Docs« wahrgenommen und bereitwilliger aufgesucht als die eigentlich zuständigen Fachkräfte. Aus meiner Sicht erhalten suizidale Patientinnen und Patienten so trotzdem ein suizidspezifisches Assessment von gut ausgebildeten und entsprechend supervidierten PTA, während die Fachkräfte durch die umfangreichen Aufnahmen gebunden sind. Bei dieser Adaption bearbeiten die PTA in Anlehnung an CAMS Abschnitt A und B der SSF und ziehen anschließend eine Fachkraft für den Stabilisierungsplan und den Behandlungsplan (Abschnitt C) hinzu. Bei dieser Form der Zusammenarbeit führen die Fachkräfte die Verlaufssitzungen durch und haben eine PTA, die mit dem Fall vertraut ist, als zusätzliche Ressource für die laufende Behandlung und Nachsorge an ihrer Seite. In diesem Sinne kann die PTA eingesetzt werden, wenn z. B. für die Stabilisierung ein intensiverer Kontakt zur Patientin oder zum Patienten nötig ist oder sogar gut supervidierte Interventionsarbeit im Rahmen des

Behandlungsplans leisten (z. B. Kontrolle der therapeutischen Hausaufgaben eines Patienten oder einer Patientin). Noch einmal: PTA sammeln in einem solchen Behandlungssetting wertvolle Erfahrungen in der Einschätzung von Suizidrisiken und der Behandlung suizidaler Patientinnen und Patienten, was später nur nützlich sein kann, wenn sie »Docs« im Feld werden.

Mitarbeitende von Krisendiensten und bei Telefonhotlines: Ich habe lange über eine Nutzung der SSF zur Bewertung des Suizidrisikos in Krisendiensten und im Rahmen von telefonischer Beratung nachgedacht (z. B. Jobes 2004a). Ähnlich wie bei der Telemedizin sind Anpassungen nötig. Der potenzielle Nutzen der SSF als Leitfaden für die Beurteilung des Suizidrisikos liegt in der intuitiven und einfachen Anwendung. Darüber hinaus kann die CAMS-Philosophie auch ohne physische Präsenz bei suizidalen Anruferinnen und Anrufern wirksam werden. Nach meiner Erfahrung verfügen viele Mitarbeitende in Krisendiensten oder in der Telefonseelsorge über exzellente, suizidspezifische Beurteilungs- und Beratungskompetenzen, sind darin oft besser als manche Fachkräfte, die im Rahmen ihrer Ausbildung häufig kein suizidspezifisches Training erhalten (Bongar 2002). Dagegen sind die Mitarbeitenden von Hotlines häufig mit dem Problem konfrontiert und wissen, dass sie dafür gut gerüstet sein sollten.

CAMS settingübergreifend

Eine Einrichtung des US-Militärs hat CAMS für ihre »Laufkundschaft« genutzt. Die Idee war, dass die Sozialarbeiterinnen und Sozialarbeiter suizidale Soldatinnen und Soldaten über einige wenige Sitzungen begleiten sollten, während diese auf einen Psychotherapieplatz warten. Wir beobachteten, dass die suizidalen Soldatinnen und Soldaten mit zwei bis drei Sitzungen gut stabilisiert werden konnten, bevor sie in die Psychotherapie übergeben wurden (Archuleta u. a. 2014). Uns wurde berichtet, dass einige von ihren Stabilisierungserfolgen so beeindruckt waren, dass sie voller Stolz ausführliche Analysen ihrer SSF schon nach dieser kurzen Behandlung abgaben. Die übernehmende Psychotherapeutin oder der übernehmende Psychotherapeut wiederum konnte gut an die vorher gelaufene Stabilisierung mit der Behandlung der suizidalen Auslöser anknüpfen. Es sei darauf hingewiesen, dass ein solcher Ansatz nicht in jedem Fall funktionieren muss; zum Beispiel kann ein traumatisierter Patient oder eine traumatisierte Patientin verständlicherweise zögern, die Dinge mit einem neuen Behandler oder einer neuen Behandlerin zu besprechen.

Im Rahmen unserer Forschung haben wir das Potenzial einer Koppelung von Fallmanagerinnen und Fallmanagern mit weiteren Behandelnden untersucht, insbesondere bei komplexen suizidalen Fällen mit schweren psychischen Störungen und psychosozialen Notlagen. Im Rahmen der kognitiven Therapie zur Suizidprävention (CT-SP) erwiesen sich Fallmanager und Fallmanagerinnen bei komplexen Fällen von suizidalen Patientinnen und Patienten als besonders wirksam (Brown u. a. 2005a). Auch in unserer RCT-Studie am *Harborview Hospital* mit ambulanten suizidalen Patientinnen und Patienten (Comtois u. a. 2011) beobachteten wir die Wirksamkeit eines Fallmanagements sowie, dass in CAMS geschulte Mitarbeitende den zuständigen Therapeuten bzw. die Therapeutin bei Urlaub oder Krankheit leicht »vertreten« können. Weil CAMS-Behandelnde ein gemeinsames Modellverständnis teilen, scheint ein »Vertretungstherapeut« nicht so abschreckend zu sein, wie man erwarten würde. Wir beobachteten sogar, dass einige Patientinnen und Patienten ihren Fall den stellvertretenden Therapeutinnen und Therapeuten vorstellten, die mit Kenntnis des Modells problemlos die Behandlung fortführen konnten.

Im *Walter Reed National Military Medical Center*, einem großen militärischen Versorgungszentrum, haben wir über mehrere Jahre ein Projekt durchgeführt, das zum Ziel hatte, CAMS in angepasster Form in allen Teilen des Versorgungssystems zu etablieren. Zu diesem Zweck haben wir Mitarbeitende aus allen Bereichen und mit verschiedenen Professionen geschult (also aus dem ambulanten, stationären und teilstationären Bereich sowie Mitarbeitende in der Beratungsstelle). CAMS sollte überall dort etabliert werden, wo ein suizidaler Patient oder eine suizidale Patientin auftauchen kann (z. B. in der ambulanten Behandlung, in der stationären Behandlung, in der Notaufnahme oder auf einer medizinisch-chirurgischen Station) und je nach Indikation sollte das Projekt ermöglichen, CAMS in verschiedenen Behandlungssettings fortzusetzen. Dazu ein Beispiel: Ein Patient, der sich in der Ambulanz vorstellt, ist zu instabil, um in diesem Rahmen mit CAMS behandelt zu werden. Er benötigt einen stationären Aufenthalt. Doch die Ergebnisse bzw. Einschätzungen in der SSF aus der ersten Sitzung in der Ambulanz werden nach der Aufnahme im stationären Setting berücksichtigt und während des fünftägigen Krankenhausaufenthalts weiter vertieft. Nach der Entlassung kann derselbe Patient in einem intensiven teilstationären Programm im Rahmen von CAMS weiter eingebunden werden, dort können seine suizidalen Auslöser – eine PTBS durch einen Kampfeinsatz und eheliche Untreue – effektiv behandelt werden. Schließlich kann dieser Patient wieder an die Ambulanz überwiesen werden, wo nun die suizidspezifische Arbeit über drei verschiedene Versorgungssettings hinweg abgeschlossen werden kann. Ehrlich gesagt, der koordinierte sequenzielle Einsatz von CAMS über verschiedene Versorgungsformen hinweg ist ehrgeizig und schwierig zu erreichen. Ein solcher Prozess erfordert eine starke und nachhaltige Erfahrung im Rahmen eines mehrjährigen Changeprojekts. Aber wir lernen immer wieder dazu.

Zukünftige Entwicklungen

Überraschend beim Schreiben der zweiten Auflage dieses Buches war für mich die Erkenntnis, dass dieser Text keine bloße Runderneuerung ist, sondern im Grunde genommen ein ganz neues Buch. Obwohl ich ganz bewusst dem Aufbau der ersten Auflage gefolgt bin, haben die vielen Entwicklungen, Veränderungen und Neuerungen beim Einsatz von CAMS in den letzten zehn Jahren eine fast vollständige Überarbeitung erforderlich gemacht. Angesichts sowohl des Bedarfs als auch der dynamischen Entwicklung von CAMS, habe ich allen Grund zu der Annahme, dass sich CAMS auch weiterhin in neue und aufregende Richtungen bewegen wird. Im Folgenden finden Sie einige meiner aktuellen Erwartungen hinsichtlich der Entwicklung von CAMS.

Neue Technologien

Das hier ist einfach: Technologische Fortschritte durchdringen jeden Winkel unseres beruflichen und privaten Lebens; es gibt also allen Grund zu der Annahme, dass sich der technologische Fortschritt und der Einsatz von CAMS weiterentwickeln, verschmelzen und dies dazu führen wird, dass sich die Intervention in unvorhergesehene Bereiche der Suizidprävention bewegen wird. Beispielsweise haben wir kürzlich die Kraft der »Virtual Hope Box« in Form einer Smartphone-App zur Unterstützung einer suizidalen Person während einer akuten suizidalen Phase nachgewiesen (Bush u. a. 2015). Inspiriert von der bereits erwähnten kognitiven Therapie zur Suizidprävention (CT-SP; Wenzel u. a. 2009), gehört die App zu den ersten Anwendungen einer unaufhaltsamen Welle von Technologien, die die Standardbehandlung bei einem Suizidrisiko stützen und vielleicht sogar verdrängen wird.

Insofern sind vier verschiedene Studien in Arbeit, in denen elektronische Versionen der SSF entwickelt und untersucht werden. Da wir z. B. aus der neurowissenschaftlichen Forschung wissen, dass das Schreiben von Hand etwas anderes ist als das Tippen (z. B. Longcamp u. a. 2008; Longcamp u. a. 2006), sehen wir uns gezwungen, jede »E-SSF« sorgfältig zu prüfen und zu verstehen, bevor wir sie für eine breite Anwendung freigeben. Wir sind sicher, dass die SSF und/oder weitere CAMS-basierte Computer-, Tablet- und Smartphone-Anwendungen in nicht allzu ferner Zukunft vorliegen. Die Notwendigkeit, sich von Papierversionen der SSF in Richtung elektronischer Datenverarbeitung zu entwickeln, ist unumgänglich, aber es wird keinen überstürzten Schritt in diese Richtung geben, bevor wir nicht näher empirisch untersucht haben, was genau passiert, wenn die SSF und CAMS auf elektronischem Wege durchgeführt werden.

An diesem Punkt bestehen kaum Zweifel, dass Fortschritte in Sachen Technologie und Datenverarbeitung in den kommenden Jahren dazu beitragen sollten, bessere Vorhersagen für suizidales Verhalten zu treffen bzw. dieses zu verhindern. Ein Beispiel ist das Potenzial des von Matthew Nock (Nock u. a. 2010) entwickelten impliziten Assoziationstests (IAT) zur indirekten computerbasierten Erfassung des Suizidrisikos: zukünftiges suizidales Verhalten konnte bei einer Stichprobe von Jugendlichen, die nichts von dieser Einschätzung wussten, *vorhergesagt* werden. Hinzu kommen weitere Beispiele für den Einsatz von Technologien zu therapeutischen Zwecken im Zusammenhang mit dem Suizidrisiko (Nock & Dinakar 2015). Therapeutische Avatare haben sich in einigen frühen Anwendungsstudien als sehr hilfreich erwiesen, insbesondere in medizinisch-chirurgischen Zusammenhängen. Zum Beispiel vermittelt »Nurse Louise«, ein Pflege-Avatar, chirurgischen Patientinnen und Patienten Informationen für eine bevorstehende Entlassung (Berkowitz u. a. 2013). Was ist der besondere Vorteil eines Avatars? Ein Therapeut oder eine Therapeutin in Form eines Avatars kann so entwickelt werden, dass er bzw. sie weder erschrickt angesichts eines Suizidrisikos noch suizidale Patientinnen und Patienten verurteilt oder beschämt. Ob eine solche Technologie jedoch eine hilfreiche oder lebensrettende Form der Versorgung bieten kann, wird sich erst durch sorgfältige Forschung zeigen. Angesichts der Auswirkungen auf Leben und Tod, der gesellschaftlichen Erwartungen und Bedarfen und der ständig steigenden Kosten im Gesundheitswesen scheint es unvermeidlich, dass wir uns auch in Zukunft den Technologien widmen. Ich bin an einem Forschungsteam beteiligt, das einen Prototypen eines »Beziehungsagenten«

für eine Notaufnahme unter Verwendung einer hoch angepassten Version von CAMS entwickelt hat (Jobes 2016).

Innovationen bei der SSF-Einschätzung

Über mehrere spannende, derzeit durchgeführte Studien zum Assessment sind wir jetzt in der Lage, frühere Studien zu erweitern, die damals von einer kleinen Stichprobengrößen limitiert waren. Beispielsweise, und wie schon im ersten Kapitel erwähnt, konnten in einer Studie mit sechzig suizidalen Studierenden über hierarchische lineare Modelle (HLM) basierend auf den Antworten in der SSF der ersten Sitzung vier verschiedene Reduktionen suizidaler Ideen *vorhergesagt* werden (Jobes u. a. 2009b). Diese Daten waren besonders überzeugend, weil wir selbst bei der kleinen Stichprobe die prädiktive Validität eines Sets von Ratings aus der SSF der ersten Sitzung erkennen konnten. Angesichts der vielversprechenden Ergebnisse sehen wir ein interessantes Potenzial für die Verwendung von SSF-Basisbeurteilungen (und anderen Einschätzungen aus der SSF) bei viel größeren Stichproben im Rahmen von RCT-Studien, die in den kommenden Jahren wertvolle Erkenntnisse liefern dürften.

In ähnlicher Weise gibt es ein großes Interesse an der Auswertung der offenen Antworten in der SSF zur ersten Sitzung mithilfe von Technologien, z. B. über den Einsatz eines Programms zur inhaltsanalytischen Auswertung in einer Studie mit 144 suizidalen Studierenden (Brancu u. a. 2016). Die Software wurde genutzt, um innerhalb der qualitativen SSF-Antworten Worte zu entdecken und zu zählen, die auf ein Suizidrisiko in Abhängigkeit von Gefühlen sich selbst vs. anderen gegenüber hindeuten. Über ein Längsschnittdesign sollte untersucht werden, inwiefern sich diese Konstrukte zur Prognose einer Abnahme suizidaler Gedanken und des Suizidrisikos im Behandlungsverlauf eignen. Wir fanden heraus, dass bei suizidalen Patientinnen und Patienten mit vornehmlich beziehungsbezogenen Antworten das Suizidrisiko schneller sinkt (innerhalb von sechs bis sieben Sitzungen) als bei jenen mit eher selbstbezogenen Antworten (17 bis 18 Sitzungen). Diese Methodik kann uns also helfen, qualitative Daten auf völlig neue Art und Weise zu analysieren (Pennebaker u. a. 2007), insbesondere wenn große Datenmengen zugänglich sind, in denen über linguistische Analysen nach speziellen Mustern für ein Suizidrisiko gesucht werden kann (z. B. Poulin u. a. 2014).

Eine weitere Herausforderung ist die Suche nach suizidalen Typologien oder Subtypen des Suizidrisikos. Wie schon in Kapitel 3 erwähnt, haben wir bereits verlässliche Risikostrategien, die uns helfen, suizidale Patientinnen und Patienten drei verschiedenen Gruppen zuzuordnen: diejenigen, die suizidgefährdet sind, aber am Leben hängen, diejenigen, die ambivalent suizidgefährdet sind, und diejenigen, die suizidgefährdet sind und deutlich am Sterben hängen. Dies ist keine triviale Frage. Das Wissen, dass wir suizidale Patientinnen und Patienten zuverlässig nach diesen drei suizidalen Motivationslagen klassifizieren können, ist hilfreich und bedeutsam im Hinblick auf unsere Vorstudien zu den Behandlungsergebnissen (Jennings u. a. 2012; O'Connor u. a. 2012c). Es ist auch ein wichtiger erster Schritt hin zu potenziell verfeinerten Risikostrategien oder Suizidtypologien. Intuitiv ist uns klar, dass suizidale Menschen unterschiedlich und keine homogene Population sind. Aber innerhalb des Spektrums der Suizidalität lassen sich unbestreitbare Muster identifizieren, die es wert sind, dass wir sie besser verstehen, weil die Auswirkungen für die Behandlung tiefgreifend sein könnten. Eines Tages könnte es einen Weg geben je nach Art des suizidalen Zustands, verschiedene Behandlungen und Techniken, von unterschiedlicher Intensität und Dosierung sinnvoll aufeinander abzustimmen – eine überzeugende Behandlungsperspektive, zu der ich seit zwanzig Jahren publiziere (Jobes 1995a).

Diese Perspektive ist nicht neu. Schon Kovacs und Beck (1977) haben darauf hingewiesen, dass der Behandlungsschwerpunkt für Patientinnen und Patienten an verschiedenen Enden auf den Skalen »Wunsch zu leben« vs. »Wunsch zu sterben« unterschiedlich sein könnte (z. B. Vermittlung von Problemlösestrategien bei Personen mit höherem Wunsch zu leben vs. einer aktiveren Bemühung, Gründe für das Leben zu finden bei Patientinnen und Patienten mit hoher Todesaffinität).

Forschung zur CAMS-basierten Behandlung

Wie schon in Kapitel 2 erwähnt, sind zum Zeitpunkt des Verfassens dieser Auflage vier RCT-Studien in der Umsetzung, und wir hoffen, dass eine Menge datengestützter Innovationen aus diesen Untersuchungen hervorgehen (Jobes 2015, 2016; Jobes u. a. 2016). Beispielsweise haben wir eine Adhärenzskala für CAMS-Therapeutinnen und -Therapeuten entwickelt, die CAMS-Rating-Skala (Downloadmaterial). Die CRS hat eine ausgezeichnete Validität und Reliabilität und kann sowohl zur Förderung der

Adhärenz bei der Anwendung von CAMS als auch für die Verfahrenstreue innerhalb der Forschung eingesetzt werden (Corona 2015). Wenn in den RCT-Studien CAMS weiterhin zuverlässig auf höchstem wissenschaftlichem Niveau validiert wird, besteht der nächste Schritt in Komponentenstudien zum Identifizieren der exakten Veränderungsmechanismen, die CAMS wirksam machen.

Ein weiterer spannender Bereich in der Therapieforschung ist das Kombinieren verschiedener Ansätze. Beispielsweise verbinden viele Behandelnde CAMS mit DBT. Wie bereits im Zusammenhang mit unserer Seattle-Studie erwähnt, hat sich CAMS als wirksam in der DBT-Nachsorge erwiesen (Comtois u. a. 2011). Ebenfalls schon erwähnt wurde die SMART-Studie zum differenziellen und sequenziellen Einsatz von CAMS und DBT (Pistorello & Jobes 2014). Diese Forschung zielt darauf ab, unterschiedliche Behandlungen und Behandlungsintensitäten auf verschiedene suizidale Zustände abzustimmen, um optimale Ergebnisse auf effiziente und kostengünstige Weise zu erzielen. Wie schon in Kapitel 2 erwähnt, führen wir derzeit eine aussagekräftige Replikation (n = 200) unserer früheren RCT-Studien im *Harbor View Medical Center* durch. Die Studie, finanziert von der *American Foundation for Suicide Prevention*, ist explizit darauf ausgerichtet, das hohe Risiko in der Phase nach einer Entlassung aus der stationären Versorgung oder aus Notaufnahmen zu untersuchen (Jobes 2016). Forschung zu Transitionen in der Behandlung ist ein wichtiger neuer Schwerpunkt im Bereich der Suizidforschung. Zunehmend rückt auch das Ziel einer Reduktion von wiederholten Krankenhausaufenthalten in den Fokus der Forschung.

Forschung zum CAMS-Training

Während eines Sabbaticals vor einigen Jahren besuchte ich ein Netzwerk von acht *Veterans Affairs Medical Centers* und schulte insgesamt 165 psychiatrische Fachkräfte in der Anwendung von CAMS anhand von Referaten, PowerPoint-Folien und diversen Demonstrationsvideos (Jobes 2011). Obwohl die ganztägigen Seminare durchweg in den Evaluationen gut abschnitten, nutzten weniger als zehn Behandelnde die Intervention ein Jahr später. Nach reiflicher Überlegung ist mein Gefühl, dass die mangelnde Anwendung von CAMS einerseits auf einen Mangel an Unterstützung im Versorgungssystem zurückzuführen ist und andererseits auf die Tatsache, dass ein Training allein oft nicht ausreicht, um die *Behandlungspraxis* tatsächlich zu ändern (Jobes 2015, 2016; Pisani u. a. 2011).

Viele evidenzbasierte Praktiken werden nicht implementiert, weil es nur wenig bis gar keine Anreize dafür gibt. Tatsächlich sind viele evidenzbasierte Praktiken relativ arbeits- und zeitintensiv. Zum Beispiel passt eine Behandlung mit prolongierter Exposition nicht in eine Therapiestunde von 45 bis 50 Minuten, sodass folglich in einer normalen 40-Stunden-Woche weniger Patientinnen und Patienten behandelt werden können. Insofern gibt es trotz der Menge an politischer Rhetorik zum Einsatz von evidenzbasierten Praktiken wenig Möglichkeiten, diese tatsächlich zu etablieren, wenn die Behandelnden allein für den Wandel verantwortlich sind (Jobes u.a. 2015). Vielmehr müssen sich die Versorgungssysteme ändern und Anreize geschaffen werden, um Behandelnde dazu zu bewegen (oder zumindest zu befähigen), evidenzbasierte Praktiken anzuwenden. Diese Einsicht hat unser Team dazu bewegt, systembasierte Veränderungsprojekte zur Verbesserung des Standards in der Versorgung bei einem Suizidrisiko durchzuführen (Archuleta u.a. 2014).

Über die Herausforderungen innerhalb des Versorgungssystems hinaus bestehen zahlreiche zusätzliche Hindernisse für eine echte Verhaltensänderung der Behandelnden hin zu einer evidenzbasierten Praxis (siehe Kap. 1). Nach meiner Erfahrung als Trainer hat sich gezeigt, dass eine Verhaltensänderung von Praktikerinnen und Praktikern (insbesondere von erfahreneren Kolleginnen und Kollegen aus meiner eigenen Alterskohorte) über die Jahre hinweg eine gewaltige Herausforderung bleibt. Behandelnde entscheiden sich oft für das Beibehalten vertrauter Praktiken und sind sehr zurückhaltend, etwas Neues auszuprobieren. Angesichts all dieser Überlegungen, aber auch angesichts dessen, was wir aus der Implementierungsforschung wissen, haben wir uns nun ein völlig anderes Vorgehen für das CAMS-Training zu eigen gemacht. Auch die Literatur zur professionellen Ausbildung evidenzbasierter Praktiken zeigt deutlich, dass reine Instruktion zur Verhaltensänderung nicht reicht (Barlow u.a. 2013; Beidas u.a. 2012; Karlin u.a. 2010). Das neue Feld der Implementierungsforschung stützt die Bedeutung einer »integrierten« oder »gemischten« Weiterbildung, inklusive der Vermittlung von Schlüsselinhalten, inhaltlich relevanter Lektüre sowie Rollenspielen und Supervision. Insofern schreibt sich mein Team jetzt (und wir beforschen dies) ein völlig neues CAMS-Training mit drei aufeinanderfolgenden Schritten auf die Fahne:

1. Schaffen einer inhaltlichen Basis (Psychoedukation)
2. Training anhand von Rollenspielen
3. Supervision zur Anwendung von CAMS

Die CAMS-Grundlagen können durch das Lesen dieses Buches und/ oder durch die Teilnahme an Präsenz- oder Onlineseminaren erarbeitet werden. Die Rollenspiele und Supervisionen werden dann von erfahrenen CAMS-Trainerinnen und -Trainern durchgeführt. Mit Veröffentlichung eines deutschen CAMS-Manuals werden auch deutschsprachige Schulungen anvisiert (weitere Informationen zu zertifizierten [englischsprachigen] CAMS-Schulungen finden Sie unter www.cams-care.com). In den nächsten Jahren wollen wir dieses Weiterbildungsmodell eingehend untersuchen, um sowohl einen effizienten als auch kostengünstigen Weg für die breite und adhärente Vermittlung von CAMS zu finden. Ich möchte darauf hinweisen, dass nicht immer dieser Dreischritt vollzogen werden muss. Seit der ersten Auflage dieses Buches lesen unerschrockene Behandelnde das Buch, kopieren die SSF und wenden die Intervention mit Erfolg an. Aber meiner Erfahrung nach sind solche Behandelnde selten; die meisten benötigen mehr Training, Rollenspiel-Praxis und Supervision, um CAMS praktisch umzusetzen.

Zusammenfassung und Schlussfolgerungen

Im Hinblick auf neue Adaptationen und zukünftige Entwicklung sind dies spannende Zeiten für CAMS. Nach 25 Jahren harter Arbeit beobachten wir nun die natürliche Reifung des suizidspezifischen Assessments bzw. der Intervention. CAMS überzeugt in verschiedenen Settings und Adaptationen bzw. Modalitäten. Neue Entwicklungen in Bezug auf den Einsatz von Technologien, Fortschritten beim SSF-Assessment und Innovationen auf der Basis unserer RCT-Studien werden sicherstellen, dass sich CAMS auch in Zukunft kontinuierlich weiterentwickeln wird. Darüber hinaus ist die Verbesserung der CAMS-Schulungen hin zu einem integrierten/gemischten Training ein wichtiger Forschungsschwerpunkt. Und schließlich, wie bereits in Kapitel 1 erwähnt, werden die dynamischen Veränderungen im aktuellen und zukünftigen Gesundheitssystem neue Anpassungen von CAMS erzwingen und einen Nutzen daraus schlagen, dass es sich um ein suizidspezifisches, evidenzbasiertes, wenig restriktives und potenziell kostensparendes Verfahren handelt, mit dem das Leben von unterschiedlichen Personen in verschiedenen Settings gerettet werden kann. CAMS ist zu einem Ansatz mit umfangreicher empirischer Evidenz bezüglich des Assessments von

Suizidrisiken herangereift, darüber hinaus hat sich auch die neuartige, an den suizidalen Auslösern orientierte Behandlung im Rahmen CAMS in replizierten Studien bewährt.

Epilog

Seit jeher haben sich Menschen das Leben genommen. Im Mittelalter wurde ein suizidaler »Irrer« im besten Fall als abartig angesehen, schlimmstenfalls als vom Teufel oder von bösen Geistern besessen. Suizidalem Leiden wurde in beiden Fällen weder Mitgefühl noch Therapie im entferntesten Sinne entgegengebracht. Sowohl Gefängnis als auch Exorzismus boten keine große Linderung für jemanden, der unter Suizidalität gelitten hat.

In den darauffolgenden Jahrhunderten hat eine Art Zivilisationsprozess in der Betrachtung suizidaler Menschen stattgefunden. Der oder die suizidale »Wahnsinnige« wurde im Lauf der Zeit weniger als besessen angesehen und zunehmend als *Patient oder Patientin*, als eine psychisch erkrankte Person, die darum einer mitfühlenden Behandlung bedurfte. Aus der heutigen Sicht betrachten wir üblicherweise die frühen Asyle des 16. und 17. Jahrhunderts trotz aller Aufklärung nicht als fürsorgliche Institutionen. Suizidale psychisch erkrankte Patientinnen und Patienten wurden üblicherweise verwahrt, in Baracken gehalten und oft barbarisch »behandelt«. Noch im 20. Jahrhundert wurden psychisch kranke Menschen behandelt, indem sie in eiskalte Laken gewickelt wurde oder ihnen wurde Insulin gespritzt, um eine Psychose zu durchbrechen (KOHEN 2004; SAKEL 1935; TOHEN u. a. 1994), und die berüchtigte und weitverbreitete Elektrokonvulsionstherapie, vor der Zeit von Anästhesie und Muskelrelaxantien, führte lange Zeit zu Knochenbrüchen und sogar zu Todesfällen (LEBENSOHN 1999). Jahrelang wurden radikale chirurgische Verfahren wie Lobotomie und Cingulotomie großzügig mit dem Ziel eingesetzt, das Verhalten psychisch erkrankter Menschen zu beeinflussen – auf dramatische und irreversible Weise (MASHOUR u. a. 2005; VALENSTEIN 1986).

Beim Schreiben dieser Sätze, im Jahr 2016, kann ich selbstverständlich reflektieren, wie weit wir in unserem ätiologischen Verständnis, unserer Diagnosestellung und in der Behandlung psychischer Störungen gekommen sind (mit klaren Implikationen für suizidale Patientinnen und Patienten). Auf der einen Seite haben die empirische Forschung und auch der zunehmende Einsatz von Technologien viel zu unserem Verständnis vom Gehirn und seiner inhärenten Störungen beigetragen. Mit jedem weiteren Jahr helfen uns die Neurowissenschaften, die Genetik, die funktionelle

Bildgebung und andere Forschungsmethoden dabei, die Geheimnisse des Gehirns und des zentralen Nervensystems zu entschlüsseln. Ohne Zweifel befinden wir uns in einer außergewöhnlichen Ära voller wissenschaftlicher Entdeckungen, einer beispiellosen Wachstums- und Aufstiegsphase für die Diagnostik und Behandlung von Suizidalität (Jobes 2011, 2014, 2016).

Auf der anderen Seite haben wir uns aber vielleicht nicht in dem Maße weiterentwickelt, wie wir es gern glauben würden, insbesondere, wenn es um die derzeitige Versorgung und *Behandlung* psychisch erkrankter Menschen im Allgemeinen und suizidaler Menschen im Besonderen geht. In einer erschreckenden Ähnlichkeit zum Mittelalter leben viel zu viele psychisch kranke Menschen mit akuten Psychosen auf der Straße. Darüber hinaus sind die Prävalenzraten psychischer Störungen sowohl bei inhaftierten Männern als auch bei inhaftierten Frauen in den Vereinigten Staaten nach wie vor deutlich erhöht. In den Vereinigten Staaten befinden sich dreimal mehr psychisch erkrankte Menschen im Gefängnis als in psychiatrischen Kliniken (Fazel & Seewald 2012) und psychisch kranke Menschen geraten zunehmend in die »Drehtür« des Haftsystems anstelle einer psychiatrischen Versorgung (Baillargeon u. a. 2009; Fazel & Yu 2011; Kinsler & Saxman 2007).

Angesichts dieser Überlegungen möchte ich auf die 2014 gegründete Sektion der American Association of Suicidology hinweisen: »Attempt Survivor/Lived Experience«. Deren Mitglieder sind Wegbereiter einer ganz neuen Sichtweise auf das Thema Suizidprävention, indem sie ihre eigenen Erfahrungen mit Suizidgedanken oder -versuchen öffentlich machen. Meiner Meinung nach geht die Bewegung auf die späten 1970er-Jahre zurück, als Angehörige von Menschen, die sich suizidiert hatten, zu einer wichtigen Stimme in der Suizidprävention wurden und das Feld seither grundlegend verändert und geprägt haben (Jobes u. a. 2000).

Diese neue Stimme ist kraftvoll. Menschen mit eigener Suiziderfahrung sprechen nun mit Überzeugung und Leidenschaft über ein lange vernachlässigtes und stark stigmatisiertes Thema, nämlich wie es ist, in der heutigen Gesellschaft mit suizidalen Gedanken und Verhaltensweisen zu leben und »Hilfe« in Form von konventioneller Behandlung zu erfahren. Diese neue Stimme verlangt, gehört zu werden – und spricht schwierige Wahrheiten zur aktuellen psychiatrischen Versorgung bei einem Suizidrisiko aus. Wenngleich es zahllose Beispiele einer mitfühlenden und effektiven psychiatrischen Versorgung gibt, berichtet diese Gruppe auch von einer ganz anderen Perspektive, in der die Versorgung und Behandlung weder mitfühlend noch effektiv waren. Viele berichten von ihren subjektiven Erfahrungen mit Zwang und Kontrolle in der psychiatrischen Versorgung, von demütigenden, beschämenden und sogar bestrafenden Erfahrungen. Sie berichten lautstark über negative und iatrogene Erfahrungen in Krankenhäusern, Ambulanzen, Versorgungszentren und Praxen mit Psychologinnen, Beratern, Psychiaterinnen und Sozialarbeitern – mit der ganzen Bandbreite der psychiatrischen Fachkräfte und Einrichtungen.

In einem schmerzlichen Fall habe ich mich sogar für meine Berufsgruppe *geschämt*, als ich die zermürbende Geschichte einer Überlebenden erfuhr, die ihr Leben lang suizidale Gedanken gehabt und mehrere Suizidversuche überlebt hatte (YANEZ 2015). Diese tapfere Frau erzählte bewegend von ihren vielfältigen Bemühungen, professionelle psychiatrische oder psychologische Behandlung zu erhalten. Sie suchte Hilfe bei den verschiedensten Einrichtungen, um einen Weg aus ihrem suizidalen Albtraum zu finden, nur um wiederholt ins Krankenhaus eingeliefert und wieder entlassen zu werden, ohne dass eine wirkliche Behandlung über die Anpassung ihrer Medikamente hinaus stattgefunden hatte. Sie berichtete von einem Kollegen, der sie auf der Station befragt und kein einziges Mal Blickkontakt mit ihr aufgenommen hatte. Ihre fürsorgliche ambulante Therapeutin leistete »unterstützende Therapie«, fürchtete sich jedoch davor, mit ihr über ihre Suizidalität zu sprechen. So vermied sie das Thema gänzlich und schämte sich, weil das Thema tabuisiert war. Nach Jahren des Leidens, nach vielen gescheiterten Behandlungen brachte eine DBT erstmalig Linderung. Wenngleich DBT sich als effektiv bewährt hat, wird sie viel zu selten eingesetzt bei Menschen, die in ähnlicher Weise um ihr Leben ringen.

Auch wenn die jüngsten wissenschaftlichen Ergüsse zum Umgang mit Suizidrisiken sicherlich ermutigend sind, so wäre es doch ein großer Irrtum zu glauben, dass wir das Problem Suizidalität »gelöst« haben. Meiner Meinung nach ist der Status quo der Behandlung von Suizidalität inakzeptabel; hier sind weiterhin erhebliche Änderungen nötig. Zu viele Menschenleben gehen verloren, die über eine humane Einschätzung und patientenorientierte Behandlung gerettet werden könnten – einer Behandlung, die auf die individuellen Bedürfnisse jeder Person zugeschnitten sein sollte, die ernsthaft erwägt, ihre eigene Existenz zu beenden. Gleichwohl, wie in Kapitel 1 erwähnt, hat mittlerweile die US-Gesundheitspolitik und -verwaltung die Notwendigkeit erklärt, »Suizidgedanken in jedem Setting zu erkennen und zu behandeln« (The Joint Commission 2016). Dies ist eine außerordentliche Entwicklung in der Geschichte der Suizidprävention mit weitreichenden

Auswirkungen, und es wird interessant sein zu beobachten, wie sich diese politische Agenda in den kommenden Jahren auswirkt.

Nach 25 Jahren hat CAMS im übertragenen Sinne die Pubertät durchlaufen und ist nun im jungen Erwachsenenalter angekommen. Wenngleich wir mit unseren RCT-Studien noch nicht am Ende sind, liegen substanzielle empirische Befunde für CAMS vor. CAMS wird weltweit als überzeugender klinischer Ansatz bei Suizidalität eingesetzt. Es handelt sich um einen flexiblen Ansatz, der modifiziert und an verschiedene Settings und Behandlungsmodalitäten angepasst werden und so eine effektive Versorgung im gesamten Spektrum von Suizidalität gewährleisten kann. CAMS ist nicht die einzige wirksame Methode und funktioniert nicht bei jedem Patienten oder jeder Patientin. Aber CAMS hält, was es verspricht, nämlich eine sinnvolle Antwort auf die schwerwiegende Kritik an unserem Gebiet durch einen mitfühlenden, heilsamen, patientenzentrierten Ansatz ohne Zwang bei einem bestehenden Suizidrisiko. CAMS wird nicht jedes Leben retten, aber ich weiß, dass es viele gerettet hat. Und wenn Menschenleben durch klinische Behandlung gerettet wurden, dann deshalb, weil Hoffnung angesichts von Verzweiflung vermittelt und mit Mitgefühl der Scham begegnet wurden. Entscheidend ist, dass das Angebot, gemeinsam an einem der spaltendsten Kämpfe der menschlichen Existenz zu arbeiten, das Beste ist, was wir einer gequälten Seele anbieten können. Und können so unseren Mitreisenden auf der Reise durchs Leben gerecht werden.

Abschließen möchte ich mit der Geschichte von Herrn B. Er war einer der vielen Patientinnen und Patienten, die ich in den letzten 25 Jahren getroffen und behandelt habe. Wir standen über einen relativ kurzen Zeitraum intensiv in Kontakt miteinander und rangen gemeinsam um sein Leben in einer äußerst instabilen Phase seiner persönlichen Reise. Vier Jahre nachdem wir einvernehmlich die Therapie beendet hatten, habe ich mich natürlich sehr gefreut, als ich eines Morgens in meiner Praxis die folgende E-Mail von Herrn B. öffnete:

Lieber Herr Jobes,
es ist eine Weile her, ich weiß, aber ich wollte Sie wissen lassen, dass die Dinge bei mir ziemlich gut laufen. Kathy und mir geht es gut, und wir freuen uns darauf, in ein paar Jahren in den Ruhestand zu gehen.
Wir haben drei tolle Enkelkinder und auch sie entwickeln sich bestens. Obwohl mein Leben nicht perfekt ist, läuft es verdammt gut. Durch unsere Zusammenarbeit habe ich erkannt, dass mein Leben ein Geschenk ist,

und Sie haben mir geholfen, dieses Geschenk in einer schwierigen Zeit zu behalten. Meine Frau hat einen Mann, meine Kinder haben einen Vater und ich habe einen Sohn. Meine Enkel haben einen Opa. Ich fühle mich gesegnet, am Leben zu sein. Ich möchte mich einfach nur bedanken, dass Sie mir geholfen haben, mein Leben zu retten.

Mit freundlichen Grüßen, B.

Anhang

Anhang A:

Suizidstatusform-4 (SSF-4): erste Sitzung

Abschnitt A (Patientin, Patient)

Geben Sie bitte bei jeder Frage an, wie Sie sich jetzt gerade fühlen. (Bitte zutreffende Zahl einkreisen.) Ordnen Sie anschließend in der linken Spalte die Fragen nach ihrer Wichtigkeit. Dabei steht 1 für die wichtigste und 5 für die unwichtigste Frage.

Wichtigkeit

1. Beurteilen Sie den **psychischen Schmerz** (Gefühle von Verletzung, Leid oder Elend, nicht Anspannung, Stress oder körperlicher Schmerz):
niedriger psychischer Schmerz   hoher psychischer Schmerz
1 2 3 4 5
Ich finde psychisch am schmerzhaftesten:
....

2. Beurteilen Sie das Ausmaß Ihres aktuellen **Stresses** (allgemeines Gefühl, unter Druck zu stehen, von etwas überfordert zu sein):
niedriger Stress   hoher Stress
1 2 3 4 5
Für mich ist am meisten mit Stress verbunden:
....

3. Beurteilen Sie Ihre **innere Unruhe** (emotionale Dringlichkeit, das Gefühl, Sie müssten irgendetwas tun; nicht Verärgerung oder Gereiztheit):
niedrige innere Unruhe   hohe innere Unruhe
1 2 3 4 5
Ich habe am ehesten das Bedürfnis, etwas zu tun, wenn:
....

4. Beurteilen Sie Ihre **Hoffnungslosigkeit** (die Erwartung, dass sich die Dinge nicht bessern, ganz egal, was Sie tun):
wenig Hoffnungslosigkeit   viel Hoffnungslosigkeit
1 2 3 4 5
Ich bin am meisten hoffnungslos in Bezug auf:
....

5. Beurteilen Sie Ihren **Selbsthass** (das allgemeine Gefühl, sich selbst nicht zu mögen, kein Selbstwertgefühl zu haben, sich selbst nicht zu respektieren):
wenig Selbsthass   viel Selbsthass
1 2 3 4 5
Was ich an mir am meisten hasse, ist:
....

6. Beurteilen Sie Ihr **Suizidrisiko insgesamt**:
extrem niedrig (werde mich nicht umbringen)   extrem hoch (werde mich umbringen)
1 2 3 4 5

Inwiefern sind Ihre Suizidgedanken abhängig von Gefühlen und Gedanken über sich selbst?

Überhaupt nicht Völlig

1 2 3 4 5

Inwiefern sind Ihre Suizidgedanken abhängig von Gefühlen oder Gedanken anderen gegenüber?

Überhaupt nicht Völlig

1 2 3 4 5

Wichtigkeit	Gründe für das Leben	Wichtigkeit	Gründe für den Tod

Mein Wunsch zu leben, ist:

Überhaupt nicht vorhanden sehr stark vorhanden

1 2 3 4 5 6 7 8

Mein Wunsch zu sterben, ist:

Überhaupt nicht vorhanden sehr stark vorhanden

1 2 3 4 5 6 7 8

Was mir am meisten helfen würde, nicht mehr suizidal zu sein, wäre

....

....

Abschnitt B (Therapeutin, Therapeut)

Ja	Nein	**Suizidgedanken**	Beschreibe:		
		Häufigkeit	.... mal pro Tag	.... pro Woche	.... pro Monat
		Dauer	.... Sekunden	.... Minuten	.... Stunden
Ja	Nein	**Suizidplan**	Wann:		
			Wo:		
			Wie:	Zugang zu Suizidmitteln:	Ja Nein
Ja	Nein	**Suizidvorbereitungen**	Beschreiben Sie:		
Ja	Nein	**Probehandlungen**	Beschreiben Sie:		
Ja	Nein	**Suizidanamnese**	Ein Versuch	Beschreiben Sie:	
			Mehrere Versuche	Beschreiben Sie:	
Ja	Nein	**Impulsivität**	Beschreiben Sie:		
Ja	Nein	**Substanzmissbrauch**	Beschreiben Sie:		
Ja	Nein	**Bedeutende Verluste**	Beschreiben Sie:		
Ja	Nein	**Sich als Belastung für andere wahrnehmen**	Beschreiben Sie:		
Ja	Nein	**Soziale Isolation / Beziehungsschwierigkeiten**	Beschreiben Sie:		
Ja	Nein	**Gesundheitliche Probleme / Schmerzen**	Beschreiben Sie:		
Ja	Nein	**Schlafstörungen**	Beschreiben Sie:		
Ja	Nein	**rechtliche / finanzielle Schwierigkeiten**	Beschreiben Sie:		
Ja	Nein	**Schamgefühle**	Beschreiben Sie:		

Abschnitt C: Behandlungsplan (Therapeutin, Therapeut)

Problem Nr.	Problembeschreibung	Ziele und Kriterien zur Zielerreichung	Interventionen	Dauer
1	Selbstgefährdungs-potenzial	Sicherheit und Stabilität	Stabilisierungsplan erarbeitet	
2				
3				

Ja Nein Patientin, Patient versteht den Behandlungsplan und stimmt ihm zu?

Ja Nein Patientin, Patient ist in unmittelbarer Suizidgefahr (Krankenhausaufenthalt angezeigt)?

Unterschrift Patientin, Patient .... Datum ....

Unterschrift Therapeutin, Therapeut .... Datum ....

CAMS Stabilisierungsplan

Möglichkeiten, den Zugang zu tödlichen Mitteln zu reduzieren:

1. ....

2. ....

3. ....

Dinge, die ich tun kann, wenn ich in eine suizidale Krise gerate (vergleichbar mit einer Krisenkarte):

1. ....

2. ....

3. ....

4. ....

5. ....

6. Notfallnummer (z.B. Krisendienst): ....

Menschen, die ich anrufen kann, um nicht allein zu sein oder die ich um Hilfe bitten kann:

1. ....

2. ....

3. ....

Die Behandlung wie vereinbart wahrnehmen:

Mögliche Hindernisse	Lösungen, um die ich mich bemühen werde:
1.	....
2.	....

Abschnitt D: ergänzende Dokumentation nach der Sitzung (Therapeutin, Therapeut)

Psychischer Befund (bitte ankreuzen):

Suizidalität:	☐ nein		
☐ ja	☐ möglich		
Bewusstseinsstörungen:	☐ keine		
☐ hypervigilant	☐ somnolent	☐ soporös	☐ komatös
☐ Trübung	☐ Einengung	☐ Verschiebung	
Orientierungsstörungen:	☐ keine		
☐ zeitlich	☐ örtlich	☐ situativ	☐ zur eigenen Person
Aufmerksamkeits- und Gedächtnisstörungen:	☐ keine		
☐ Auffassungsstörungen	☐ Konzentrationsstörungen	☐ Gedächtnisstörungen*	** ggf. MMST durchführen*
☐ Merkfähigkeitsstörunge	☐ Konfabulationen	☐ Paramnesien	
Formale Denkstörungen:	☐ keine		
☐ gehemmt	☐ verlangsamt	☐ umständlich	☐ eingeengt
☐ perseverierend	☐ Grübeln	☐ Gedankendrängen	☐ ideenflüchtig
☐ Vorbeireden	☐ gesperrt / Gedanken-abreißen	☐ inkohärent / zerfahren	☐ Neologismen
Befürchtungen und Zwänge:	☐ keine		
☐ Misstrauen	☐ Hypochondrie	☐ Phobien	☐ Zwangsdenken
☐ Zwangsimpulse	☐ Zwangshandlungen		
Wahn:	☐ kein		
☐ Wahnstimmung	☐ Wahnwahrnehmung	☐ Wahneinfall	☐ Wahn-gedanken
☐ Systematisierter Wahn	☐ Wahndynamik	☐ Beziehungswahn	
☐ Beeinträchtigungs- / Verfolgungswahn	☐ Eifersuchtswahn	☐ Schuldwahn	
☐ Verarmungswahn	☐ Hypochondr. Wahn	☐ Größenwahn	☐ andere Wahninhalte

Sinnestäuschungen:	☐ keine		
☐ Illusionen	☐ Stimmenhören	☐ andere akustische Halluzinationen	☐ optische Halluzinationen
☐ Körperhalluzinationen	☐ Geruchs- / Geschmackshalluzinationen		
Ich-Störungen:	☐ keine		
☐ Derealisation	☐ Depersonalisation	☐ Gedankenausbreitung	☐ Gedankenentzug
☐ Gedankeneingebung	☐ andere Fremdbeeinflussungserlebnisse		
Störungen der Affektivität:	☐ keine		
☐ ratlos	☐ Gefühl der Gefühllosigkeit	☐ affektarm	☐ Störung der Vitalgefühle
☐ deprimiert*	☐ hoffnungslos	☐ ängstlich	☐ euphorisch
☐ dysphorisch	☐ gereizt	☐ innerlich unruhig	☐ klagsam / jammrig
☐ Insuffizienzgefühle	☐ gesteigertes Selbstwertgefühl	☐ Schuldgefühle	☐ Verarmungsgefühle
☐ ambivalent	☐ Parathymie	☐ affektlabil	☐ affektinkontinent
☐ affektstarr	* *ggf. BDI aushändigen*		
Antriebs- und psychomotorische Störungen:	☐ keine		
☐ antriebsarm	☐ antriebsgehemmt	☐ antriebsgesteigert	☐ motorisch unruhig
☐ Parakinesen	☐ manieriert / bizarr	☐ theatralisch	☐ mutistisch
☐ logorrhoisch			
Circadiane Besonderheiten:	☐ keine		
☐ morgens schlechter	☐ abends schlechter	☐ abends besser	
Andere Störungen:	☐ keine		
☐ sozialer Rückzug	☐ soz. Umtriebigkeit	☐ Aggressivität	☐ Selbstbeschädigung
☐ Mangel an Krankheitsgefühl	☐ Mangel an Krankheitseinsicht	☐ Ablehnung der Behandlung	☐ pflegebedürftig

Diagnostische Einschätzung / Diagnose(n):

....

....

....

Suizidrisiko insgesamt (bitte ankreuzen und begründen):

☐ niedrig ....

....

....

☐ mittel ....

....

....

☐ hoch ....

....

....

Fallnotizen (Diagnose, Funktionsfähigkeit, Behandlungsplan, Symptome, Prognose und aktueller Stand):

....

....

....

....

....

....

Nächster Termin: ....

....

....

Unterschrift Therapeutin, Therapeut Datum

Suizidstatusform-4 (SSF-4) Update: Verlaufssitzung

Initialen: .... Therapeutin, Therapeut .... Datum: ....

Abschnitt A (Patientin, Patient)

Geben Sie bitte bei jeder Frage an, wie Sie sich *jetzt gerade* fühlen.

1. Beurteilen Sie den **psychischen Schmerz** (Gefühle von Verletzung, Leid oder Elend, nicht Anspannung, Stress oder körperlicher Schmerz):

niedriger psychischer Schmerz 1 2 3 4 5 hoher psychischer Schmerz

2. Beurteilen Sie das Ausmaß Ihres aktuellen **Stresses** (allgemeines Gefühl, unter Druck zu stehen, von etwas überfordert zu sein):

niedriger Stress 1 2 3 4 5 hoher Stress

3. Beurteilen Sie Ihre **innere Unruhe** (emotionale Dringlichkeit, das Gefühl, Sie müssten irgendetwas tun; nicht Verärgerung oder Gereiztheit):

niedrige innere Unruhe 1 2 3 4 5 hohe innere Unruhe

4. Beurteilen Sie Ihre **Hoffnungslosigkeit** (die Erwartung, dass sich die Dinge nicht bessern, ganz egal, was Sie tun):

wenig Hoffnungslosigkeit 1 2 3 4 5 viel Hoffnungslosigkeit

5. Beurteilen Sie Ihren **Selbsthass** (das allgemeine Gefühl, sich selbst nicht zu mögen, kein Selbstwertgefühl zu haben, sich selbst nicht zu respektieren):

wenig Selbsthass 1 2 3 4 5 viel Selbsthass

6. Beurteilen Sie Ihr **Suizidrisiko insgesamt**:

extrem niedrig (werde mich nicht umbringen) 1 2 3 4 5 extrem hoch (werde mich umbringen)

In der letzten Woche:

Suizidale Gedanken: ☐ Ja ☐ Nein

Bewältigung dieser Gedanken / Gefühle: ☐ Ja ☐ Nein

Suizidales Verhalten: ☐ Ja ☐ Nein

Abschnitt B (Therapeutin, Therapeut)

Kriterien für ein Abklingen der Suizidalität, wenn: Suizidrisiko insgesamt < 3;

seit der vorigen Sitzung: kein suizidales Verhalten und effektiver Umgang mit suizidalen Gedanken und Gefühlen 1. Sitzung ☐ 2. Sitzung ☐

Nach drei aufeinanderfolgenden Sitzungen, in denen die Kriterien für den Abschluss von CAMS erfüllt wurden: SSF-4 Behandlungsergebnis / Abschlusssitzung verwenden

Status
Behandlung abgebrochen ☐ Nicht gekommen ☐ Abgesagt ☐
stationäre Behandlung ☐ Sonstiges: ☐

Behandlungsplan Update

Problem Nr.	Problembeschreibung	Ziele und Kriterien zur Zielerreichung	Interventionen	Dauer
1	Selbstgefährdungs-potenzial	Sicherheit und Stabilität	Stabilisierungsplan erarbeitet	
2				
3				

....
Unterschrift Patientin, Patient Datum

....
Unterschrift Therapeutin, Therapeut Datum

Abschnitt C (Therapeutin, Therapeut): ergänzende Dokumentation nach der Sitzung

Psychischer Befund wie S. 249f.

Diagnostische Einschätzung / Diagnose(n):

....

....

....

Suizidrisiko insgesamt (bitte ankreuzen und begründen):

☐ niedrig ....

....

....

☐ mittel ....

....

....

☐ hoch ....

....

....

Fallnotizen (Diagnose, Funktionsfähigkeit, Behandlungsplan, Symptome, Prognose und aktueller Stand):

....

....

....

....

....

Nächster Termin: ....

....

....

Unterschrift Therapeutin, Therapeut Datum

Suizidstatusform-4 (SSF-4) Behandlungsergebnis: Abschlusssitzung

Initialen:.......... Therapeutin, Therapeut................................ Datum:............

Abschnitt A (Patientin, Patient)

Geben Sie bitte bei jeder Frage an, wie Sie sich *jetzt gerade* fühlen.

1. Beurteilen Sie den **psychischen Schmerz** (Gefühle von Verletzung, Leid oder Elend, nicht Anspannung, Stress oder körperlicher Schmerz):

niedriger psychischer Schmerz 1 2 3 4 5 hoher psychischer Schmerz

2. Beurteilen Sie das Ausmaß Ihres aktuellen **Stresses** (allgemeines Gefühl, unter Druck zu stehen, von etwas überfordert zu sein):

niedriger Stress 1 2 3 4 5 hoher Stress

3. Beurteilen Sie Ihre **innere Unruhe** (emotionale Dringlichkeit, das Gefühl, Sie müssten irgendetwas tun; nicht Verärgerung oder Gereiztheit):

niedrige innere Unruhe 1 2 3 4 5 hohe innere Unruhe

4. Beurteilen Sie Ihre **Hoffnungslosigkeit** (die Erwartung, dass sich die Dinge nicht bessern, ganz egal, was Sie tun):

wenig Hoffnungslosigkeit 1 2 3 4 5 viel Hoffnungslosigkeit

5. Beurteilen Sie Ihren **Selbsthass** (das allgemeine Gefühl, sich selbst nicht zu mögen, kein Selbstwertgefühl zu haben, sich selbst nicht zu respektieren):

wenig Selbsthass 1 2 3 4 5 viel Selbsthass

6. Beurteilen Sie Ihr **Suizidrisiko insgesamt**:

extrem niedrig (werde mich nicht umbringen) 1 2 3 4 5 extrem hoch (werde mich umbringen)

In der letzten Woche:

Suizidale Gedanken: ☐ Ja ☐ Nein

Bewältigung dieser Gedanken / Gefühle: ☐ Ja ☐ Nein

Suizidales Verhalten: ☐ Ja ☐ Nein

Gab es irgendwelche Aspekte in der Behandlung, die Sie als besonders hilfreich empfunden haben? Wenn ja, bitte beschreiben Sie diese so genau wie möglich.

....

....

....

Was haben Sie im Rahmen von CAMS gelernt, das ihnen helfen könnte, falls Sie in der Zukunft erneut suizidal werden sollten?

....

....

....

Abschnitt B (Therapeutin, Therapeut)

Kriterien zum Abschluss von CAMS in drei aufeinanderfolgenden Sitzungen erfüllt?

☐ Ja ☐ Nein (Falls nein, bitte CAMS fortsetzen.)

** Kriterien für ein Abklingen der Suizidalität, wenn: Suizidrisiko insgesamt < 3; seit der vorigen Sitzung: kein suizidales Verhalten und effektiver Umgang mit suizidalen Gedanken und Gefühlen

Behandlungsergebnisse / Nachsorge (Bitte Zutreffendes markieren)

Fortsetzung der Psychotherapie ☐ (teil-)stationäre Weiterbehandlung ☐

einvernehmliches Beenden der Therapie ☐ Behandlungsabbruch durch Patient*in ☐

Nächster Termin (falls zutreffend):...

....

Unterschrift Patientin, Patient Datum

....

Unterschrift Therapeutin, Therapeut Datum

Abschnitt C (Therapeutin, Therapeut): ergänzende Dokumentation nach der Sitzung

Psychischer Befund wie S. 249f.

Diagnostische Einschätzung / Diagnose(n):

....

....

....

Suizidrisiko insgesamt (bitte ankreuzen und begründen):

☐ niedrig ....

....

....

☐ mittel ....

....

....

☐ hoch ....

....

....

Fallnotizen (Diagnose, Funktionsfähigkeit, Behandlungsplan, Symptome, Prognose und aktueller Stand):

....

....

....

....

....

....

....

....

....

Literatur

ADLER, G.; BUIE, D. h., Jr. (1979): Aloneness and borderline psychopathology: The possible relevance of child development issues. International Journal of Psychoanalysis, 60: 83–96.

AJDACIC-GROSS, V.; RING, M.; GADOLA, E.; LAUBER, C.; BOPP, M.; GUTZWILLER, F. u. a. (2008): Suicide after bereavement: An overlooked problem. Psychological Medicine, 38: 673–676.

ALLEN, J.G.; FONAGY, P.; BATEMAN, A.W. (2008): Mentalizing in clinical practice. Arlington, VA: American Psychiatric Publishing.

American Psychiatric Association (2013): Diagnostic and statistical manual of mental disorders (5th ed.). Arlington, VA: Author.

ANDERSON, A.R.; KEYES, G.M.; JOBES, D.A. (2016): Understanding and treating suicidal risk in children. Practice Innovations, 1 (1): 3–19.

ANDREASSON, K.; KROGH, K.; ROSENBAUM, B.; GLUUD, C.; JOBES, D.; NORDENTOFT, M. (2014): The DiaS trial: Dialectical behaviour therapy vs. collaborative assessment and management of suicidality on self-harm in patients with a recent suicide attempt and borderline personality disorder traits, study protocol for a randomized controlled trial. Trials Journal, 15, 194.

ANDREASSON, K.; KROGH, J.; WENNEBERG, C.; JESSEN, H.K.L.; KRAKAUER, K.; GLUUD, C. u. a. (2016): Effectiveness of dialectical behavior therapy versus collaborative assessment and management of suicidality for reduction of self-harm in adults with borderline personality traits and disorder – A randomized observer-blinded clinical trial. Depression and Anxiety, 33 (6): 520–530.

ANDREASSON, K.; KROGH, J.; WENNEBERG, C.; JESSEN, H.K.; KRAKAUER, K.; GLUUD, C. u. a. (2015, Juni): Dialectical behavior therapy vs. CAMS for patients with borderline personality traits and suicide attempt – A randomized clinical trial. Paper presented at the Congress of the International Association for Suicide Prevention, Montreal, Quebec, Canada.

ANESTIS, M.D.; SOBERAY, K.A.; GUTIERREZ, P.M.; HERNÁNDEZ, T.D.; JOINER, T.E. (2014): Reconsidering the link between impulsivity and suicidal behavior. Personality and Social Psychology Review, 18: 366–386.

APIL, S.R.; HOENCAMP, E.; JUDITH HAFFMANS, P.M.; SPINHOVEN, P. (2012): A stepped care relapse prevention program for depression in older people: A randomized controlled trial. International Journal of Geriatric Psychiatry, 27: 583–591.

ARCHULETA, D.; JOBES, D.A.; PUJOL, L.; JENNINGS, K.; CRUMLISH, J.; LENTO, R.M. u. a.

(2014): Raising the clinical standard of care for suicidal Soldiers: An Army process improvement initiative. U.S. Army Medical Department Journal, Oct.–Dec.: 55–66.

Arkov, K.; Rosenbaum, B.; Christiansen, L.; Jonsson, H.; Munchow, M. (2008): Treatment of suicidal patients: The collaborative assessment and management of suicidality. Ugeskr Laeger, 170: 149–153.

Baillargeon, J.; Binswanger, I.A.; Penn, J.V.; Williams, B.A.; Murray, O.J. (2009): Psychiatric disorders and repeat incarcerations: The revolving prison door. American Journal of Psychiatry, 166: 103–109.

Bakan, D. (1966): The duality of human existence. Chicago: Rand McNally.

Ballard, E.D.; Horowitz, L.H.; Jobes, D.A.; Wagner, B.M.; Pao, M.; Teach, S.J. (2013): Association of positive responses to suicide screening questions with hospital admission and repeat emergency department visits in children and adolescents. Pediatric Emergency Care, 29: 1–7.

Bamatter, W.; Barrueco, S.; Oquendo, M.; Jobes, D.A. (2015): Translation and validation of the SSF-IV into Spanish. Unveröffentlichtes Manuskript.

Barlow, D. h.; Bullis, J.R.; Comer, J.S.; Ametaj, A.A. (2013): Evidence-based psychological treatments: An update and a way forward. Annual Review of Clinical Psychology, 9: 1–27.

Bateman, A.; Fonagy, P. (2006): Mentalization-based treatment for borderline personality disorder: A practical guide. New York: Oxford University Press.

Bateman, A.; Fonagy, P. (2009): Randomized controlled trial of outpatient mentalization-based treatment versus structured clinical management for borderline personality disorder. American Journal of Psychiatry, 166: 1355–1364.

Baumeister, R.F. (1990): Suicide as escape from self. Psychological Review, 97: 90–113.

Beck, A.T. (1967): Depression: Clinical, experimental, and theoretical aspects. New York: Harper & Row.

Beck, A.T. (1986): Hopelessness as a predictor of eventual suicide. Annals of New York Academy of Sciences, 487: 90–96.

Beck, A.T.; Rush, A.J.; Shaw, B.F.; Emery, G. (1979): Cognitive therapy of depression. New York: Guilford Press.

Beck, A.T.; Steer, R.A. (1991): Manual for Beck Scale for Suicide Ideation. San Antonio, TX: Psychological Corporation.

Beck, A.T.; Steer, R.A. (1993): Manual for Beck Hopelessness Scale. San Antonio, TX: Psychological Corporation.

Beck, A.T.; Steer, R.A. (2016): Beck-Hoffnungslosigkeits-Skala. Deutsche Fassung. Halbergmoos: Pearson.

Beck, A.T.; Steer, R.A. (2016): Beck-Suizidgedanken-Skala. Deutsche Fassung. Halbergmoos: Pearson.

Beck, A.T.; Steer, R.A.; Kovacs, M.; Garrison, B. (1985): Hopelessness and eventual suicide: A 10-year prospective study of patients hospitalized with suicidal ideation. American Journal of Psychiatry, 142: 559–563.

Beidas, R.S.; Edmunds, J.M.; Marcus, S.C.; Kendall, P.C. (2012): Training and consultation to promote implementation of an empirically supported treatment: A randomized trial. Psychiatric Services, 63: 660–665.

Bender, E. (2014): Psychiatrists can minimize malpractice-suit anxiety. Psychiatric News. https://psychnews.psychiatryonline.org/doi/full/10.1176/pn.38.16.0011 (10.10.2014).

Bennett, K.M.; Vaslef, S.N.; Shapiro, M.L.; Brooks, K.R.; Scarborough, J.E. (2009): Does intent matter?: The medical and societal burden of self-inflicted injury. Journal of Trauma, 67: 841–847.

Berkowitz, R.; Fang, Z.; Helfand, B.; Jones, R.; Schreiber, R.; Paasche-Orlow, M. (2013): Project Re-Engineered Discharge (RED) lowers hospital readmissions of patients discharged from a skilled nursing facility. Journal of the American Medical Directors Association, 14: 736–740.

Berman, A.L.; Jobes, D.A. (1991): Adolescent suicide: Assessment and intervention. Washington, DC: American Psychological Association.

Berman, A.L.; Jobes, D.A.; Silverman, M.M. (2006): Adolescent suicide: Assessment and intervention (2nd ed.). Washington, DC: American Psychological Association.

Bonanno, G.A.; Castonguay, L.G. (1994): On balancing approaches to psychotherapy: Prescriptive patterns of attention, motivation, and personality. Psychotherapy: Theory, Research, Practice, Training, 31: 571–587.

Bongar, B. (2002): The suicidal patient: Clinical and legal standards of care (2nd ed.). Washington, DC: American Psychological Association.

Borges, G.; Rosovsky, H. (1996): Suicide attempts and alcohol consumption in an emergency room sample. Journal of Studies on Alcohol and Drugs, 57: 543–558.

Bostwick, J.M.; Pankratz, V.S. (2000): Affective disorders and suicide risk: A reexamination. American Journal of Psychiatry, 157: 1925–1932.

Boudreaux, E.D.; Horowitz, L.M. (2014): Suicide risk screening and assessment: Designing instruments with dissemination in mind. American Journal of Preventive Medicine, 47: 163–169.

Brancu, M.; Jobes, D.A.; Wanger, B.; Greene, J.; Fratto, T. (2016): Are there linguistic markers of suicidal writing that can predict the course of treatment?: A repeated measures longitudinal analysis. Archives of Suicide Research, 20, 438–450.

Brent, D.A.; Perper, J.A.; Moritz, G.; Baugher, M.; Roth, C.; Balach, L. u. a. (1993): Stressful life events, psychopathology, and adolescent suicide: A case control study. Suicide and Life-Threatening Behavior, 23: 179–187.

Bridge, J.A.; Asti, L.; Horowitz, L.M.; Greenhouse, J.B.; Fontanella, C.A.; Sheftall, A.H. u. a. (2015a): Suicide trends among elementary school-aged children in the

United States from 1993 to 2012. Journal of the American Medical Association Pediatrics, 169: 673–677.

Bridge, J.A.; Reynolds, B.; McBee-Strayer, S.M.; Sheftall, A.H.; Ackerman, J.; Stevens, J. u. a. (2015b): Impulsive aggression, delay discounting, and adolescent suicide attempts: Effects of current psychotropic medication use and family history of suicidal behavior. Journal of Child and Adolescent Psychopharmacology, 25: 114–123.

Britton, P.C.; Conner, K.R.; Maisto, S.A. (2012): An open trial of motivational interviewing to address suicidal ideation with hospitalized veterans. Journal of Clinical Psychology, 68: 961–971.

Britton, P.C.; Patrick, H.; Wenzel, A.; Williams, G.C. (2011): Integrating motivational interviewing and self-determination theory with cognitive behavioral therapy to prevent suicide. Cognitive and Behavioral Practice, 18: 16–27.

Britton, P.C.; Williams, G.C.; Conner, K.R. (2008): Self-determination theory, motivational interviewing, and the treatment of clients with acute suicidal ideation. Journal of Clinical Psychology, 64: 52–66.

Bromet, E.; Andrade, L.H.; Hwang, I.; Sampson, N.A.; Alonso, J.; de Girolamo, G. u. a. (2011): Cross-national epidemiology of DSM-IV major depressive episode. BMC Medicine, 9, 1–17.

Brown, G.K. (2001): A review of suicide assessment measures for intervention research with adults and older adults. Bethesda, MD: National Institute of Mental Health. https://ruralccp.org/lyradata/storage/asset/brown-nd-27cb.pdf.

Brown, G.K.; Beck, A.T.; Steer, R.A.; Grisham, J.R. (2000): Risk factors for suicide in psychiatric outpatients: A 20-year prospective study. Journal of Consulting and Clinical Psychology, 68: 371–377.

Brown, G.K.; Have, T.T.; Henriques, G.R.; Xie, S.X.; Hollander, J.E.; Beck, A.T. (2005a): Cognitive therapy for the prevention of suicide attempts. Journal of the American Medical Association, 294: 563–570.

Brown, G.K.; Steer, R.A.; Henriques, G.R.; Beck, A.T. (2005b): The internal struggle between the wish to die and the wish to live: A risk factor for suicide. American Journal of Psychiatry, 162: 1977–1979.

Brown, M.Z.; Chapman, A.L. (2007): Stopping self-harm once and for all: Relapse prevention in dialectical behavior therapy. In: K.A. Witkiewitz; G.A. Marlatt (Hg.): Therapist's guide to evidence-based relapse prevention. Burlington, MA: Elsevier: 191–213.

Bryan, C.J.; Blount, T.; Kanzler, K.A.; Morrow, C.E.; Corso, K.A.; Corso, M.A. u. a. (2014): Reliability and normative data for the Behavioral Health Measure (BHM) in primary care behavioral health settings. Family, Systems, and Health, 32: 89–100.

Bryan, C.J.; Corso, K.; Rudd, M.; Cordero, L. (2008): Improving identification of suicidal patients in primary care through routine screening. Primary Care and Community Psychiatry, 13: 143–147.

Bryan, C.J.; Jennings, K.W.; Jobes, D.A.; Bradley, J.C. (2012): Understanding and preventing military suicide. Archives of Suicide Research, 16: 95–110.

Bryan, C.J.; Morrow, C.E.; Etienne, N.; Ray-Sannerud, B. (2013): Guilt, shame, and suicidal ideation in a military outpatient clinical sample. Depression and Anxiety, 30: 55–60.

Bryan, C.J.; Rudd, M.D. (2006): Advances in the assessment of suicide risk. Journal of Clinical Psychology, 62: 185–200.

Bryan, C.J.; Rudd, M.D. (2010): Managing suicide risk in primary care. New York: Springer.

Bryan, C.J.; Stone, S.L.; Rudd, M.D. (2011): A practical, evidence-based approach for means-restriction counseling with suicidal patients. Professional Psychology: Research and Practice, 42: 339–346.

Bush, N.E.; Dobscha, S.K.; Crumpton, R.; Denneson, L.M.; Hoffman, J.E.; Crain, A. u. a. (2015): A virtual hope box smartphone app as an accessory to therapy: Proof-of-concept in a clinical sample of veterans. Suicide and Life-Threatening Behavior, 24: 1–9.

Capron, D.W.; Fitch, K.; Medley, A.; Blagg, C.; Mallott, M.; Joiner, T. (2012): Role of anxiety sensitivity subfactors in suicidal ideation and suicide attempt history. Depression and Anxiety, 29: 195–201.

Cardeli, E. (2015): Characteristics and functions of suicide attempts versus nonsuicidal self-injury in juvenile confinement. Unpublished doctoral dissertation, The Catholic University of America, Washington, DC.

Cavanagh, J.T.O.; Carson, A.J.; Sharpe, M.; Lawrie, S.M. (2003): Psychological autopsy studies of suicide: A systematic review. Psychological Medicine, 33: 395–405.

CDC, Centers for Disease Control and Prevention, National Center for Injury Prevention and Control (2010): Web-based Injury Statistics Query and Reporting System (WISQARS). www.cdc.gov/injury/wisqars/index.html.

CDC, Centers for Disease Control and Prevention, National Center for Injury Prevention and Control (2014): CDC data and statistics fatal injury report for 2011. www.cdc.gov/injury/wisqars/fatal_injury_reports.html.

Chiles, J.A.; Strosahl, K.D. (1995): The suicidal patient: Principles of assessment, treatment, and case management. Washington, DC: American Psychiatric Association.

Claassen, C.A.; Larkin, G.L. (2005): Occult suicidality in an emergency department population. British Journal of Psychiatry, 186: 352–353.

Collins, L.M.; Murphy, S.A.; Strecher, V. (2007): The multiphase optimization strategy (MOST) and the sequential multiple assignment randomized trial (SMART): New methods for more potent eHealth interventions. American Journal of Preventive Medicine, 32: 112–S118.

Comtois, K.A.; Jobes, D.A.; O'Connor, S.; Atkins, D.C.; Janis, K.; Chessen, C. u. a. (2011): Collaborative assessment and management of suicidality (CA MS): Feasibility trial for next-day appointment services. Depression and Anxiety, 28: 963–972.

Conrad, A.K.; Jacoby, A.M.; Jobes, D.A.; Lineberry, T.; Jobes, D.; Shea, C. u. a. (2009): A pychometric investigation of the suicide status form with suicidal inpatients. Suicide and Life-Threatening Behavior, 39: 307–320.

Conwell, Y.; Duberstein, P.R.; Cox, C.; Herrmann, J.; Forbes, N.; Caine, E.D. (1998): Age differences in behaviors leading to completed suicide. American Journal of Geriatric Psychiatry, 6: 122–126.

Coombs, D.W.; Miller, H.L.; Alarcon, R.; Herlihy, C.; Lee, J.M.; Morrison, D.P. (1992): Presuicide attempt communications between parasuicides and consulted caregivers. Suicide and Life-Threatening Behavior, 22: 289–302.

Coope, C.; Donovan, J.; Wilson, C.; Barnes, M.; Metcalfe, C.; Hollingworth, W. u. a. (2015): Characteristics of people dying by suicide after job loss, financial difficulties and other economic stressors during a period of recession (2010–2011): A review of coroners' records. Journal of Affective Disorders, 183: 98–105.

Corona, C. (2015, April): The psychometric properties of the CAMS Rating Scale: A preliminary evaluation. Paper presented at the annual conference of the American Association of Suicidology, Atlanta, GA.

Corona, C.; Jobes, D.A. (2013, April): The role of response style in suicide risk assessment and treatment. Paper presented at the annual conference of the American Association of Suicidology, Austin, TX.

Corona, C.D.; Jobes, D.A.; Nielsen, A.C.; Pedersen, C.M.; Jennings, K.W.; Lento, R.M. u. a. (2013): Assessing and treating different suicidal states in a Danish outpatient sample. Archives of Suicide Research, 17: 302–312.

Crowley, K.J.; Arnkoff, D.B.; Glass, C.R.; Jobes, D.A. (2014, April): Collaborative assessment and management of suicidality (CA MS): Adherence to a flexible clinical framework. In: C. Corona (Chair): The collaborative assessment and management of suicidality: Perspectives from the Catholic University suicide prevention lab. Symposium presented at the annual conference of the American Association of Suicidology, Los Angeles, CA.

Crumlish, J.A. (1996): Therapist responses to difficult patient presentations. Unpublished doctoral dissertation, The Catholic University of America, Washington, DC.

Daniel, S.S.; Goldston, D.B. (2012): Hopelessness and lack of connectedness to others as risk factors for suicidal behavior across the lifespan: Implications for cognitive-behavioral treatment. Cognitive and Behavioral Practice, 19: 288–300.

Dawes, R.M.; Faust, D.; Meehl, P.E. (1989): Clinical versus actuarial judgment. Science, 243: 1668–1674.

Derogatis, L.R.; Lipman, R.S.; Rickels, K.; Uhlenhuth, E.H.; Covi, L. (1974): The Hopkins Symptom Checklist (HSCL): A self-report symptom inventory. Behavioral Science, 19: 1–15.

Derogatis, L.R.; Rickels, K.; Rock, A. (1976): The SCL-90 and the MMPI: A step in the validation of a new self-report scale. British Journal of Psychiatry, 128: 280–289.

Derogatis, L.R.; Savitz, K.L. (1999): The SCL-90-R, Brief Symptom Inventory, and Matching Clinical Rating Scales. In: M.E. Maruish (Hg.): The use of psychological testing for treatment planning and outcomes assessment. Mahwah, NJ: Erlbaum: 679–724.

Dimidjian, S.; Goodman, S.H.; Felder, J.N.; Gallop, R.; Brown, A.P.; Beck, A. (2014): An open trial of mindfulness-based cognitive therapy for the prevention of perinatal depressive relapse/recurrence. Archives of Women's Mental Health, 18: 85–94.

Dimidjian, S.; Hollon, S.D.; Dobson, K.S.; Schmaling, K.B.; Kohlenberg, R.J; Addis, M.E. u. a. (2006): Randomized trial of behavioral activation, cognitive therapy, and antidepressant medication in the acute treatment of adults with major depression. Journal of Consulting and Clinical Psychology, 74: 658–670.

Dozois, D.J.A.; Mikail, S.; Alden, L.E.; Bieling, P.J.; Bourgon, G.; Clark, D.A. u. a. (2014): The CPA presidential task force on evidence-based practice of psychological treatments. Canadian Psychology, 55: 153–160.

Drapeau, C.W.; McIntosh, J.L. (for the American Association of Suicidology) (2014): U.S.A. suicide 2012: Official final data. Washington, DC: American Association of Suicidology. www.suicidology.org (18.10.2014).

Drozd, J.F.; Jobes, D.A.; Luoma, J.B. (2000): The collaborative assessment and management of suicidality in Air Force mental health clinics. The Air Force Psychologist, 18: 6–11.

Ducasse, D.; René, E.; Béziat, S.; Guillaume, S.; Courtet, P.; Olié, E. (2014): Acceptance and commitment therapy for management of suicidal patients: A pilot study. Psychotherapy and Psychosomatics, 83: 374–376.

Durkheim, E. (1951): Suicide: A study in sociology (J.A. Spaulding & G. Simpson, Trans.). Glencoe, IL: Free Press. (Erstveröffentlichung 1897)

Eddins, C.L.; Jobes, D.A. (1994): Do you see what I see?: Patient and clinician perceptions of underlying dimensions of suicidality. Suicide and Life-Threatening Behavior, 24: 170–173.

EISENBERG, M.E.; RESNICK, M.D. (2006): Suicidality among gay, lesbian and bisexual youth: The role of protective factors. Journal of Adolescent Health, 39: 662–668.

ELKIN, I.; SHEA, M.; WATKINS, J.T.; IMBER, S.D.; SOTSKY, S.M.; COLLINS, J.F. u. a. (1989): National Institute of Mental Health Treatment of Depression Collaborative Research Program: General effectiveness of treatments. Archives of General Psychiatry, 46: 971–982.

ELLIS, T.E. (2004): Collaboration and a self-help orientation in therapy with suicidal clients. Journal of Contemporary Psychotherapy, 34: 41–57.

ELLIS, T.E.; ALLEN, J.G.; WOODSON, H.; FRUEH, B.C.; JOBES, D.A. (2010): Implementing an evidence-based approach to working with suicidal inpatients. Bulletin of the Menninger Clinic, 73: 339–354.

ELLIS, T.E.; DAZA, P.; ALLEN, J.G. (2012a): Collaborative assessment and management of suicidality at Menninger (CA MS-M): An inpatient adaptation and implementation. Bulletin of the Menninger Clinic, 76: 147–171.

ELLIS, T.E.; GREEN, K.L.; ALLEN, J.G.; JOBES, D.A.; NADORFF, M.R. (2012b): Use of the collaborative assessment and management of suicidality in an inpatient setting: Results of a pilot study. Psychotherapy, 49: 72–80.

ELLIS, T.E.; NEWMAN, C.F. (1996): Choosing to live: How to defeat suicide through cognitive therapy. Oakland, CA: New Harbinger.

ELLIS, T.E.; PATEL, A.B. (2012): Client suicide: What now? Cognitive and Behavioral Practice, 19: 277–287.

ELLIS, T.E.; RUFINO, K.A. (2015, April): CAMS in a psychiatric inpatient setting: Outcomes and follow-up. Paper presented at the annual conference of the American Association of Suicidology, Atlanta, GA.

ELLIS, T.E.; RUFINO, K.A.; ALLEN, J.G.; FOWLER, J.C.; JOBES, D.A. (2015): Impact of a suicide-specific intervention within inpatient psychiatric care: The collaborative assessment and management of suicidality. Suicide and Life-Threatening Behavior, 45 (5): 556–566.

ESPOSITO-SMYTHERS, C.; SPIRITO, A. (2004): Adolescent substance use and suicidal behavior: A review with implications for treatment research. Alcoholism: Clinical and Experimental Research, 28: 77S–88S.

FAMILONI, J.; RASMUSSON, A. (2012, May): Randomized controlled study: Tailored evaluation and treatment for PTSD progression and suicide prevention by application of thermal imaging. Presentation at Suicide Prevention Research Interim Progress Report meeting, Military Operational Medicine Research Program, Ft. Detrick, MD.

FAZAA, N.; PAGE, S. (2003): Dependency and self-criticism as predictors of suicidal behavior. Suicide and Life-Threatening Behavior, 33: 172–185.

FAZAA, N.; PAGE, S. (2005): Two distinct personality configurations: Understanding the therapeutic context with suicidal individuals. Journal of Contemporary Psychotherapy, 35: 331–346.

FAZEL, S.; SEEWALD, K. (2012): Severe mental illness in 33,588 prisoners worldwide: Systematic review and meta-regression analysis. British Journal of Psychiatry, 200: 364–373.

FAZEL, S.; YU, R. (2011): Psychotic disorders and repeat offending: Systematic review and meta-analysis. Schizophrenia Bulletin, 37: 800–810.

FERGUSSON, D.; DOUCETTE, S.; GLASS, K.C.; SHAPIRO, S.; HEALY, D.; HEBERT, P. u. a. (2005): Association between suicide attempts and selective serotonin reuptake inhibitors: Systematic review of randomised controlled trials. British Medical Journal, 330, 396.

FIGUEROA, R.; HARMAN, J.; ENGBERG, J. (2004): Use of claims data to examine the impact of length of inpatient psychiatric stay on readmission rate. Psychiatric Services, 55: 560–565.

FLORENTINE, J.B.; CRANE, C. (2010): Suicide prevention by limiting access to methods: A review of theory and practice. Social Science and Medicine, 70: 1626–1632.

FOA, E.B. (2010): Dissemination of evidence-based psychological treatments for posttraumatic stress disorder in the Veterans Health Administration. Journal of Traumatic Stress, 23: 663–673.

FOA, E.; HEMBREE, E.; ROTHBAUM, B.O. (2007): Prolonged exposure therapy for PTSD: Emotional processing of traumatic experiences therapist guide. New York: Oxford University Press.

FRATTO, T.; JOBES, D.A.; PENTIUC, D.; RICE, R.; TENDICK, V. (2004): The SSF One-Thing Assessment for Suicidal Risk. Unveröffentlichtes Manuskript. Washington, DC: The Catholic University of America.

FREUD, S. (1961): Civilization and its discontents (J. Strachey, Übers.). New York: Norton. (Original veröffentlicht 1930)

GARFIELD, S.L. (1994): Research on client variables in psychotherapy. In A.E. BERGIN; S.L. GARFIELD (Hg.): Handbook of psychotherapy and behavior change. New York: Wiley: 190–228.

GAY, P. (1989): The Freud reader. New York: Norton.

GHAHRAMANLOU-HOLLOWAY, M.; COX, D.W.; GREENE, F.N. (2012): Post-admission cognitive therapy: A brief intervention for psychiatric inpatients admitted after a suicide attempt. Cognitive and Behavioral Practice, 19: 233–244.

GIBBONS, R.D.; BROWN, C.H.; HUR, K.; DAVIS, J.M.; MANN, J.J. (2012): Suicidal thoughts and behavior with antidepressant treatment: Reanalysis of the randomized placebo-controlled studies of fluoxetine and venlafaxine. Archives of General Psychiatry, 69: 580–587.

GINER, L.; BLASCO-FONTECILLA, H.; PEREZ-RODRIGUEZ, M.M.; GARCIA-NIETO, R.; GINER, J.; GUIJA, J.A. u. a. (2013): Personality disorders and health problems distinguish suicide attempters from completers in a direct comparison. Journal of Affective Disorders, 151: 474–483.

GLASHOUWER, K.A.; DE JONG, P.J.; PENNINX, B.W.; KERKHOF, A.J.; VAN DYCK, R.; ORMEL, J. (2010): Do automatic self-associations relate to suicidal ideation? Journal of Psychopathology and Behavioral Assessment, 32: 428–437.

GLEESON, J.F.; COTTON, S.M.; ALVAREZ-JIMENEZ, M.; WADE, D.; GEE, D.; CRISP, K. u.a. (2011): A randomized controlled trial of relapse prevention therapy for first-episode psychosis patients: Outcome at 30-month follow-up. Schizophrenia Bulletin, 39: 436–448.

GOLDSTEIN, J. (1993): Psychiatry. In W.F. BYNUM; R. PORTER (Hg.): Companion encyclopedia of the history of medicine. New York: Routledge: 1350–1372.

GOLDSTEIN, T.R.; BRIDGE, J.A.; BRENT, D.A. (2008): Sleep disturbance preceding completed suicide in adolescents. Journal of Consulting and Clinical Psychology, 76: 84–91.

GOLDSTON, D.B. (2003): Measuring suicidal behavior and risk in children and adolescents. Washington, DC: American Psychological Association.

GOODMAN, M. (2012, May): Affective startle and suicide risk. Presentation at Suicide Prevention Research Interim Progress Report meeting, Military Operational Medicine Research Program, Ft. Detrick, MD.

GOODMAN, M. (2015, May): High-risk suicidal behavior in veterans: Assessment and predictors and efficacy of dialectical behavior therapy. Presentation at the Suicide Prevention Research Interim Progress Report meeting, Military Operational Medicine Research Program, Ft. Detrick, MD.

GOULD, M.S. (2013, June): Follow-up contact by crisis center workers. Presentation at the National Lifeline Standards Training and Practice Steering Committee Meeting, Rockville, MD.

GOULD, M.S.; KALAFAT, J.; HARRIS-MUNFAKH, J.L.; KLEINMAN, M. (2007): An evaluation of crisis hotline outcomes part 2: Suicidal callers. Suicide and Life-Threatening Behavior, 37: 338–352.

GOULD, M.S.; MUNFAKH, J.L.; KLEINMAN, M.; LAKE, A.M. (2012): National suicide prevention lifeline: Enhancing mental health care for suicidal individuals and other people in crisis. Suicide and Life-Threatening Behavior, 42: 22–35.

GUNNELL, D.; SAPERIA, J.; ASHBY, D. (2005): Selective serotonin reuptake inhibitors (SSRIs) and suicide in adults: Meta-analysis of drug company data from placebo controlled, randomized controlled trials submitted to the MHRA's safety review. British Medical Journal, 330, 385.

GYSIN-MAILLART, A.; SCHWAB, S.; SORAVIA, L.; MEGERT, M.; MICHEL, K. (2016): A novel brief therapy for patients who attempt suicide: A 24-month follow-up randomized controlled study of the attempted suicide short intervention program (ASSIP). PLoS Medicine, 13 (3): e1001968. Doi: 10.1371/journal.pmed.1001968.

HARRIS, K.M.; MCLEAN, J.P.; SHEFFIELD, J.; JOBES, D.A. (2010): The internal suicide debate hypothesis: Exploring the life versus death struggle. Suicide and Life Threatening Behavior, 40: 181–192.

HARRIS, R. (2009): ACT made simple: An easy to read primer on acceptance and commitment therapy. Oakland, CA: New Harbinger.

HARRISON, D.P.; STRITZKE, W.G.; FAY, N.; ELLISON, T.M.; HUDAIB, A.R. (2014): Probing the implicit suicidal mind: Does the Death/Suicide Implicit Association Test reveal a desire to die, or a diminished desire to live? Psychological Assessment, 26: 831–840.

HASHMI, S.; KAPOOR, R. (2010): Degree of proof necessary to establish proximate causation of suicide. Journal of the American Academy of Psychiatry and the Law, 38: 130–132.

HAWTON, K. (2007): Restricting access to methods of suicide: Rationale and evaluation of this approach to suicide prevention. Crisis: Journal of Crisis Intervention and Suicide Prevention, 28: 4–9.

HAYES, S.C.; STROSAHL, K.D.; WILSON, K.G. (2011): Acceptance and commitment therapy: The process and practice of mindful change (2nd ed.). New York: Guilford Press.

HENDIN, H.; HAAS, A.P.; MALTSBERGER, J.T.; SZANTO, K.; RABINOWICZ, H. (2004): Factors contributing to therapists' distress after the suicide of a patient. American Journal of Psychiatry, 161: 1442–1446.

HENRIQUES, G.; BECK, A.T.; BROWN, G.K. (2003): Cognitive therapy for adolescent and young adult suicide attempters. American Behavioral Scientist, 46: 1258–1268.

HIGGINS, E.T. (1999): When do self-discrepancies have specific relations to emotions?: The second-generation question of Tangney, Niedenthal, Covert, and Barlow (1998). Journal of Personality and Social Psychology, 77: 1313–1317.

HIGGINS, E.T.; RONEY, C.J.R.; CROWE, E.; HYMES C. (1994): Ideal versus ought predilections for approach and avoidance: Distinct self-regulatory systems. Journal of Personality and Social Psychology, 66: 276–286.

HOLMES, J.; SAGHAFI, S.; MONAHAN, M.; CARDELI, E.; JOBES, D. (2014, April): Self-hate and suicide: An analysis of incarcerated youth. Paper presented at the 47th annual conference of the American Association of Suicidology, Los Angeles, CA.

HOOLEY, J.M.; FRANKLIN, J.C.; NOCK, M.K. (2014): Chronic pain and suicide: Understanding the association. Current Pain and Headache Reports, 18: 1–6.

HOROWITZ, L.M.; BRIDGE, J.A.; PAO, M.; BOUDREAUX, E.D. (2014): Screening youth for suicide risk in medical settings: Time to ask questions. American Journal of Preventive Medicine, 47: 170–174.

HOROWITZ, L.M.; SNYDER, D.; LUDI, E.; ROSENSTEIN, D.L.; KOHN-GODBOUT, J.; LEE, L. u. a. (2013): Ask suicide-screening questions to everyone in medical settings: The asQ'em quality improvement project. Psychosomatics, 54: 239–247.

HORVATH, A.O.; SYMONDS, B.D. (1991): Relationship between working alliance and outcome in psychotherapy: A meta-analysis. Journal of Counseling Psychology, 38: 139–149.

HUFFORD, M.R. (2001): Alcohol and suicidal behavior. Clinical Psychology Review, 21: 797–811.

HUIJBERS, M.J.; SPIJKER, J.; DONDERS, A.R.T.; VAN SCHAIK, D.J.; VAN OPPEN, P.; RUHÉ, H.G. u. a. (2012): Preventing relapse in recurrent depression using mindfulness-based cognitive therapy, antidepressant medication or the combination: Trial design and protocol of the MOMENT study. BMC Psychiatry, 12: 125.

HUNSLEY, J. (2015): Translating evidence-based assessment principles and components into clinical practice settings. Cognitive and Behavioral Practice, 22: 101–109.

JACOBSON, N.S.; MARTELL, C.R.; DIMIDJIAN: (2001): Behavioral activation treatment for depression. Clinical Psychology: Science and Practice, 8: 255–270.

JACOBY, A.M. (2003): Negative countertransference in psychotherapy with suicidal patients. Unveröffentlichte Dissertation, The Catholic University of America, Washington, DC.

JENNINGS, K. (2015): Investigating the internal struggle hypothesis of suicide: Differential assessments of suicidal states using reasons for living and reasons for dying qualitative responses. Unveröffentlichte Dissertation. Washington, DC: The Catholic University of America.

JENNINGS, K.; JOBES, D.; O'CONNOR, S.; COMTOIS, K. (2012, April): Suicide Status Form (SSF) macrocoded typologies of treatment-engaged suicidal patients and associated clinical implications. Paper. Annual conference of the American Association of Suicidology, Baltimore, MD.

JENNINGS, K.W. (2012, June): CAMS in a group format. Presentation at the annual DOD/VA Suicide Prevention Conference, Washington, DC.

JOBES, D.A. (1995a): The challenge and promise of clinical suicidology. Suicide and Life-Threatening Behavior, 25: 437–449.

JOBES, D.A. (1995b): Psychodynamic treatment of adolescent suicide attempters. In: J. ZIMMERMAN; G.M. ASNIS (Hg.): Treatment approaches with suicidal adolescents. New York: Wiley: 137–154.

JOBES, D.A. (2000): Collaborating to prevent suicide: A clinical-research perspective. Suicide and Life-Threatening Behavior, 30: 8–17.

JOBES, D.A. (2001, April): Quantitative/qualitative assessment of suicidality. Paper presented at the annual conference of the American Association of Suicidology, Atlanta, GA.

JOBES, D.A. (2003): Understanding suicide in the 21st century. Preventing Suicide: The National Journal, 2: 2–4.

JOBES, D.A. (2004a, April). Crisis center use of the SSF. Workshop presentation at the annual conference of the American Association of Suicidology, Miami, FL.

JOBES, D.A. (2004b, October): The psychology of suicide: Research on what suicidal patients have to say. Keynote address at the 3rd annual Military Suicide Prevention Conference, Crystal City, VA.

JOBES, D.A. (2005): Assessing and treating suicidal college students. Unveröffentlichter Forschungsantrag.

JOBES, D.A. (2006): Managing suicidal risk: A collaborative approach. New York: Guilford Press.

JOBES, D.A. (2011): Suicidal blackmail: Ethical and risk management issues in contemporary clinical care. In: W.B. JOHNSON; G.P. KOOCHER (Hg.): Ethical conundrums, quandaries, and predicaments in mental health practice: A casebook from the files of experts. New York: Oxford University Press: 33–40.

JOBES, D.A. (2012): The collaborative assessment and management of suicidality (CAMS): An evolving evidence-based clinical approach to suicidal risk. Suicide and Life-Threatening Behavior, 42: 640–653.

JOBES, D.A. (2013a, September): Innovations in suicide risk assessment and crisis intervention. Invited plenary address to the Congress of the International Association for Suicide Prevention, Oslo, Norway.

JOBES, D.A. (2013b, September): A randomized trial of the collaborative assessment and management of suicidality vs. enhanced care as usual for suicidal Soldiers. Panel presentation at the Congress of the International Association for Suicide Prevention, Oslo, Norway.

JOBES, D.A. (2013c): Reflections on suicide among Soldiers. Psychiatry, 76: 126–131.

JOBES, D.A. (2014, August). Active duty military and veterans suicide risk: Perspectives from a collaborative clinical approach. Panel presentation at the annual convention of the American Psychological Association, Washington, DC.

JOBES, D.A. (2015, June): CAMS as an intervention for suicide risk. Plenary presentation at the Congress of the International Association for Suicide Prevention, Montreal, Quebec, Canada.

JOBES, D.A. (2016, April): Changing clinical care to save lives. Linehan Award Presentation at the 49th annual conference of the American Association of Suicidology, Chicago, IL.

JOBES, D.A.; BERMAN, A.L. (1993): Suicide and malpractice liability: Assessing and revising policies, procedures, and practice in outpatient settings. Professional Psychology: Research and Practice, 24: 91–99.

JOBES, D.A.; BOSTWICK, J.M. (2006, April): Perturbed suicidality: Research and treatment. Research presentation at the annual conference of the American Association of Suicidology, Seattle, WA.

JOBES, D.A.; BOWERS, M. (2015): Treating suicidal risk in a post-healthcare reform era. Journal of Aggression, Conflict and Peace Research, 7: 167–178.

JOBES, D.A.; BRYAN, C.J.; NEAL-WALDEN, T.A. (2009a): Conducting suicide research in naturalistic clinical settings. Journal of Clinical Psychology, 65: 382–395.

JOBES, D.A.; CASEY, J.O.; BERMAN, A.L.; WRIGHT, D.G. (1991): Empirical criteria for the determination of suicide manner of death. Journal of Forensic Sciences, 36: 244–256.

JOBES, D.A.; COMTOIS, K.; BRENNER, L.; GUTIERREZ, P. (2011): Clinical trial feasibility studies of the Collaborative Assessment and Management of Suicidality (CAMS). In: R.C. O'CONNOR; S. PLATT; J. GORDON (Hg.): International handbook of suicide prevention: Research, policy, and practice. West Sussex, UK: Wiley-Blackwell: 383–400.

JOBES, D.A.; COMTOIS, K.A.; BRENNER, L.A.; GUTIERREZ, P.M.; O'CONNOR, S.S. (2016): Lessons learned from clinical trials of the Collaborative Assessment and Management of Suicidality (CAMS). In: R.C. O'CONNOR; J. PIRKIS (Hg.): International handbook of suicide prevention (2nd ed.). West Sussex, UK: Wiley-Blackwell: 431–449.

JOBES, D.A.; COMTOIS, K.A.; BROWN, G.K.; SUNG, J. (2015, April): Evidence-based practice for suicidal risk: Rhetoric vs. reality. Panel presentation at the annual conference of the American Association of Suicidology, Atlanta, GA.

JOBES, D.A.; DROZD, J.F. (2004): The CAMS approach to working with suicidal patients. Journal of Contemporary Psychotherapy, 34: 73–85.

JOBES, D.A.; EYMAN, J.R.; YUFIT, R.I. (1995): How clinicians assess suicide risk in adolescents and adults. Crisis Intervention and Time-Limited Treatment, 2: 1–12.

JOBES, D.A.; FLEMMING, E.P. (2004, August): Qualitative SSF assessments of suicidality and treatment outcome. Paper presented at the 10th European Symposium on Suicide and Suicide Behaviors, Copenhagen, Denmark.

JOBES, D.A.; JACOBY, A.M.; CIMBOLIC, P.; HUSTEAD, L.A.T. (1997): Assessment and treatment of suicidal clients in a university counseling center. Journal of Counseling Psychology, 44: 368–377.

JOBES, D.A.; JENNINGS, K.W. (2011): The collaborative assessment and management of suicidality (CAMS) with college students. In: D. LAMIS; D. LESTER (Hg.): Understanding and preventing college student suicide. Springfield, IL: Charles C Thomas: 236–254.

JOBES, D.A.; KAHN-GREENE, E.; GREENE, J.; GOEKE-MOREY, M. (2009b): Clinical improvements of suicidal outpatients: Examining suicide status form responses as predictors and moderators. Archives of Suicide Research, 13: 147–159.

JOBES, D.A.; KARMEL, M.P. (1996): Case consultation with a suicidal adolescent. In: A. LEENAARS; D. LESTER (Hg.): Suicide and the unconscious. Northvale, NJ: Aronson: 175–193.

JOBES, D.A.; LUOMA, J.B.; HUSTEAD, L.A.T.; MANN, R. (2000): In the wake of suicide: Survivorship and postvention. In: R. MARIS (Hg.): Textbook of suicidology and suicide prevention. New York: Guilford Press: 536–561.

JOBES, D.A.; LUOMA, J.B.; JACOBY, A.M.; MANN, R.E. (1998): Manual for the collaborative assessment and management of suicidality (CAMS). Unveröffentlichtes Manuskript, The Catholic University of America, Washington, DC.

JOBES, D.A.; MALTSBERGER, J.T. (1995): The hazards of treating suicidal patients. In: M.B. SUSSMAN (Hg.): A perilous calling: The hazards of psychotherapy practice. New York: Wiley: 200–214.

JOBES, D.A.; MANN, R.E. (1999): Reasons for living versus reasons for dying: Examining the internal debate of suicide. Suicide and Life-Threatening Behavior, 29: 97–104.

JOBES, D.A.; MANN, R.E. (2000): Letters to the editor—Reply. Suicide and Life-Threatening Behavior, 30: 182.

JOBES, D.A.; NELSON, K.N. (2006): Shneidman's contributions to the understanding of suicidal thinking. In: T.E. ELLIS (Hg.): Cognition and suicide: Theory, research, and therapy. Washington, DC: American Psychological Association: 29–49.

JOBES, D.A.; NELSON, K.N.; PETERSON, E.M.; PENTIUC, D.; DOWNING, V.; FRANCINI, K. u. a. (2004): Describing suicidality: An investigation of qualitative SSF responses. Suicide and Life-Threatening Behavior, 34: 99–112.

JOBES, D.A.; O'CONNOR, S. (2009): The duty to protect: Suicide assessment and intervention. In: J. WERTH; E. WELFEL; G. BENJAMIN (Hg.): The duty to protect: Ethical, legal, and professional considerations in risk assessment and intervention. Washington, DC: American Psychological Association: 163–180.

JOBES, D.A.; RUDD, M.D.; OVERHOLSER, J.C.; JOINER, T.E. (2008): Ethical and competent care of suicidal patients: Contemporary challenges, new developments, and considerations for clinical practice. Professional Psychology: Research and Practice, 39: 405–413.

JOBES, D.A.; STONE, G.; WAGNER, B.; CONRAD, A.; LINEBERRY, T. (2010, September): Suicide facilitating and preventive aspects of self vs. relational orientations. Paper. 13th European Symposium of Suicide and Suicidal Behavior. Rom.

JOBES, D.A.; WONG, S.A.; CONRAD, A.; DROZD, J.F.; NEAL-WALDEN, T. (2005): The collaborative assessment and management of suicidality vs. treatment as usual: A retrospective study with suicidal outpatients. Suicide and Life-Threatening Behavior, 35: 483–497.

JOHNSON, L. (2012, Juni): Group therapy for individuals with increased risk for suicide: Provider and veteran perspectives. Poster presented at the Annual DOD/VA Suicide Prevention Conference, Washington, DC.

JOHNSON, L.L.; O'CONNOR, S.S.; KAMINER, B.; JOBES, D.A.; GUTIERREZ, P.M. (2014): Suicide-focused group therapy for veterans. Military Behavioral Health, 2: 327–336.

JOINER, T.E. (2005): Why people die by suicide. Cambridge, MA: Harvard University Press.

JOINER, T.E. (2015, May): Optimizing screening and risk assessment for suicide risk in the US military. Presentation at Suicide Prevention Research Interim Progress Report meeting, Military Operational Medicine Research Program, Ft. Detrick, MD.

JOINER, T.E.; CONWELL, Y.; FITZPATRICK, K.K.; WITTE, T.K.; SCHMIDT, N.B.; BERLIM, M.T. u. a. (2005): Four studies on how past and current suicidality relate even when »everything but the kitchen sink« is covaried. Journal of Abnormal Psychology, 114: 291–303.

Joiner, T.E.; Steer, R.A.; Brown, G.; Beck, A.T.; Pettit, J.W.; Rudd, M.D. (2003): Worst-point suicidal plans: A dimension of suicidality predictive of past suicide attempts and eventual death by suicide. Behaviour Research and Therapy, 41: 1469–1480.

Joiner, T.E.; Walker, R.L.; Rudd, M.D.; Jobes, D.A. (1999): Scientizing and routinizing the assessment of suicidality in outpatient practice. Professional Psychology: Research and Practice, 30: 447–453.

The Joint Commission (2010): A follow-up report on preventing suicide: Focus on medical/surgical units and the emergency department. Sentinel Event Alert, 46: 1–4.

The Joint Commission (2013): Sentinel event data: Root causes by event type 2004–June 2013. www.jointcommission.org/assets/1/18/Root_Causes_by_Event_Type_2004-2Q2013.pdf (25.3.2015).

The Joint Commission (2016): Detecting and treating suicidal ideation in all settings. Sentinel Event Alert, 56: 1–7.

Joubert, L.; Petrakis, M.; Cementon, E. (2012): Suicide attempt presentations at the emergency department: Outcomes from a pilot study examining precipitating factors in deliberate selfharm and issues in primary care physician management. Social Work in Health Care, 51: 66–76.

Judd, S.; Jobes, D.A.; Arnkoff, D.B.; Fenton, W. (1999): Negative countertransference and suicide: An empirical evaluation. Unveröffentlichtes Manuskript. Washington, DC: The Catholic University of America.

Kahl, K.G.; Winter, L.; Schweiger, U. (2012): The third wave of cognitive behavioural therapies: What is new and what is effective? Current Opinion in Psychiatry, 25: 522–528.

Karlin, B.E.; Ruzek, J.I.; Chard, K.M.; Eftekhari, A.; Monson, C.M.; Hembree, E.A. u. a. (2010): Dissemination of evidence-based psychological treatments for posttraumatic stress disorder in the Veterans Health Administration. Journal of Traumatic Stress, 23: 663–673.

Kayser, S.; Bewernick, B.H.; Grubert, C.; Hadrysiewicz, B.L.; Axmacher, N.; Schlaepfer, T.E. (2011): Antidepressant effects, of magnetic seizure therapy and electroconvulsive therapy, in treatment-resistant depression. Journal of Psychiatric Research, 45: 569–576.

Kinsler, P.J.; Saxman, A. (2007): Traumatized offenders: Don't look now, but your jail's also your mental health center. Journal of Trauma and Dissociation, 8: 81–95.

Klonsky, E.D.; May, A. (2010): Rethinking impulsivity in suicide. Suicide and Life-Threatening Behavior, 40: 612–619.

Klonsky, E.D.; May, A. (2015): The three-step theory (3ST): A new theory of suicide rooted in the »ideation-to-action« framework. International Journal of Cognitive Therapy, 8: 114–129.

KNOX, K.L.; STANLEY, B.; CURRIER, G.W.; BRENNER, L.; GHAHRAMANLOU-HOLLOWAY, M.; BROWN, B. (2012): An emergency department-based brief intervention for veterans at risk for suicide (SAFE VET). American Journal of Public Health, 102: 33–37.

KOHEN, D. (2004): Diabetes mellitus and schizophrenia: Historical perspective. British Journal of Psychiatry, 184: 64–66.

KOPTA, S.M.; LOWRY, J.L. (2002): Psychometric evaluation of the Behavioral Health Questionnaire-20: A brief instrument for assessing global mental health and the three phases of psychotherapyoutcome. Society for Psychotherapy Research, 12: 413–426.

KOPTA, S.M.; PETRIK, M.; SAUNDERS, S.; MOND, M.; HIRSCH, G.; KADISON, R. u. a. (2014): The utility of an efficient outcomes assessment system at university counseling centers. Journal of College Student Psychotherapy, 28: 97–116.

KOVACS, M.; BECK, A.T. (1977): The wish to die and the wish to live in attempted suicides. Journal of Clinical Psychology, 33: 361–365.

KRAFT, T.L.; JOBES, D.A.; LINEBERRY, T.L.; CONRAD, A.K. (2010): Brief report: Why suicide? Perceptions of suicidal inpatients and reflections of clinical researchers. Archives of Suicide Research, 14: 375–382.

KULISH, A.; JOBES, D.A.; LINEBERRY, T. (2012, April): Development of a reliable coding system for the SSF »one thing« response. Poster presented at the annual conference of the American Association of Suicidology, Baltimore, MD.

LAHTI, A.; KERÄNEN, S.; HAKKO, H.; RIALA, K.; RÄSÄNEN, P. (2014): Northern excess in adolescent male firearm suicides: A register-based regional study from Finland, 1972–2009. European Child and Adolescent Psychiatry, 23: 45–52.

LAMBERT, M.J.; BURLINGAME, G.; UMPHRESS, V.; HANSEN, N.; VERMEERSCH, D.; CLOUSE, G. u. a. (1996b): The reliability and validity of the Outcome Questionnaire. Clinical Psychology and Psychotherapy, 3: 106–116.

LAMBERT, M.J.; HANSEN, N.B; UMPHRESS, V.; LUNNEN, K.; OKIISHI, J.; BURLINGAME, G. u. a. (1996b): Administration and scoring manual for the Outcome Questionnaire (OQ 45.2). Wilmington, DE: American Professional Credentialing Services.

LAMBERT, M.J.; SHIMOKAWA, K. (2011): Collecting client feedback. Psychotherapy, 48: 72–79.

LEBENSOHN, Z.M. (1999): The history of electroconvulsive therapy in the United States and its place in American psychiatry: A personal memoir. Comprehensive Psychiatry, 40: 173–181.

LEENAARS, A.A. (2004): Psychotherapy with suicidal people: A person-centered approach. New York: Wiley.

LENTO, R.M.; ELLIS, T.E.; HINNANT, B.J.; JOBES, D.A. (2013a): Using the suicide index score to predict treatment outcomes among psychiatric inpatients. Suicide and Life-Threatening Behavior, 43: 547–561.

LENTO, R.M.; ELLIS, T.E.; JOBES, D.A. (2013b, April): Self vs. relational suicidal orientation: Implications for treatment course and outcome. Paper session presented at the 46th annual conference of the American Association of Suicidology, Austin, TX.

LEWIS, L.M. (2007): No-harm contracts: A review of what we know. Suicide and Life-Threatening Behavior, 37: 50–57.

LINEBERRY, T.W.; BRANCU, M.; VARGHESE, R.; JOBES, D.A.; JACOBY, A.M.; CONRAD, A.K. u. a. (2006, March): Clinical use of the suicide status form on a psychiatric inpatient unit. Poster presented at the Fourth Aeschi Conference, Aeschi, Switzerland.

LINEHAN, M.M. (1993a): Cognitive-behavioral treatment of borderline personality disorder. New York: Guilford Press.

LINEHAN, M.M. (1993b): Skills training manual for treating borderline personality disorder. New York: Guilford Press.

LINEHAN, M.M. (1998, April): Is anything effective for reducing suicidal behavior? Paper presented at the annual conference of the American Association of Suicidology, Bethesda, MD.

LINEHAN, M.M. (2005, August): Latest research on suicide and DBT. Paper presented at the annual convention of the American Psychological Association, Washington, DC.

LINEHAN, M.M. (2014): DBT skills training manual (2nd ed.). New York: Guilford Press.

LINEHAN, M.M. (2015, February): Effective suicide care: Evidence-based treatments. Suicide Prevention Resource Center, Zero Suicide webinar presentation. https://edc.adobeconnect.com/p3b5v78vwue.

LINEHAN, M.M.; ARMSTRONG, H.E.; SUAREZ, A.; ALLMON, D.; HEARD, H.L. (1991): Cognitive-behavioral treatment of chronically parasuicidal borderline patients. Archives of General Psychiatry, 48: 1060–1064.

LINEHAN, M.M.; COMTOIS, K.A.; MURRAY, A.M.; BROWN, M.Z.; GALLOP, R.J.; HEARD, H.L. u. a. (2006): Two year randomized controlled trial and follow up of dialectical behavioral therapy vs. Therapy by experts for suicidal behaviors and borderline personality disorder. Archives of General Psychiatry, 63: 757–766.

LINEHAN, M.M.; GOODSTEIN, J.L.; NIELSEN, S.L.; CHILES, J.A. (1983): Reasons for staying alive when you are thinking of killing yourself: The reasons for living inventory. Journal of Consulting and Clinical Psychology, 51: 276–286.

LINEHAN, M.M.; KORSLUND, K.E.; HARNED, M.S.; GALLOP, R.J.; LUNGU, A.; NEACSIU, A.D. u. a. (2015): Dialectical behavior therapy for high suicide risk in individuals with borderline personality disorder: A randomized clinical trial and component analysis. JAMA Psychiatry, 72: 475–482.

LINEHAN, M.M.; SCHMIDT, H.; DIMEFF, L.; CRAFT, J.C.; KANTER, J.; COMTOIS, K.A. (1999): Dialectical behavioral therapy for patients with borderline personality disorder and drug dependence. American Journal on Addictions, 8: 279–292.

Longcamp, M.; Boucard, C.; Gilhodes, J.C.; Anton, J.; Roth, M.; Nazarian, B. u. a. (2008): Learning through hand- or typewriting influences visual recognition of new graphic shapes: Behavioral and functional imaging evidence. Journal of Cognitive Neuroscience, 20: 802–815.

Longcamp, M.; Boucard, C.; Gilhodes, J.C.; Velay, J.L. (2006): Remembering the orientation of newly learned characters depends on the associated writing knowledge: A comparison between handwriting and typing. Human Movement Science, 25: 646–656.

Luoma, J.B. (1999): Students' perceptions of items on the Suicide Status Form. Unveröffentlichtes Manuskript, The Catholic University of American, Washington, DC.

Luoma, J.B.; Martin, K.E.; Pearson, J.L. (2002): Contact with mental health and primary care providers before suicide: A review of the evidence. American Journal of Psychiatry, 159: 909–916.

Luoma, J.B.; Villatte, J.L. (2012): Mindfulness in treatment of suicidal individuals. Cognitive and Behavioral Practice, 19: 265–276.

Luxton, D.D.; June, J.D.; Comtois, K.A. (2013): Can post-discharge follow-up contacts prevent suicide and suicidal behavior?: A review of the evidence. Crisis, 34: 32–41.

Maltsberger, J.T. (1994): Calculated risk-taking in the treatment of suicidal patients: Ethical and legal problems. In: A. Leenaars; J. Maltsberger; R. Neimeyer (Hg.): Treatment of suicidal people. Washington, DC: Taylor & Francis: 195–205.

Maltsberger, J.T.; Buie, E.H. (1974): Countertransference hate in the treatment of suicidal patients. Archives of General Psychiatry, 30: 625–633.

Mann, J.J.; Apter, A.; Bertolote, J.; Beautrais, A.; Currier, D.; Haas, A. u. a. (2005): Suicide prevention strategies: A systematic review. Journal of the American Medical Association, 294: 2064–2074.

Mann, R. (2002): Reasons for living vs. reasons for dying: The development of suicidal typologies for predicting treatment outcomes. Unveröffentlichte Dissertation, The Catholic University of America, Washington, DC.

Maris, R.W.; Berman, A.L.; Maltsberger, J.T. (1992): Summary and conclusions: What have we learned about suicide assessment and prediction? In: R.W. Maris; A.L. Maris; J.T. Maltsberger; R.I. Yufit (Hg.): Assessment and prediction of suicide. New York: Guilford Press: 640–668.

Maris, R.W.; Berman, A.L.; Silverman, M.M. (2000): Comprehensive textbook of suicidology. New York: Guilford Press.

Mark, T.L. (2010): For what diagnoses are psychotropic medications being prescribed? CNS Drugs, 24: 319–326.

Marshall, E.; York, J.; Magruder, K.; Yeager, D.; Knapp, R.; De Santis, M. u. a. (2014): Implementation of online suicide-specific training for VA providers. Academic Psychiatry, 38: 566–574.

Martell, C.R.; Dimidjian, S.; Herman-Dunn, R. (2013): Behavioral activation for depression: A clinician's guide. New York: Guilford Press.

Mashour, G.A.; Walker, E.E.; Martuza, R.L. (2005): Psychosurgery: Past, present, and future. Brain Research Reviews, 48: 409–419.

Matulis, S.; Resick, P.A.; Rosner, R.; Steil, R. (2014): Developmentally adapted cognitive processing therapy for adolescents suffering from posttraumatic stress disorder after childhood sexual or physical abuse: A pilot study. Clinical Child and Family Psychology Review, 17: 173–190.

McHugh, R.K.; Barlow, D.h. (2010): The dissemination and implementation of evidence-based psychological treatments: A review of current efforts. American Psychologist, 65: 73–84.

McLaren, S.; Challis, C. (2009): Resilience among men farmers: The protective roles of social support and sense of belonging in the depression-suicidal ideation relation. Death Studies, 33: 262–276.

McWilliams, N. (2011): Psychoanalytic diagnosis: Understanding personality structure in the clinical process (2nd ed.). New York: Guilford Press.

Meehan, J.; Kapur, N.; Hunt, I.M.; Turnbull, P.; Robinson, J.; Bickley, H. u.a. (2006): Suicide in mental health in-patients and within 3 months of discharge: National clinical survey. British Journal of Psychiatry, 188: 129–134.

Meehl, P.E. (1997): Credentialed persons, credentialed knowledge. Clinical Psychology: Science and Practice, 4: 91–98.

Melonas, J.M. (2011): Patients at risk for suicide: Risk management and patient safety considerations to protect the patient and the physician. Innovations in Clinical Neuroscience, 8: 45–49.

Meltzer, H.Y.; Alphs, L.; Green, A.I.; Altamura, A.C.; Anand, R.; Bertoldi, A. u.a. (2003): Clozapine treatment for suicidality in schizophrenia: International suicide prevention trial (InterSePT). Archives of General Psychiatry, 60: 82–91.

Michaelsen, K.; Shankar, C. (2014): Suicide: Who is to blame? Journal of the American Academy of Psychiatry and the Law, 42: 109–111.

Michel, K.; Gysin-Maillart, A. (2015): ASSIP: Attempted suicide short intervention program: A manual for clinicians. Boston: Hogrefe. (Deutsche Fassung: 2013).

Michel, K.; Jobes, D.A. (2010): Building a therapeutic alliance with the suicidal patient. Washington, DC: American Psychological Association Press.

Michel, K.; Maltsberger, J.T.; Jobes, D.A.; Leenaars, A.; Orbach, I.; Young, R. u.a. (2002): Discovering the truth in attempted suicide. American Journal of Psychotherapy, 56: 424–437.

Michel, K.; Valach, L.; Waeber, V. (1994): Understanding deliberate self-harm: The patient's view. Crisis, 15: 172–178.

MILLON, T. (2004): Masters of the mind: Exploring the story of mental illness from ancient times to the new millennium. Hoboken, NJ: Wiley.

MILLS, P.D.; WATTS, B.V.; MILLER, S.; KEMP, J.; KNOX, K.; DEROSIER, J.M. u. a. (2010): A checklist to identify inpatient suicide hazards in veterans affairs hospitals. Joint Commission Journal on Quality and Patient Safety, 36: 87–93.

MISHARA, B.L.; CHAGNON, F.; DAIGLE, M.; BOGDAN, B.; RAYMOND, S.; MARCOUS, I. u. a. (2005, April): Practical implications for crisis centers of the AAS-Hopeline Silent Monitoring Evaluation Study. Paper presented at the annual conference of the American Association of Suicidology, Denver, CO.

MONAHAN, M.; SAGHAFI, S.; HOLMES, J.; CARDELI, E.; JOBES, D. (2014, April): »Manipulative« vs. »genuine« suicidal risk: An examination of juvenile offenders. Paper presented at the 47th annual conference of the American Association of Suicidology, Los Angeles, CA.

MOTTO, J.A. (1976): Suicide prevention for high-risk persons who refuse treatment. Suicide and Life-Threatening Behavior, 6: 223–230.

MOTTO, J.A.; BOSTROM, A.G. (2001): A randomized controlled trial of postcrisis suicide prevention. Psychiatric Services, 52: 828–833.

MURRAY, H.A. (1938): Explorations in personality. New York: Oxford University Press.

NADEMIN, E.; JOBES, D.A.; DOWNING, V.; MANN, R. (2005): Reasons for living among college students: A comparison between suicidal and non-suicidal samples. Unveröffentlichtes Manuskript. The Catholic University of America, Washington, DC.

NAJAVITS, L.M. (2002): Seeking safety: A treatment manual for PTSD and substance abuse. New York: Guilford Press.

National Action Alliance: Clinical Care and Intervention Task Force (2011): Suicide care in systems framework. https://actionallianceforsuicideprevention.org.

National Alliance for the Mentally Ill (2000, November 17): Outpatient services experience big decline in availability according to new study [Press release]. www.nami.org.

NA MI, National Alliance on Mental Illness (2014): Psychiatric hospitalization. www.nami.org/Template.cfm?Section=About_Treatments_and_Supports&Template=/ContentManagement/ContentDisplay.cfm&ContentID=150789.

NEACSIU, A.D.; RIZVI, S.L.; LINEHAN, M.M. (2010): Dialectical behavior therapy skills use as a mediator and outcome of treatment for borderline personality disorder. Behaviour Research and Therapy, 48: 832–839.

NESTORIUC, Y.; MARTIN, A.; RIEF, W.; ANDRASIK, F. (2008): Biofeedback treatment for headache disorders: A comprehensive efficacy review. Applied Psychophysiology and Biofeedback, 33: 125–140.

NIELSEN, A.C.; ALBERDI, F.; ROSENBAUM, B. (2011): Collaborative assessment and management of suicidality method shows effect. Danish Medical Bulletin, 58, A4300.

NOCK, M.K.; DINAKAR, K. (2015, April): Using advances in technology and computing to improve the understanding, prediction, and prevention of suicidal behavior. Plenary presentation at the annual conference of the American Association of Suicidology, Atlanta, GA.

NOCK, M.K.; HWANG, I.; SAMPSON, N.; KESSLER, R.C.; ANGERMEYER, M.; BEAUTRAIS, A. u. a. (2009): Cross-national analysis of the associations among mental disorders and suicidal behavior: Findings from the WHO World Mental Health Surveys. PLoS Medicine, 6, e1000123.

NOCK, M.K.; PARK, J.M.; FINN, C.T.; DELIBERTO, T.L.; DOUR, H.J.; BANAJI, M.R. (2010): Measuring the suicidal mind implicit cognition predicts suicidal behavior. Psychological Science, 21: 511–517.

NOCK, M.K.; PRINSTEIN, M.J. (2004): A functional approach to the assessment of self-mutilative behavior. Journal of Consulting and Clinical Psychology, 72: 885–890.

O'CONNOR, R.C. (2011): Towards and Integrated Motivational-Volitional Model of Suicidal Behaviour. In: R.C. O'CONNOR; S. PLATT; J. GORDON (Hg.), International handbook of suicide prevention: Research, policy and practice. Chichester, UK: Wiley-Blackwell: 181–198.

O'CONNOR, R.C.; O'CONNOR, D.B.; O'CONNOR, S.M.; SMALLWOOD, J.; MILES, J. (2004): Hopelessness, stress, perfectionism: The moderating effects of future thinking. Cognitions and Emotions, 18, S1099–1120.

O'CONNOR, R.C.; SMYTH, R.; FERGUSON, E.; RYAN, C.; WILLIAMS, J.M.G. (2013): Psychological processes and repeat suicidal behavior: A four-year prospective study. Journal of Consulting and Clinical Psychology, 81: 1137–1143.

O'CONNOR, R.C.; SMYTH, R.; WILLIAMS, J.M.G. (2014a): Intrapersonal positive future thinking predicts repeat suicide attempts in hospital-treated suicide attempters. Journal of Consulting and Clinical Psychology, 83: 169–176.

O'Connor, S.S.; Beebe, T.J.; Jobes, D.A.; Lineberry, T.W.; Conrad, A.K. (2012a): The association between the K10 and suicidality: A cross-sectional analysis. Comprehensive Psychiatry, 53: 48–53.

O'CONNOR, S.S.; BRAUSCH, A.; ANDERSON, A.R.; JOBES, D.A. (2014b): Applying the collaborative assessment and management of suicidality (CAMS) to suicidal adolescents. International Journal of Behavioral Consultation and Therapy, 9: 53–58.

O'CONNOR, S.S.; COMTOIS, K.A.; WANG, J.; RUSSO, J.; PETERSON, R.; LAPPING-CARR, L. u. a. (2015): The development and implementation of a brief intervention for medically admitted suicide attempt survivors. General Hospital Psychiatry, 37: 427–433.

O'Connor, S.S.; Jobes, D.A.; Comtois, K.A.; Atkins, D.C.; Janis, K.; Chessen, C.E. u. a. (2012b): Identifying entrenched suicidal ideation following hospital discharge. Suicide and Life-Threatening Behavior, 42: 173–184.

O'Connor, S.; Jobes, D.A.; Lineberry, T.; Bostwick, J.M. (2010): An investigation of emotional upset in suicidal inpatients. Archives of Suicide Research, 14: 35–43.

O'Connor, S.S.; Jobes, D.A.; Yeargin, M.K.; Fitzgerald, M.; Rodriguez, V.; Conrad, A.K. u. a. (2012c): A cross-sectional investigation of the suicidal spectrum: Typologies of suicidality based upon ambivalence about living and dying. Comprehensive Psychiatry, 53: 461–467.

Ogrodniczuk, J.S.; Joyce, A.S.; Piper, W.E. (2005): Strategies for reducing patient-initiated premature termination of psychotherapy. Harvard Review of Psychiatry, 13: 57–70.

Olfson, M.; Gameroff, M.J.; Marcus, S.C.; Greenberg, T.; Shaffer, D. (2005): National trends in hospitalization of youth with intentional self-inflicted injuries. American Journal of Psychiatry, 162: 1328–1335.

Oordt, M.; Jobes, D.A.; Fonseca, V.P.; Schmidt, S.M. (2009): Training mental health professionals to assess and manage suicidal behavior: Can provider confidence and practice behaviors be altered? Suicide and Life-Threatening Behavior, 39: 21–32.

Oordt, M.; Jobes, D.; Rudd, M.; Fonseca, V.; Russ, C.; Stea, J. u. a. (2005): Development of a clinical guide to enhance care for suicidal patients. Professional Psychology: Research and Practice, 36: 208–218.

Orbach, I. (2001): Therapeutic empathy with the suicidal wish. American Journal of Psychotherapy, 55: 166–184.

Overholser, J.C. (2005): Contemporary psychotherapy: Promoting personal responsibility for therapeutic change. Journal of Contemporary Psychotherapy, 35: 369–376.

Owens, P.L.; Mutter, R.; Stocks, C. (2010, July): Healthcare Cost and Utilization Project (HCU P) statistical brief #92: Mental health and substance abuse-related emergency department visits among adults, 2007. www.hcup-us.ahrq.gov/reports/statbriefs/sb92.pdf.

Patient Protection and Affordable Care Act (Public Law No: 111–148). (2010, March 23).

Patterson, D.R.; Jensen, M.P. (2003): Hypnosis and clinical pain. Psychological Bulletin, 129: 495–521.

Pennebaker, J.W.; Chung, C.K.; Ireland, M.; Gonzales, A.; Booth, R.J. (2007): The development and psychometric properties of LIWC2007. Austin, TX: LI WC.net.

Peterson, E.M. (2003): Assessing suicide risk and predicting treatment outcomes: The role of suicide history, suicide status form qualitative responses, and response style. Unveröffentlichte Dissertation, The Catholic University of America, Washington, DC.

Peterson, E.M.; Luoma, J.B.; Dunne, E. (2002): Suicide survivors' perceptions of the treating clinician. Suicide and Life-Threatening Behavior, 32: 158–166.

Piet, J.; Hougaard, E. (2011): The effect of mindfulness-based cognitive therapy for prevention of relapse in recurrent major depressive disorder: A systematic review and meta-analysis. Clinical Psychology Review, 31, S. 1032–1040.

Pigeon, W.R.; Britton, P.C.; Ilgen, M.A.; Chapman, B.; Conner, K.R. (2012a): Sleep disturbance preceding suicide among veterans. American Journal of Public Health, 102: 93–97.

Pigeon, W.R.; Pinquart, M.; Conner, K. (2012b): Meta-analysis of sleep disturbance and suicidal thoughts and behaviors. Journal of Clinical Psychiatry, 73: 1160–1167.

Pisani, A.R.; Cross, W.F.; Gould, M.S. (2011): The assessment and management of suicide risk: State of workshop education. Suicide and Life-Threatening Behavior, 41: 255–276.

Pistorello, J.; Jobes, D. (2014, September): Feasibility of adaptive treatments for suicidal college students: A SMART design. Paper presented at the Dialectical Behavior Therapy Strategic Planning Meeting sponsored by University of Washington, Seattle.

Pompili, M.; Innamorati, M.; Szanto, K.; Di Vittorio, C.; Conwell, Y.; Lester, D. u. a. (2011): Life events as precipitants of suicide attempts among first-time suicide attempters, repeaters, and non-attempters. Psychiatry Research, 186 (2): 300–305.

Pope, K.S.; Tabachnik, B.G. (1993): Therapists' anger, fear, and sexual feelings: National survey of therapist responses, client characteristics, critical, formal complaints, and training. Professional Psychology: Research and Practice, 24: 142–152.

Posner, K.; Brown, G.K.; Stanley, B.; Brent, D.A.; Yershova, K.V.; Oquendo, M.A. u. a. (2011): The Columbia–Suicide Severity Rating Scale: Initial validity and internal consistency findings from three multisite studies with adolescents and adults. American Journal of Psychiatry, 168: 1266–1277.

Poston, J.M.; Hanson, W.E. (2010): Meta-analysis of psychological assessment as a therapeutic intervention. Psychological Assessment, 22: 203–212.

Poulin, C.; Shiner, B.; Thompson, P.; Vepstas, L.; Young-Xu, Y.; Goertzel, B.; u. a. (2014): Predicting the risk of suicide by analyzing the text of clinical notes. PLoS ONE, 9, e85733.

Powers, M.B.; Halpern, J.M.; Ferenschak, M.P.; Gillihan, S.J.; Foa, E.B. (2010): A meta-analytic review of prolonged exposure for posttraumatic stress disorder. Clinical Psychology Review, 30: 635–641.

Price, R.B.; Nock, M.K.; Charney, D.S.; Mathew, S.J. (2009): Effects of intravenous ketamine on explicit and implicit measures of suicidality in treatment-resistant depression. Biological Psychiatry, 66: 522–526.

Qin, P.; Nordentoft, M. (2005): Suicide risk in relation to psychiatric hospitalization: Evidence based on longitudinal registers. Archives of General Psychiatry, 62: 427–432.

Randall, J.R.; Rowe, B.H.; Dong, K.A.; Nock, M.K.; Colman, I. (2013): Assessment of self-harm risk using implicit thoughts. Psychological Assessment, 25: 714–721.

Range, L.M.; Penton, S.R. (1994): Hope, hopelessness, and suicidality in college students. Psychological Reports, 75: 456–458.

RESICK, P.A.; SCHNICKE, M.K. (1992): Cognitive processing therapy for sexual assault victims. Journal of Consulting and Clinical Psychology, 60: 748–756.

RIBEIRO, J.D.; BENDER, T.W.; SELBY, E.A.; HAMES, J.L.; JOINER, T.E. (2011): Development and validation of a brief self-report measure of agitation: The brief agitation measure. Journal of Personality Assessment, 93: 597–604.

RICE, R.E. (2002): Assessing agentic and communal traits in suicidal outpatients: A potential model for predicting typologies, severity, and treatment outcome. Unveröffentlichte Dissertation, The Catholic University of America, Washington, DC.

ROBERTS, A.R.; MONFERRARI, I.; YEAGER, K.R. (2008): Avoiding malpractice lawsuits by following risk assessment and suicide prevention guidelines. Brief Treatment and Crisis Intervention, 8: 5–14.

ROEMER, L.; ORSILLO, S.M. (2009): Mindfulness- and acceptance-based behavioral therapies in practice. New York: Guilford Press.

ROGERS, C.R. (1957): The necessary and sufficient conditions of therapeutic personality change. Journal of Consulting Psychology, 21: 95–103.

ROMANOWICZ, M.; O'CONNOR, S.S.; SCHAK, K.M.; SWINTAK, C.C.; LINEBERRY, T.W. (2013): Use of the Suicide Status Form-II to investigate correlates of suicide risk factors in psychiatrically hospitalized children and adolescents. Journal of Affective Disorders, 151: 467–473.

ROSENBERG, M.; DAVIDSON, L.; SMITH, J.; BERMAN, A.; BUZBE, H.; GANTNER, G. u. a. (1988): Operational criteria for the determination of suicide. Journal of Forensic Sciences, 33: 1445–1456.

ROTTER, J.B.; RAFFERTY, J.E. (1950): Manual for the Rotter Incomplete Sentence Blank, college form. New York: Psychological Corporation.

ROWE, J.L.; CONWELL, Y.; SCHULBERG, H.C.; BRUCE, M.L. (2006): Social support and suicidal ideation in older adults using home healthcare services. American Journal of Geriatric Psychiatry, 14: 758–766.

RUDD, M.D. (2008): Suicide warning signs in clinical practice. Current Psychiatry Reports, 10: 87–90.

RUDD, M.D.; BERMAN, A.L.; JOINER, T.E.; NOCK, M.K.; SILVERMAN, M.M.; MANDRUSIAK, M. u. a. (2006a): Warning signs for suicide: Theory, research, and clinical applications. Suicide and Life-Threatening Behavior, 36: 255–262.

RUDD, M.D.; BRYAN, C.J.; WERTENBERGER, E.G.; PETERSON, A.L.; YOUNG-MCCAUGHAN, S.; MINTZ, J. u. a. (2015): Brief cognitive-behavioral therapy effects on post-treatment suicide attempts in a military sample: Results of a randomized clinical trial with 2-year follow-up. American Journal of Psychiatry, 172: 441–449.

RUDD, M.; JOINER, T. (1998): Relationships among suicide ideators, attempters, and multiples attempters in a young adult sample. Journal of Abnormal Psychology, 105: 541–550.

RUDD, M.D.; JOINER, T.; BROWN, G.K.; CUKROWICZ, K.; JOBES, D.A.; SILVERMAN, M.M. u. a. (2009): Informed consent with suicidal patients: Rethinking risks in (and out of) treatment. Psychotherapy Theory, Research, Practice, Training, 46: 459–468.

RUDD, M.D.; JOINER, T.; JOBES, D.A.; KING, C.A. (1999): Practice guidelines in the outpatient treatment of suicidality: An integration of science and a recognition of its limitations. Professional Psychology: Research and Practice, 30: 437–446.

RUDD, M.D.; JOINER, T.; RAJAB, M.H. (2001): Treating suicidal behavior: An effective, time-limited approach. New York: Guilford Press.

RUDD, M.D.; MANDRUSIAK, M.; JOINER, T. (2006b): The case against no-suicide contracts: The commitment to treatment statement as a practice alternative. Journal of Clinical Psychology, 62: 243–251.

SAGHAFI, S.; MONAHAN, M.F.; HOLMES, J.; CARDELI, E.; JOBES, D.A. (2014, April): The subjective experience of suicide among youth: A comparison between suicidal college students and incarcerated juvenile offenders. Paper presented at the 47th annual conference of the American Association of Suicidology, Los Angeles, CA.

SAKEL, M. (1935): Schizophreniebehandlung mittels Insulin-Hypoglykämie sowie hypoglykämischer Schocks. Wiener Medizinische Wochenschrift, 84: 1211–1215.

SANNA, L.; STUART, A.L.; PASCO, J.A.; KOTOWICZ, M.A.; BERK, M.; GIRARDI, P. u. a. (2014): Suicidal ideation and physical illness: Does the link lie with depression? Journal of Affective Disorders, 152: 422–426.

SCHEMBARI, B.C.; JOBES, D.A. (2015, June): The cross-cultural applicability of American-based theories of suicide. Paper presented at the Congress of the International Association for Suicide Prevention, Montreal, Quebec, Canada.

SCHEMBARI, B.C.; JOBES, D.A.; HORGAN, R. (2016): Successful treatment of suicidal risk: What helped and what was internalized? Crisis: Journal of Crisis Intervention and Suicide Prevention: 37: 218–223.

SCHILLING, N.; HARBAUER, G.; ANDREAE, A.; HAAS, S. (2006, March): Suicide risk assessment in inpatient crisis intervention. Poster presented at the Fourth Aeschi Conference, Aeschi, Switzerland.

SCHUBERG, K.; JOBES, D.A.; BALLARD, E.; KRAFT, T.L.; KERR, N.A.; HYLAND, C.A. u. a. (2009, April): Pre/post/post evaluations of CAMS-trained VA clinicians. Poster presented at the annual meeting of the American Association of Suicidology, San Francisco, CA.

SCHWARTZ, A.J. (2011): Rate, relative risk, and method of suicide by students at 4-year colleges and universities in the United States, 2004–2005 through 2008–2009. Suicide and Life-Threatening Behavior, 41: 353–371.

SEGAL, Z.V.; WILLIAMS, J.M.G.; TEASDALE, J.D. (2012): Mindfulness-based cognitive therapy for depression (2nd ed.). New York: Guilford Press.

SELAMAN, Z.M.H.; CHARTRAND, H.K.; BOLTON, J.M.; SAREEN, J. (2014): Which symptoms of post-traumatic stress disorder are associated with suicide attempts? Journal of Anxiety Disorders, 28: 246–251.

SHAFRAN, R.; CLARK, D.M.; FAIRBURN, C.G.; ARNTZ, A.; BARLOW, D.h.; EHLERS, A.; u.a. (2009): Mind the gap: Improving the dissemination of CBT. Behaviour Research and Therapy, 47: 902–909.

SHAPIRO, F. (1996): Eye movement desensitization and reprocessing (EMDR): Evaluation of controlled PTSD research. Journal of Behavior Therapy and Experimental Psychiatry, 27: 209–218.

SHEA, S.C. (1999): The practical art of suicide assessment: A guide for mental health professionals and substance abuse counselors. New York: Wiley.

SHER, L. (2015): Suicide medical malpractice: An educational overview. International Journal of Adolescent Medicine and Health, 27: 203–206.

SHNEIDMAN, E.S. (1985): The definition of suicide. New York: Wiley.

SHNEIDMAN, E.S. (1987): A psychological approach to suicide. In G.R. VANDEN BOX; B.K. BRYANT (Hg.): Cataclysms, crises, and catastrophies: Psychology in action. Washington, DC: American Psychological Association: 147–183.

SHNEIDMAN, E.S. (1988): Some reflections of a founder. Suicide and Life-Threatening Behavior, 18: 1–12.

SHNEIDMAN, E. (1993): Suicide as psychache: A clinical approach to self-destructive behavior. Northvale, NJ: Aronson.

SHNEIDMAN, E.S. (1998): The suicidal mind. Northfield, NJ: Aronson.

SIEPMANN, M.; AYKAC, V.; UNTERDÖRFER, J.; PETROWSKI, K.; MUECK-WEYMANN, M. (2008): A pilot study on the effects of heart rate variability biofeedback in patients with depression and in healthy subjects. Applied Psychophysiology and Biofeedback, 33: 195–201.

SIMON, G.E.; RUTTER, C.M.; PETERSON, D.; OLIVER, M.; WHITESIDE, U.; OPERSKALSKI, B. u.a. (2013): Does response on the PHQ-9 depression questionnaire predict subsequent suicide attempt or suicide death? Psychiatric Services, 64: 1195–1202.

SIMON, T.R.; CROSBY, A.E. (2000): Suicide planning among high school students who report attempting suicide. Suicide and Life-Threatening Behavior, 30: 213–221.

SIMON, T.R.; SWANN, A.C.; POWELL, K.E.; POTTER, L.B.; KRESNOW, M.J.; O'CARROLL, P.W. (2002): Characteristics of impulsive suicide attempts and attempters. Suicide and Life-Threatening Behavior, 32: 49–59.

SIMPSON, S.; STACY, M. (2004): Avoiding the malpractice snare: Documenting suicide risk assessment. Journal of Psychiatric Practice, 10: 1–5.

SLOTEMA, C.W.; BLOM, D.J.; HOEK, H.W.; SOMMER, I.E. (2010): Should we expand the toolbox of psychiatric treatment methods to include repetitive transcranial magnetic stimulation (rTMS)?: A meta-analysis of the efficacy of rTMS in psychiatric disorders. Journal of Clinical Psychiatry, 71: 873–884.

Smith, A.R.; Witte, T.K.; Teale, N.E.; King, S.L.; Bender, T.W.; Joiner, T.E. (2008): Revisiting impulsivity in suicide: implications for civil liability of third parties. Behavioral Sciences and the Law, 26: 779–797.

Smith, M.T.; Edwards, R.R.; Robinson, R.C.; Dworkin, R.H. (2004): Suicidal ideation, plans, and attempts in chronic pain patients: Factors associated with increased risk. Pain, 111: 201–208.

Stack, S.; Scourfield, J. (2015): Recency of divorce, depression, and suicide risk. Journal of Family Issues, 36: 695–715.

Stanley, B.; Brown, G.K. (2012): Safety planning intervention: A brief intervention to mitigate suicide risk. Cognitive and Behavioral Practice, 19: 256–264.

Stefan: (2016): Rational suicide, irrational laws. New York: Oxford University Press.

Stefansson, J.; Nordström, P.; Jokinen, J. (2012): Suicide Intent Scale in the prediction of suicide. Journal of Affective Disorders, 136: 167–171.

Stensland, M.D.; Zhu, B.; Ascher Svanum, H.; Ball, D.E. (2010): Costs associated with attempted suicide among individuals with bipolar disorder. Journal of Mental Health Policy and Economics, 13: 87–92.

Stoffers, J.M.; Völlm, B.A.; Rücker, G.; Timmer, A.; Huband, N.; Lieb, K. (2012): Psychological therapies for people with borderline personality disorder. Cochrane Database of Systematic Reviews, CD005652(8).

Stranges, E.; Levit, K.; Stocks, C.; Santora, P. (2011): Healthcare Cost and Utilization Project (HCU P) statistical brief #117: State variation in inpatient hospitalizations for mental health and substance abuse conditions, 2002–2008. www.hcup-us.ahrq.gov/reports/statbriefs/sb117.pdf.

Street, R.L.; Makoul, G.; Arora, N.K.; Epstein, R.M. (2009): How does communication heal?: Pathways linking clinician–patient communication to health outcomes. Patient Education and Counseling, 74: 295–301.

Stroebe, W. (2013): Firearm possession and violent death: A critical review. Aggression and Violent Behavior, 18: 709–721.

Suarez-Balcazar, Y.; Balcazar, F.; Taylor-Ritzler, T.; Portillo, N.; Rodakowsk, J.; Garcia-Ramirez, M. u. a. (2011): Development and validation of the cultural competence assessment instrument: A factorial analysis. Journal of Rehabilitation, 77: 1–11.

Sublette, M.E.; Galfalvy, H.C.; Fuchs, D.; Lapidus, M.; Grunebaum, M.F.; Oquendo, M.A. u. a. (2011): Plasma kynurenine levels are elevated in suicide attempters with major depressive disorder. Brain, Behavior, and Immunity, 25: 1272–1278.

Sveticic, J.; De Leo, D. (2012): The hypothesis of a continuum in suicidality: A discussion on its validity and practical implications. Mental Illness, 4: 73–78.

Tang, J.; Wu, S.; Miao, D. (2013): Experimental test of escape theory: Accessibility to implicit suicidal mind. Suicide and Life-Threatening Behavior, 43: 347–355.

Tarescavage, A.M.; Ben-Porath, Y.S. (2014): Psychotherapeutic outcomes measures: A critical review for practitioners. Journal of Clinical Psychology, 70: 808–830.

Tohen, M.; Waternaux, C.; Oepen, G. (1994): One hundred years of schizophrenia: A meta-analysis of the outcome literature. American Journal of Psychiatry, 151: 1409–1416.

Tondo, L.; Hennen, J.; Baldessarini, R.J. (2001): Lower suicide risk with long-term lithium treatment in major affective illness: A meta-analysis. Acta Psychiatrica Scandinavica, 104: 163–172.

Tucker, R.P.; Crowley, K.J.; Davidson, C.L.; Gutierrez, P.M. (2015): Risk factors, warning signs, and drivers of suicide: What are they, how do they differ, and why does it matter? Suicide and Life-Threatening Behavior, 45, 679-689.

Unsworth, G.; Cowie, H.; Green, A. (2011): Therapist' and clients' perceptions of routine outcome measurement in the NHS: A qualitative study. Counselling and Psychotherapy Research, 12: 71–80.

U.S. Department of Health and Human Services. (o.J.): Does depression increase the risk for suicide? https://answers.hhs.gov/questions/3200.

U.S. Department of Health and Human Services (1996): Health Insurance Portability and Accountability Act of 1996 (Public Law 104-191, 104th Congress). www.hhs.gov/ocr/privacy/index.html (25.03.2015).

Valenstein, E.S. (1986): Great and desperate cures: The rise and decline of psychosurgery and other radical treatments for mental illness. New York: Basic Books.

Valenstein, M.; Eisenberg, D.; McCarthy, J.F.; Austin, K.L.; Ganoczy, D.; Kim, H.M. u. a. (2009): Service implications of providing intensive monitoring during high-risk periods for suicide among VA patients with depression. Psychiatric Services, 60: 439–444.

Wagner, B.M.; Wong, S.A.; Jobes, D.A. (2002): Mental health professionals' determinations of adolescent suicide attempts. Suicide and Life-Threatening Behavior, 32: 284–300.

Walsh, B.W. (2014): Treating self-injury: A practical guide (2nd ed.). New York: Guilford Press.

Weinstein, M.J. (2002): Psychotherapy progress of suicidal students at the Johns Hopkins University Counseling and Student Development Center. Unveröffentlichte Dissertation, Chicago School of Professional Psychology, Chicago, IL.

Wenzel, A.; Brown, G.K.; Beck, A.T. (2009): Cognitive therapy for suicidal patients: Scientific and clinical applications. Washington, DC: American Psychological Association.

WILCOX, H.C.; CONNER, K.R.; CAINE, E.D. (2004): Association of alcohol and drug use disorders and completed suicide: An empirical review of cohort studies. Drug and Alcohol Dependence, 76, S11–S19.

WILLIAMS, M. (2001): Suicide and attempted suicide. London: Penguin.

WINGATE, L.R.; JOINER, T.E.; WALKER, R.L.; RUDD, M.D.; JOBES, D.A. (2004): Empirically informed approaches to topics in suicide risk assessment. Behavioral Science and Law, 22: 1–15.

WINSPER, C.; TANG, N.K.Y. (2014): Linkages between insomnia and suicidality: Prospective associations, high-risk subgroups and possible psychological mechanisms. International Review of Psychiatry, 26: 189–204.

WISE, T.L.; JOBES, D.A.; SIMPSON, S.; BERMAN, A.L. (2005, April): Suicidal client and clinician: Approach or avoidance. Panel presentation at the annual conference of the American Association of Suicidology, Denver, CO.

World Health Organization (1992): International classification of diseases, 10th revision (ICD-10). Geneva: Author.

YANEZ, D.C. (2015, February): Effective suicide care: Evidence-based treatments. Suicide Prevention Resource Center, Zero Suicide webinar presentation. Retrieved from https://edc.adobeconnect.com/p3b5v78vwue.

YANG, B.; LESTER, D. (2007): Recalculating the economic cost of suicide. Death Studies, 31: 351–361.

YOUNES, N.; MELCHIOR, M.; TURBELIN, C.; BLANCHON, T.; HANSLIK, T.; CHEE, C.C. (2015): Attempted and completed suicide in primary care: Not what we expected? Journal of Affective Disorders, 170: 150–154.

ZIMBARDO, P.G.; BOYD, J.N. (1999): Putting time in perspective: A valid, reliable individual-differences metric. Journal of Personality and Social Psychology, 77: 1271–1288.

ZISOOK, S.; LESSER, I.M.; LEBOWITZ, B.; RUSH, A.; KALLENBERG, G.; WISNIEWSKI, S.R. u. a. (2011): Effect of antidepressant medication treatment on suicidal ideation and behavior in a randomized trial: An exploratory report from the Combining Medications to Enhance Depression Outcomes Study. Journal of Clinical Psychiatry, 72: 1322–1332.